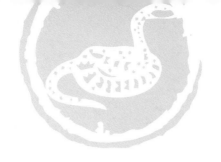

全国名老中医喻文球
蛇伤临证治验

主编◎王万春

U0308778

中国中医药出版社
·北京·

图书在版编目（CIP）数据

全国名老中医喻文球蛇伤临证治验／王万春主编．—北京：中国中医药出版社，2021.2

ISBN 978-7-5132-6175-3

Ⅰ．①全… Ⅱ．①王… Ⅲ．①蛇咬伤－中医疗法 Ⅳ．① R269.46

中国版本图书馆 CIP 数据核字 (2020) 第 053376 号

中国中医药出版社出版

北京经济技术开发区科创十三街 31 号院二区 8 号楼

邮政编码　100176

传真　010-64405721

河北省武强县画业有限责任公司印刷

各地新华书店经销

开本 880×1230　1/32　印张 10.25　彩插 0.75　字数 256 千字

2021 年 2 月第 1 版　2021 年 2 月第 1 次印刷

书号　ISBN 978-7-5132-6175-3

定价　88.00 元

网址　www.cptcm.com

社 长 热 线　010-64405720
购 书 热 线　010-89535836
侵 权 打 假　010-64405753

微信服务号　zgzyycbs
微商城网址　https://kdt.im/LIdUGr
官 方 微 博　http://e.weibo.com/cptcm
天猫旗舰店网址　https://zgzyycbs.tmall.com

如有印装质量问题请与本社出版部联系（010-64405510）

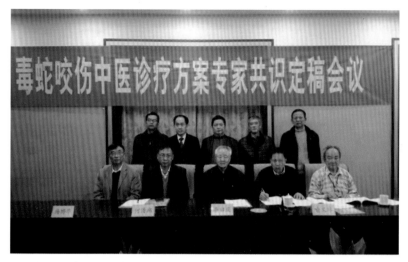

　　2016年毒蛇咬伤中医诊疗方案专家共识定稿会议（前排右起杨博华、何清湖、李曰庆、喻文球、余培南；后排右起严张仁、王万春、龚旭初、黄小宾、钟吉富）

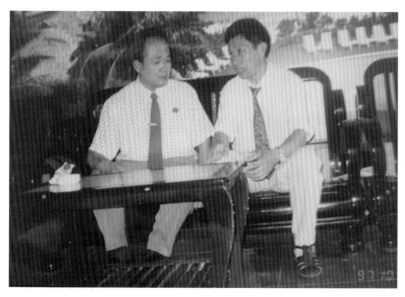

余培南教授与喻文球

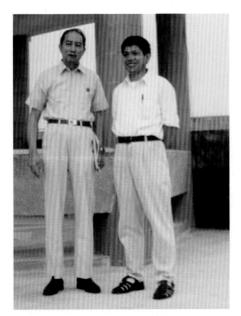

赵尔宏院士与喻文球

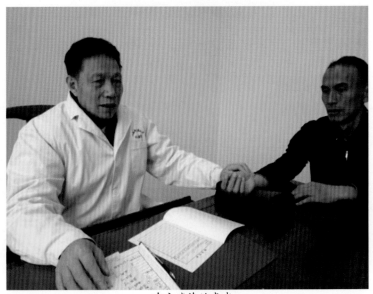

喻文球诊治患者

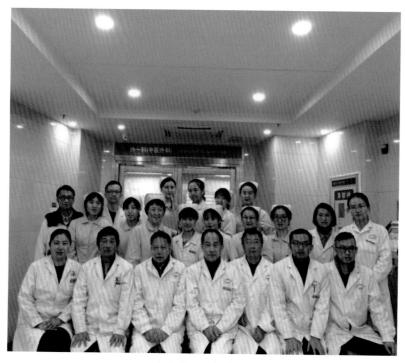

赵尔宓院士与喻文球

序

——做一个有远见有创新精神的开拓者

　　毒蛇咬伤是一种灾害性外科疾病，一个很健康壮实的人被毒蛇咬伤，如得不到及时正确的治疗，可发生肢体伤残或危及生命。古代中医对毒蛇咬伤的认识仅限于局部处理及单方、验方解毒排毒内服药治疗，虽然为我们防治毒蛇咬伤积累了很多宝贵的经验，但缺乏系统理论研究及科学和规范化治疗。为了提高毒蛇咬伤治疗的临床疗效和抢救危重患者成功率，现代国内很多专家和学者进行了大量的研究和探索，出现了舒普荣、余培南、覃公平、林可干、李其斌、陈远辉、罗汉中、黄坤成、汪国和、倪毓生、毛晓农等为代表的中医、中西医结合蛇伤专家学者。目前我国毒蛇咬伤中医、中西医结合治疗的基础理论已基本完善，治疗方法科学并实现了初步的规范化。

　　江西中医药大学附属医院中医外科蛇伤专科治疗毒蛇咬伤历史悠久，早在1971年就成立了以龚鹤鸣、蒋云鹏、金之刚、刘思明等为主的蛇伤治疗研究小组，研究发明了"717解毒合剂"口服液和注射剂。1984年11月我们制定了"毒蛇咬伤治疗和抢救常规"，在全国范围内较早实现了毒蛇咬伤治疗抢救的规范化，提高了临床疗效和蛇伤多脏器衰竭的抢救成功率。在1994年以前，由于难以买到抗蛇毒血清，我们基本上都是用中医药为主配合适当的激素等治疗毒蛇咬伤，取得了系统的中医药为主的治疗蛇伤经验。

　　1990年10月受中华中医药学会和中国蛇协的委托，我们主持召开了"全国首届中医毒蛇咬伤学术交流会"，汇集了全国主要中医、中西医结合学界王沛、覃公平、谭新华、舒普荣、林可干、沈鹏年、陈远辉、余培南、何炳贵、罗汉中、林寿楠、高忠恩、万顺如、钟吉富、王和高、黄坤成、陈龙海、汪国和、饶善达、毛晓农、罗学宏、倪毓生、沈友云、钱美爱、王晴川等全国知名蛇伤临床家参加学术会，编撰出版了《毒蛇咬伤治疗的中医理论与实践研究》，成立了"中华中医药学会外科学会毒蛇咬伤专业委员会"，取得了丰硕的学术成果。

之后我们又举办了全国中医毒理研究学术会议，举办3次国家级中医药继续教育项目"毒蛇咬伤多脏器损害及肢体伤残防治学习班"，完成国家行业专项及国家中医药管理局等部门的毒蛇咬伤科研课题。

我们研究毒蛇咬伤治疗和抢救主要基于科室本身多年踏踏实实的临床实践，结合学习全国蛇伤专家的经验，不断完善和充实，总结提高。为此，向全国有关专家学者给我们的帮助和指导表示衷心的感谢！

由王万春博士主编的本书，体现了几十年来我们治疗和抢救毒蛇咬伤的经验，运用脏腑辨证、卫气营血辨证、三焦辨证治疗和抢救毒蛇咬伤，使中医治疗毒蛇咬伤更加规范，亦使蛇伤学科的理论和实践得到进一步的发展和创新。

毒蛇咬伤的理论和实践研究是一项多系统跨学科的研究，其意义不仅仅在毒蛇咬伤本身，而且是开拓中医新理论、新技能的一条新的通路。毒蛇咬伤的科学研究是漫长而艰辛的过程，希望从事中医、中西医结合毒蛇咬伤研究的同道们，做一个富有远见和创新精神的开拓者。

喻文球

2020 年 3 月

前言

　　全世界每年有百万以上毒蛇咬伤患者，因蛇伤致死的有十余万人。我国每年被毒蛇咬伤患者约二十万人，死亡约一万人。蛇伤患者多在农村，尤其是边远山区。广大中医工作者在长期的临床实践中，运用中医药为主治疗毒蛇咬伤，积累了丰富的临床经验，并涌现出一大批中医药治疗蛇伤的专家，喻文球教授乃众多蛇伤专家中的佼佼者。

　　喻文球，江西中医药大学教授，主任中医师，江西省名中医，江西省首届国医名师，江西省中医外科学术带头人，是国家中医药管理局确定的第三、五、六批老中医药专家学术经验继承工作指导老师。

　　喻文球教授一直从事中医外科临床和科研工作，医人无数，誉满赣鄱。喻老师从最基层的乡村医生做起，临床经验丰富，通过自己的不懈努力和奋斗，形成了自己独特的学术思想和临证经验。喻文球教授是江西省中医外科的奠基人，为江西省中医外科的发展作出了杰出的贡献。

　　喻文球教授在他40多年治疗蛇伤的临床实践中，积累了宝贵的经验。他首次将温病卫气营血学说和三焦辨证理论融汇于毒蛇咬伤的中医辨证论治之中，优化了毒蛇咬伤的诊疗方案和疗效判断标准，创"717解毒合剂"治疗蝮蛇咬伤、青木香解毒汤治疗银环蛇咬伤、蛇伤外敷散外治蛇伤局部瘀肿、隔蒜艾灸和箍毒拔毒灸破坏局部蛇毒等方法，已广泛运用于临床，并取得了满意的疗效。

　　为了更好地总结和传承喻文球教授治疗蛇伤学术思想和临床经验，我们将跟师学习的病例和心得加以整理和归纳，汇集成书，奉献给从事蛇伤研究的医务人员和科研工作者。

　　书稿完成后，喻老师对全书内容进行了认真审阅和修改，并提出许多宝贵意见。但由于编者水平有限，一定还存在诸多不足之处，欢迎各届朋友、同行不吝指教。最后，本书在编写过程中亦得到了江西中医药大学附属医院领导的大力支持，在此表示感谢！

编者

2020 年 6 月

目录

第一章　学习历程 ·· 1

第二章　创立中医毒蛇咬伤理论体系 ················· 10

　第一节　古训今释 ······································ 10

　　一、防止蛇毒吸收 ·································· 10

　　二、破坏蛇毒的毒性作用 ·························· 11

　　三、从局部排除蛇毒 ······························ 11

　　四、以毒攻毒 ······································ 11

　　五、清热解毒 ······································ 12

　　六、凉血解毒法 ···································· 12

　　七、祛风解毒法 ···································· 13

　　八、通利排毒法 ···································· 13

　第二节　神经毒（风毒）的毒理与病理 ············· 14

　第三节　血循毒（火毒）的毒理与病理 ············· 15

　　一、血循毒（火毒）的一般毒理病理 ············· 15

　　二、血循毒（火毒）在体内的传变过程 ··········· 17

　第四节　混合毒（风火混合毒）的毒理及病理 ······· 21

　第五节　蛇伤的治疗原则 ···························· 21

　　一、蛇伤治疗通则 ·································· 21

　　二、风毒的治疗原则 ································ 22

　　三、火毒的治疗原则 ································ 23

　　四、风火毒的治疗原则 ······························ 24

第六节　断毒消肿、解毒排毒治疗蝮蛇咬伤研究 …… 24

一、毒理与病理探讨 ………………………………… 24

二、蝮蛇咬伤中医药干预基本原则 ………………… 26

三、断毒消肿疗法临床与实验研究 ………………… 26

四、解毒排毒疗法临床研究 ………………………… 30

五、体会 …………………………………………… 32

第三章　毒蛇咬伤的诊断与治疗 …………………………… 33

第一节　毒蛇咬伤的诊断 ……………………………… 33

一、一般诊断 ……………………………………… 33

二、血循毒、神经毒及混合毒毒蛇咬伤的鉴别 …… 36

三、几种常见毒蛇咬伤的鉴别 …………………… 37

第二节　毒蛇咬伤的治疗 ……………………………… 47

一、毒蛇咬伤辨证施治及综合治疗常规 ………… 47

二、各蛇种咬伤的具体治疗 ……………………… 55

三、蛇伤致肢体伤残的防治 ……………………… 86

第四章　医论医话 …………………………………………… 101

第一节　中医药治疗毒蛇咬伤的优势及不足 ……… 101

一、中医药治疗毒蛇咬伤的优势 ………………… 101

二、中医药治疗的不足与对策 …………………… 102

第二节　毒蛇咬伤中医药治疗临床现状分析 ……… 103

一、概述 …………………………………………… 104

二、临床治疗现状分析 …………………………… 105

三、治疗难点分析 ………………………………… 109

四、应对策略与思路 ……………………………… 110

第三节　毒蛇咬伤的历史文献探析 ………………… 110

第四节　论毒的正反作用 …………………………… 113

一、毒的含义 ………………………………… 113

二、毒的正反作用 …………………………… 114

三、有毒中草药反作用的应用原则 ………… 116

四、小结 ……………………………………… 117

第五节 解表通里法的解毒与排毒作用 ………… 118

一、外科表证与里证相联 …………………… 118

二、解表通里法的解毒排毒机理 …………… 120

三、解表通里法处方举例 …………………… 121

四、注重疏通经络 …………………………… 122

五、注意保胃气和存津液 …………………… 122

第六节 中国蛇的分布概述 ……………………… 122

第七节 毒蛇咬伤的处理误区 …………………… 123

第八节 毒蛇咬伤运用结扎法的商榷 …………… 125

第九节 毒蛇咬伤局部是否都要切开 …………… 127

第十节 生肌术治疗蛇伤溃疡 …………………… 127

第十一节 蛇毒的用途 …………………………… 128

第十二节 治蛇不泄，蛇毒内结；二便不通，蛇毒
内攻 ………………………………… 130

第十三节 青木香解毒汤等综合治疗神经毒蛇咬伤
15例分析 …………………………… 131

第十四节 家有半边莲，可以伴蛇眠 …………… 134

第十五节 717解毒合剂和九味消肿拔毒散方解 … 134

第十六节 箍毒拔毒灸治疗蝮蛇咬伤的疗效观察 … 136

第十七节 刺血拔罐配合九味消肿拔毒散治疗蝮蛇
咬伤临床体会 ……………………… 140

第五章 医案精选 …………………………………… 144

第六章　毒蛇咬伤的临床急救…………………………… **189**

　第一节　毒蛇咬伤致急性呼吸衰竭的急救 ………… 189

　　一、毒蛇咬伤致急性呼吸衰竭的病因和发病机制… 190

　　二、毒蛇咬伤致急性呼吸衰竭的临床表现 ……… 192

　　三、毒蛇咬伤致急性呼吸衰竭的诊断 …………… 194

　　四、毒蛇咬伤致急性呼吸衰竭的治疗 …………… 196

　第二节　毒蛇咬伤致急性循环衰竭的急救 ………… 204

　　一、毒蛇咬伤致急性循环衰竭的病因和发病机制… 204

　　二、毒蛇咬伤致急性循环衰竭的临床表现 ……… 206

　　三、毒蛇咬伤致急性循环衰竭的诊断 …………… 208

　　四、毒蛇咬伤致急性循环衰竭的治疗 …………… 209

　第三节　毒蛇咬伤致急性肾功能衰竭的急救 ……… 213

　　一、毒蛇咬伤致急性肾功能衰竭的病因和

　　　　发病机制 …………………………………… 214

　　二、毒蛇咬伤致急性肾功能衰竭的临床表现 …… 216

　　三、毒蛇咬伤致急性肾功能衰竭的诊断 ………… 221

　　四、毒蛇咬伤致急性肾功能衰竭的治疗 ………… 221

　第四节　毒蛇咬伤致弥散性血管内凝血（DIC）的

　　　　急救 …………………………………………… 226

　　一、蛇伤 DIC 的病因和发病机制 ……………… 226

　　二、DIC 的临床表现 …………………………… 233

　　三、DIC 的诊断 ………………………………… 235

　　四、DIC 的防治 ………………………………… 238

　第五节　蛇伤心肺脑复苏 ……………………………… 244

　　一、蛇伤心肺脑复苏及复苏生理学基础 ………… 244

　　二、基本生命支持 ……………………………… 249

三、进一步生命支持 ……………………………… 253

四、复苏后生命支持和脑复苏 …………………… 258

五、毒蛇咬伤致心搏骤停的治疗 ………………… 264

第七章　毒蛇咬伤后遗症及并发症的治疗 ……………… 269

一、干湿性坏疽 …………………………………… 270

二、捻发音性蜂窝织炎 …………………………… 272

三、气性坏疽 ……………………………………… 273

四、急性筋膜间隔综合征 ………………………… 275

五、肢体功能障碍 ………………………………… 276

六、蛇伤坏死、溃疡 ……………………………… 280

七、血清病 ………………………………………… 286

第八章　特色治疗 ………………………………………… 289

一、717 解毒合剂 ………………………………… 289

二、青木香解毒汤 ………………………………… 291

三、箍毒拔毒灸疗法 ……………………………… 293

四、隔蒜灸疗法 …………………………………… 294

五、九味消肿拔毒散箍围疗法 …………………… 295

六、熏洗疗法 ……………………………………… 298

七、拔罐疗法 ……………………………………… 300

八、解毒愈疡生肌术 ……………………………… 302

第九章　毒蛇咬伤常用中草药 …………………………… 305

第一章 学习历程

喻文球，男，1950年10月生，江西临川人，教授、主任中医师。江西省首届国医名师，江西省名中医，第三、五、六批全国老中医药专家学术经验继承工作指导老师。1977年毕业于江西中医学院中医系，大学学历，毕业后留校任教。历任江西中医学院中医外科教研室主任、江西中医学院附属医院皮肤疮疡研究所所长、中医外科皮肤科主任、中华中医药学会外科分会副主任委员、世界中医药学会联合会外科分会副会长、亚洲国际蛇毒医学研究会副会长兼副秘书长、江西省中医药学会外科分会名誉主任委员、江西省中医药学会皮肤性病学专业委员会名誉主任委员、江西省中医药科学技术专家委员会委员、中华中医药学会科学技术奖评审专家、国家临床重点专科负责人、国家中医药管理局重点学科负责人、重点专科学术带头人。

1969年经公社医院及农医班培训后，他进入临川县凤岗公社石塘大队成为一名赤脚医生，从此开始了长达50年治病救人的行医生涯。同年他被分配到临川县人民医院学习和工作，跟随下放到该院的南京中医学院皮肤科谈煜俊老师学习，出诊、巡诊走在乡间的小道上，难免被毒虫咬伤或接触有毒植物，引起皮肤红肿、瘙痒等不适，观察仔细的他发现在路旁有鱼腥草、叶背红等草药，摘取后搓碎取汁外用，可缓解或消除红肿、瘙痒的症状。后经过长期的尝试逐渐发现用枫树的枫球子（路路通）煮蛋吃可以治疗荨麻疹；用苍耳草烧灰后与麻油调制外用可治疗渗出糜烂性湿疹；用鬼灯笼烧灰后与麻油调制外用可治疗脓疱疮；用上好煤灰与麻油调制外用可治疗老烂脚等，很多治疗皮肤病及一些常见病的经验便是逐渐从此时开始积累起来的。初出茅庐的他怀着对人民群众深厚的革命感情行医，秉承"不花钱要治病，少花钱治难病和大病，应用一根针一把草及适当西药，坚持完全彻底地为人民服务，一切为了人民健康"的宗旨，将其融入实践学习中，并不断提高自己的业务水平。

1970年9月~1971年10月，表现优异的他被选拔到江西抚州卫生学校医士班进行更加系统的学习。带着初期医疗实践中遇到的实际问题来学习，使他的学习更有目的性和系统性。于是，学业上的突飞猛进更加坚定了他的从医信心。

1971年10月他毕业留校任教，并于1972年担任专职团委副书记兼负责教学行政管理及学生管理工作。校领导均出身于八路军、新四军或为南下干部，对年轻的他十分信任并大力培养，大部分教学管理工作都交由他负责。在此期间，他全面贯彻执行党的教育方针，狠抓教育质量，力求为国家培养更多的年轻医生。此外，他还组织校师生在山上栽种了10多亩中草药，办起了学校小型制药厂，并利用课余时间带领学生走进原始森林认药采药，期间还开办了校园中草药门诊部，应用中草药及针灸免费为当地百姓治病。这些不仅给学生带来了书本上学不到的知识，还获得了更多亲身实践的机会。

1974年12月他被选送至江西中医学院（现江西中医药大学）中医系学习，因在校期间表现优异，1977年12月他毕业留校在中医外科教研室任教。

1978年3月~1979年3月，喻文球前往广东省中医院进修皮肤科8个月、外科4个月，在梁剑辉、褟国维、谢权基等多位知名专家的悉心指导下，其临床水平突飞猛进，不久后被授予该院处方权。此外，梁老师还会不时利用节假日时间带学生前往广东省科技馆学术会诊，在广东这一年使他积累了大量临床经验。在这种培养模式下，加上自身的努力钻研，他逐渐积累了大量的临床经验。

1979年6月他临时受命编写全国中等卫生学校《中医外伤科学》教材，此时该书已编写一年余却无进展，后由他负责中医外科大部分内容，并统稿全书，该书于1980年由江苏科技出版社出版。值得一提的是，当时在镇江印刷厂要印的书很多，若要排序印刷则要等到1年以后，正巧生产科长爱人产后3个月，双乳房高度肿胀，伴乳汁闭塞不通，科长见书中乳痈一节所述与妻病相似，决心请他诊治，便许诺如若治愈，教材可优先印刷。这无疑是个好机会，他审视病人病历，发现前医用瓜蒌牛蒡汤加减治疗，脉证合参后他认为该病应该用疏肝理气、散结通乳之药物，而不用半点寒凉。结果一剂乳出，三剂乳肿消，因此教材也得以如期上市。

1980年10月他出席江西省皮肤科学会学术会议，发表论文《论中医药治疗痤疮的特色和优势》。

1981年10月他受邀出席江西省自然辩证法学术会议，发表文章《从中医外科的发展看中医外科应该如何发展》，和众多医者一起回顾、分析学科的过去，讨论学科的现在，展望学科的未来。

1980~1982年间他担任江西中医学院（现江西中医药大学）中医外科教研室教学秘书，并兼任7702班辅导员，带领同学们在宜春医院见习。在他的悉心指导和严格要求下，该班同学日后大多成为行政领导者、医学领军人物。

学无止境。1983年4月，他再次前往北京中医医院皮肤科进修学习，有幸跟随我国著名皮肤科专家张志礼教授、陈彤云教授、郑洁玉教授等再次深入学习皮肤科。利用这次难得的机会，他在这半年里对张志礼教授等人的学术思想、用药特色和临床经验进行了仔细的研究，在治疗结缔组织皮肤病、疑难皮肤病方面受益匪浅。期间，他趁热打铁写下了《论系统性红斑狼疮之阴精亏损》《论清热利湿法治疗皮脂溢出性皮肤病》等学术论文。

1984年10月他受命担任江西中医学院中医外科教研室副主任、江西中医学院附属医院外科副主任（均无其他正副主任），正式负责学科建设及教学、医疗、科研工作。彼时附属医院350张床，由他主管的中医外科、西医外科、肛肠科三科共计在编病床90张，超过医院病床总数的1/4。

1985年医院创立皮肤科，交由他负责。除收治常见皮肤病外，主要还有系统性红斑狼疮、皮肌炎、硬皮病、天疱疮等少见却严重的疾病。在他的带领下，皮肤科创科之初即大胆开展皮肤病研究和治疗，建立了系统性红斑狼疮、天疱疮、毒蛇咬伤等危急重病和疑难杂病的治疗常规，这使全科医生不怕危急重症，并带动整个学科发展。经过多年不懈的努力，2001年蛇伤科被评为"国家中医药管理局重点专病"；2006年和2012年皮肤科分别被评为"国家中医药管理局重点专科""国家临床重点专科"和"国家中医药管理局重点学科"。

1985年10月他出席福建漳州召开的"中华中医药学会外科分会成立暨学术大会"，当选为委员（不设常委）。此次会议中，他聆听了皮肤科泰斗朱仁康（时为全国外科学会主委）、顾伯华等专家学者的学术报告，深受其学术思想影响。

1986~1987年他负责编写全国成人教育教材《中医外科学》，第一次将中医外科疾病、皮肤科疾病按主症、证候分析、治则、方药、方解等内科病症方式写作，跟以往按照初期、中期、后期治疗编写的方法有较大不同，并较大地增加皮肤病的篇幅。本书编写得到了湖南中医学院谭新华教授、北京中医学院王沛教授等的大力支持。

1987~1988年间，他研制出的"玉容高级保健美容皂""美佳丽面膜"，经北京中医医院、广东省中医院、解放军九四医院等多家医院临床试验后，证实其治疗痤疮、黄褐斑等疗效显著，成为较早的美容上市产品。1989年又成功研制"美尔颜面霜"，其中玉容高级保健美容皂获江西省新产品奖、南昌市政府科技进步奖。

1988年10月，他在河北唐山市出席由中华中医药学会外科分会主办的"全国中医皮肤科学术会"，与陈彤云、王沛、徐宜厚、金起凤、管汾等共同组成专家委员会。这次学术会议是中华人民共和国成立以后皮肤科首次全面、系统的重要学术会议，为日后全国皮肤科的发展壮大打下了坚实的基础。

1990年10月他主持召开全国中医毒蛇咬伤学术会议，成立中华中医药学会外科分会蛇毒医学专业委员会，并当选为常务副主任委员（主任委员由谭新华担任）兼秘书长。本次学术会讨论了蛇毒中西医毒理及病理、解毒排毒的一般规律和特殊规律及毒蛇咬伤、毒虫咬伤、昆虫性皮炎的临床治疗，并编辑出版学术论文。

1991年10月他主持召开全国中医毒理研究学术会，1992年10月主持召开全国简易疗法学术会，并编撰出版学术论文专辑。本次学术会以中医治疗感染性、过敏性、赘生性疾病的解毒排毒、以毒攻毒治法和方药为研究对象，结合六淫学说、伤寒温病学说的学术理论，汲取现代科学和中医临床的新鲜经验和理论，研究各种邪毒的性质、特点和病理规律；人体正气与邪毒相互斗争关系，包括邪毒对机体的伤害和机体本身解毒与排毒的功能；研究毒素和具有毒副作用的药物对人体某些疾病的治疗作用，提出了中医毒理学是一门多系统、多学科的应用性学科，是开拓中医新理论、新技能的一条新的通路，有志于从事中医毒理研究的人，必然是一些富于远见和创新精神的开拓者等论断。

1993年7~10月，他率江西省医疗队在江西萍乡芦溪区中医院工作3个月，并帮该院建立皮肤科。1995年他被评为"江西省高校中青年骨干教师"。

1998年10月他作为副主编出版中医药高级丛书之《中医外科学》，编写"瘿""瘤""岩"三章节计16万字，第一次较大篇幅论述中医的体表肿瘤，其中论述了体表肿瘤和肿块，包括皮肤科常见肿瘤。以往中医外科学教材对此类内容论述欠详，本书此部分的编写尽可能联系一些西医理论知识并加以中医化，从而使中医体表肿瘤理论得到较大的充实。

1998年他荣获江西省教育厅优秀教师二等奖，1999年荣获江西省教育工会"十佳医生"奖。

1999年1月他主编出版《脉管炎与静脉曲张》，简明扼要说明了近一百个问题。

2000年7月他主编的现代中医系列丛书之《中医皮肤病性病学》由中国医药科技出版社出版，该书篇幅116万字，较为系统地论述了中医皮肤病的学术思想。该书的出版得到我国著名皮肤病专家张志礼、徐宜厚二位教授的推荐，并为本书的写作提出了很多有益的建议。此书的编写以反映中医古今对比研究和现今最新学术进展为目标，聚焦中医皮肤病理论，以中医基本理论为指导，汲取西医学研究理论，尽可能使中医皮肤病理论得到充实、完善，并体现时代特色。该书皮肤病内容尽可能符合临床实际，大力收集全国各地专家学者研究文献资料，并把编写者的经验有机地融汇进去，在病机上进行了阴阳失调、邪正虚实、表里出入、脏腑功能失常、应变失常、气血经络失和等较为新颖的理论分析。

2001年2月因多年的突出贡献，他被授予"江西省名中医"称号。

2002年7月他主编出版全国高等中医药院校成人教育教材《中医外科学》，该书体例独特，内容新颖，是在原全国高等中医院校函授教材《中医外科学》基础上，结合成人教育经验、特点编写而成，注重了中医外科的系统性、连贯性。该书突出了中医特色，强调中西贯通，涉及的知识面广，由浅入深，层次清楚，利于学生自学和掌握。该教材进一步明确了中医外科定义，认为中医外科是一门以中医基本理论为指导，以四诊八纲为基本方法，从人体内外是一个有机的整体来认识外科疾病的学科；在外科疾病的发生和发展上强调毒邪与正气的关系；在诊断上重视辨证与辨病相结合；在治疗上要求局部与整体并重；在病因上提出了化脓性外科疾病、赘生性外科疾病和虚损性外科疾病具体概念及发病病因；在病机上应用病机十九条分析；阐述了消、托、补三大内治法则的应用机制、临床应用、注意事项；对皮肤性病章节内容作了较大充实。

2003年他被确定为全国第三批老中医药专家学术经验继承工作指导老师。

2005年1月20日《中国中医药报》中国医师版发表了喻文球名医风采。

2005年6月20日他在《中国中医药报》中国医师版发表"名医名方——红斑狼疮方"。该方以益气养阴、解毒化瘀为指导原则，对系统性红斑狼疮缓解期有较好疗效，应用此方可改善症状、撤减激素，甚至达到临床康复。

2006年10月他当选中华中医药学会外科分会副主任委员。

2007年他主持国家中医药管理局课题"隔蒜灸治疗毒蛇咬伤的临床疗效评价"，课题顺利结题并通过国家中医药管理局组织的专家鉴定。他于2008年拍摄"隔蒜灸治疗毒蛇咬伤"国家中医药管理局专项技术推广光盘，介绍此种技术操作方法及注意事项等。该技术利用"火引毒邪外出"，使毒邪移深居浅、失去毒性活力、在局部消减和破坏。

2008年他主持科技部、国家中医药管理局行业专项课题"蝮蛇咬伤中医药干预综合治疗规范化临床研究",该研究包括717解毒合剂、九味消肿拔毒散、隔蒜灸等解毒、排毒疗法规范化的临床应用。

2008年5~6月他参加江西省抗震救灾医疗队,在四川彭州、龙门山工作1个月,充分发挥中医药优势,治疗大量外科感染、过敏性疾病的病人,并在彭州市人民医院外科、皮肤科指导中医治疗工作。

2010年国家中医药管理局建立喻文球名中医传承工作室。

2010年他荣获江西省科技进步三等奖和江西省教育厅高校科技成果二等奖。

2012年8月他荣获"全省医药卫生系统创先争优活动先进个人"称号。

2012年9月他荣获"全国中医药卫生系统创先争优活动先进个人"称号。

2013年他被确定为全国第五批老中医专家学术经验继承工作指导老师。

2013年他荣获中华中医药学会科学技术三等奖。

2013年建设喻文球传统外用膏丹丸散非物质文化研究室及炼丹房。

他于2011年10月正式从学科行政岗位上退出。摆脱繁琐的行政事务后,他有了更多时间将自己以前搁置的计划逐一完成,主要有以下方面:

1.喻文球名中医学术经验传承工作室

切实按照国家中医药管理局的要求,将自己多年的经验传承下去。《中医外科毒理学》、新版《中医临床皮肤性病学》等书也在编写中,整理研究临床常见病、疑难病,力求体现喻氏风格和特色。

2. 喻文球中草药园

该中草药园建设于江西省抚州市金巢经济开发区内，交通便利快捷，从南昌出发高速公路（福银高速）驾车1小时到达，南昌坐火车经向莆铁路半小时到达。这里是"盱江医学"发源地之一，宋代著名外科、妇科专家陈自明出生于此，其所著《外科精要》对中医外科学的发展有重要影响。园区所在地民风淳朴，传统农耕文化与现代都市文化相互映衬。园区一期建设面积约800平方米，栽种乔木、灌木、草本等名贵药材，今后研究方向是栽培技术、嫁接技术、推广种植等诸方面。

3. 喻文球中医药美容护肤品实验室

他自费购买多种试剂及基本设备，形成了基本研究工作条件，今后将逐步优化工作条件和设备。现有研究项目包括本草舒美精华水系列（祛脂消痘、增白祛斑、爽肤洁体三大系列）、美肤润肤乳化剂系列。

4. 喻文球传统外用膏丹丸散非物质文化研究室

该研究室以传统铅丹硬膏为重点，分外科类、皮肤科类、伤科类、穴贴类进行梳理研究，目的是将传统工艺保留下来。

他从医50年，不仅治学严谨，而且平易近人，把学生当作自己的孩子，将生平所学毫无保留地传授给他们。在老师的关心和培养下，学生们都在各自的岗位上，和喻老一起为振兴中医药事业默默奋斗。

第二章 创立中医毒蛇咬伤理论体系

蛇毒的有毒成分包括神经毒（风毒）、血循毒（火毒）、混合毒（风火毒）和各种酶（亦可概括在风毒或火毒之中）。喻文球教授熟读古籍，并提出一整套比较完善的毒蛇咬伤中医理论体系和治疗方法。

第一节 古训今释

喻文球教授查阅了大量的古文献资料，发现很少有毒蛇咬伤的病名和病证的论述，而治法和方药的论述则较多。现将古文献有关治疗毒蛇咬伤的治法和方药归纳综述如下：

一、防止蛇毒吸收

毒蛇咬人时，其毒液通过其毒牙注入肌肤、扩入营血播散全身，发生全身中毒反应。古人也认识到蛇毒这一传变过程，并创造了阻止蛇毒吸收的治疗方法。如《华佗救诸蛇螫神方》说："治法急以缆缚创上寸许，则毒气不得走，一面令人以口吸螫处，取其毒数唾之，毒尽即不复痛。"许克昌《外科证治全书》也提出，治疗毒蛇咬伤应"以绳扎处两头，庶不致毒气内攻，流布经络"。说明古人治疗毒蛇咬伤的早期用绳扎、吮吸法，在于防范蛇毒的吸收和扩散，至今仍为临床所采用。但是，应该提出的是，结扎过久，阻断气血运行可导致肌肤坏死，故使用本法时应实行扎几分钟、放几分钟的方法，则既阻止蛇毒吸收，又不致肌肤坏死。

二、破坏蛇毒的毒性作用

《肘后备急方·卷七》有"一切蛇毒，急灸疮三五壮，则众毒不能行"的记载。《外科理例·蛇伤》说："山居人被蛇伤……以艾灸大效。又方，独头大蒜切片置患处，以艾于蒜上灸之，每三壮换蒜效。"古人认为灸法治疗蛇咬伤具有宣通蕴滞、畅行营卫、截毒、拔毒于外的作用。现代研究表明，蛇毒为毒蛋白，加热至65℃即可变性而失去大部分活性作用。古人用艾灸法治疗蛇伤，也是借助灸之热力，使蛇毒毒蛋白凝固、变性，从而达到破坏蛇毒的毒性作用的目的。

三、从局部排除蛇毒

《外科证治全书》指出："凡被蛇伤，即以针刺伤处出血。"《外科理例》说："蛇伤，急用溺洗患处。"记载可用放血疗法从局部排除蛇毒，以及应用自身小便冲洗咬伤部位来冲洗引流排毒。此外，还有应用切开法排毒、火罐拔毒及口吮吸排毒等方法的记载。应用这些方法，可使局部尚未吸收的蛇毒得到有效的排除，从而减轻全身中毒症状。

四、以毒攻毒

早在《名医别录》中就有应用有毒药治疗蛇伤的记载："雄黄……杀诸蛇取毒。"《日华子本草》亦认为雄黄可"治一切蛇虫兽咬伤"。《重修政和经史证类备急本草》引抱朴子曰："带雄黄入山林即不畏蛇；若蛇中人，以少许末缚之，登时愈。"雄黄不仅可以外用解蛇毒，而且内服亦有解毒攻毒的疗效。《医宗金鉴·外科心法要诀》说："蛇咬伤时即饮醋，仍亦用绳扎患处，再服五灵共雄黄，肿消口合自如故。"以上说明雄黄为治疗蛇伤的要药。而现代研究表明雄黄为含重金属毒药，而重金属可使蛇毒变性，直接破坏蛇毒。

动物类蜈蚣、全蝎为辛温有毒之品，具有祛风、止痉、解毒攻毒等作用。《本草纲目》认为蜈蚣"主啖诸蛇虫毒。"《抱朴子》说蜈蚣"末，以治蛇疮"，《洞天奥旨·外科秘录》以蜈蚣散外搽患处治蛇咬伤。《医学衷中参西录》说："蜈蚣……性有微毒，而转善解毒。"又说："为其性能制蛇，故也治蛇症及蛇咬中毒。"综上所述，蜈蚣类有毒药是治疗毒蛇咬伤的有效药物，其作用机理是解毒和攻毒。现代常用其治疗蛇毒之风毒（蛇毒神经毒），疗效更为确切。

五、清热解毒

《普济方·蛇伤》曰："夫蛇，火虫也。热气炎极，为毒至甚。"这里指出蛇毒属于火毒。《疡医大全·蛇伤门》说："蛇毒，乃阴毒也，若用阳药解之，则毒愈炽，必用阴分解毒之品顺其性而解之也。"这里所说的阴毒，并不是指其性为寒之阴毒，而是指蛇是一种栖息于阴暗隐蔽之处的有毒动物，故其毒为阴毒，但实为火热之毒，这是其一。其二是指蛇毒常多夹湿，具有阴毒的特性一面。从下文使用阳药使其毒更炽说明必须应用"热者寒之"的理论，应用阴分寒凉解毒之品。《外科证治全书·蛇咬伤》所载"祛毒散"，以蒲公英、紫花地丁、夏枯草、生甘草、白矾等寒凉属阴药物以泄热解毒，又用白芷温燥之品化湿宣毒，充分体现了上述治疗原则，所以能达到"一剂肿消，二剂从大小便排出，三剂痊愈"的效果。此外，在民间常用半边莲、七叶一枝花、龙胆草、黄柏、黄芩、黄连、大黄等寒凉解毒清火之品治疗毒蛇咬伤，积累了丰富的实践经验。

六、凉血解毒法

《本草纲目》论水牛角说："治百毒、瘴气。杀钩吻、鸩羽、蛇毒。"说明古人已经认识到蛇之火毒具有温病的特点，可按照卫气营血的规律而传变，若蛇之火毒传入营血分，则可应用清心凉血解毒之品治疗。其代表方剂是清营汤、水牛角地黄汤等。

七、祛风解毒法

《证治准绳·疡医·诸虫兽螫伤》说："世治毒蛇所伤，细辛、香白芷各五钱，雄黄二钱，为末加麝香少许，每服二钱温酒服，效。"应用祛风散寒化毒的药物治疗毒蛇咬伤的方法，适用于神经毒（风毒）的毒蛇咬伤，症见视物模糊、瞳孔缩小、眼睑下垂、头项强直、呼吸困难、手脚抽搐，甚至昏迷等。本方细辛辛香浓烈、性温通窜，善祛风解毒、通经络、通窍、散结止痛；白芷辛香走窜，入气走血，善祛风除湿、解毒止痛、消肿散结、芳香通窍；麝香辛温异香，通行十二经，为醒脑回苏之要药，并能破血散结、辟秽解毒；雄黄亦为辛温祛风解毒之要药。本方共奏祛风散温解毒、通脉回苏醒脑等功效。

八、通利排毒法

《外科证治全书·蛇咬伤》论祛毒散方治疗毒蛇咬伤提到"毒尽从大小便排出"。我国民间有"治蛇不泄，蛇毒内结，二便不通，蛇毒内攻"的治疗毒蛇咬伤利尿通便排毒的经验之谈。在长期的医疗实践中，古人认识到蛇毒在体内的传变和排泄规律，故制定出通利二便的排毒方法。现代研究表明，蛇伤早期蛇毒为游离之毒，70%可以从肾脏排出；蛇伤中后期蛇毒与靶细胞结合后，则须由网状内皮系统和肝脏解毒。这更加科学地说明了通利二便可以起到有效的解毒排毒作用。

第二节　神经毒（风毒）的毒理与病理

神经毒主要阻断神经肌肉的接头，引起全身性横纹肌弛缓型麻痹，终致周围性呼吸衰竭，这与中医中风的风邪中络相似。《金匮要略·卷上·中风历节病脉证并治》论中风说："风邪在于络，肌肤不仁；邪在于经，即重不胜；邪入于脑，即不识人；邪入于脏，舌即难言，口吐涎。"蛇毒的风毒成分侵入人体，初期或中毒轻微者先中经络，风毒之邪痹阻经络，则肌肉失去气血濡养而产生系列病理变化，如痹阻颜面经络，则见眼睑下垂、张口困难等；痹阻头颈太阳经络则有项强不适；痹阻胸腹经络，则外周肌麻痹，胸廓运动障碍，导致外周性呼吸困难乃至呼吸衰竭；痹阻胃肠道经络则产生肠麻痹而腹胀；痹阻四肢经络，则表现为肢体沉重、活动不利。风毒痹阻经络治疗应用祛风活血通络为主，解除风邪对经络的瘀阻，才能兴奋诸运动性肌群。

风毒之邪中经络未及时处理，势必导致风毒之邪深传而中脏腑；或因风毒之邪严重，在中经络的同时就兼中脏腑。从经络到脏腑为风毒深入，尤怡《金匮要略心典》将中经络与中脏腑区别点立为神志清与不清。明代李中梓将中脏腑分为闭脱二证。《金匮要略》将中风分中经、中络、中腑、中脏，结合尤怡和李中梓的论述，对于我们研究蛇毒的风毒成分侵入人体的病理及传变，提供了理论基础。

蛇毒的风毒成分侵入人体深中脏腑，出现的证候包括因外周呼吸障碍所致呼吸衰竭引起的缺氧性脑病、中毒性休克和肾功能衰竭等。其病理机制是：蛇毒的风毒成分夹痰火深传脏腑，蒙蔽神窍，气血逆乱，上冲于脑，故出现神志变化情况，首先出现烦躁、唇红、口干等症状，随后发生神昏、不省人事、尿少等危重证候。

风毒中脏腑可因邪正虚实不同而有闭、脱之分及由闭转脱的演变。

蛇毒的风毒成分夹痰火之邪内闭神窍则昏迷，不省人事；诸阴皆连舌本，脏气厥不至舌下，故伸舌困难；脾气内闭，故张口困难，口噤不开；肺气闭则呼吸气促，甚则张口抬肩；肾气闭则不司二便，故二便闭结；厥阴之气被毒邪闭阻，还会出现复视、瞳孔缩小、视物模糊等病理变化。此谓闭证，属实证。

若风毒痰火炽盛，进一步耗灼阴精，阴损及阳，阴竭阳亡，则出现脱证。表现为精去而神脱，出现汗出肢冷、气息微弱、瞳散面苍、脉细欲绝等虚脱之危重证候。

必须指出的是，在风毒中脏腑产生闭、脱证方面，闭证可以骤然而起，而脱证则须由闭证转化而来，故出现闭证应采取有力措施，防止脱证的出现。

第三节　血循毒（火毒）的毒理与病理

蛇毒血循毒对心血管和血液系统产生多方面的毒性作用，具有溶血、出血、肿胀、溃烂坏死等病理特性。中医认为火毒之邪可迫血妄行，耗血动血；火毒瘀阻创口，局部可发生肿胀、腐烂，因此中医研究蛇毒将血循毒命名为火毒。本文是根据血循毒的毒理病理及中医火毒的致病和传变规律来探讨蛇伤血循毒的中医理论问题，以求找出中医治疗血循毒（火毒）毒蛇咬伤的辨证规律和方药。

一、血循毒（火毒）的一般毒理病理

（一）腐败肌肤

蛇之火毒注入肌肤致经络瘀阻，毒瘀互结而成肿胀；瘀阻化热，使火毒更炽，而热胜则肉腐，则肌肤化为脓血垢水。肌肤防

御机制破坏，正不胜邪而邪毒内攻入里。

（二）火毒攻心

心主火，心主血脉，若火毒太甚，则心失其所主，而蛇之火毒从经络或随血液运行至心，对心肌细胞或心内膜产生损害，可使心肌坏死，而终致心力衰竭。火毒还可蒙蔽心包，发生烦躁、神昏谵语等神志变化。

（三）迫血妄行

火毒入血，血热炽盛，可产生血管内皮细胞损害，并使血管扩张；热邪迫血妄行，导致血液广泛外渗，有效血循环量下降而形成低血容量休克。

（四）耗血动血

火毒耗散血中营阴物质，对血液煎熬和浓缩；激活凝血因子使血液处于高凝状态，产生广泛性的血管内凝血，即发生DIC（弥散性血管内凝血）；又由于凝血而消耗了大量的凝血因子，又可继发凝血功能障碍，并且由于DIC的发生，激发抗凝系统活跃，产生继发性纤溶亢进等，都可以导致出血倾向。此一系列病理过程，即中医学的"耗血动血"过程。这一过程中由于广泛性血栓形成，可引起有关脏器缺氧，酸中毒，组织坏死，特别是肾血管的栓塞，产生无尿、肾功能衰竭；由于出血使血循环量下降，导致休克的发生。这里可以看出动血（出血）与耗血（凝血因子破坏）有直接联系。

（五）火毒夹暑湿

毒蛇咬伤多发生于夏秋季节，其节气为暑湿熏蒸。火毒蛇咬伤以后，由于恐惧及蛇毒的入侵，使人体正气受损，暑湿之邪乘虚侵犯人体。暑为阳邪，耗气伤津，使人体抵抗力更低下；此外，伤津还可以引起发热。湿为阴邪，阻滞气机，闭塞肌腠，使蛇毒不能顺利地从汗、尿、大便等通道排出而使毒瘀结于内，产生胸闷、腹胀、烦躁、二便不利等症状。

（六）火毒夹风热

火毒蛇咬伤以后，由于正气受损，抗邪能力低下，很容易合并感受风热外邪，即感染金黄色葡萄球菌、溶血性链球菌、破伤风杆菌、气性坏疽杆菌等病原微生物。这些具有风热性质的病原微生物可以从创口侵入，有的也可以从呼吸道侵入，引起创口局部及全身的感染。火毒夹风热，风助火热，火借风威，使火毒更为炽盛，发生内扰心神及诱动肝风等病理变化。

二、血循毒（火毒）在体内的传变过程

蛇伤血循毒（火毒）进入机体后的一般演变，主要表现为人体卫气营血与三焦及所属脏腑功能失调和实质性损害，其病机特殊表现为发病急骤、传变快、易内陷、耗血、动血、劫阴、动风、闭窍。

一、卫气营血传变

（一）卫分证

卫是人体阳气的一部分，它游行于人体周身，内而脏腑，外而肌肉皮毛，具有温煦和保卫作用，能司腠理及开阖毛孔，排泄汗液并抵御外邪的侵袭。肌肤是人体的卫外，当然也属于卫的范畴。蛇之火毒注入人体肌肤后，最初表现为肌肤局部肿胀的卫表证，为蛇毒与卫气在局部相争，致气结气滞，经络阻塞，气血运行不畅。此外，蛇毒与卫气相争，也可以出现一些轻度的发热。若蛇毒量注入较少，而人体卫气充足抗邪有力，则主要表现为肌肤肿胀疼痛为主的卫表证，一般不发生火毒传变引起的气营血

分证。

（二）气分证

《灵枢·决气》曰："上焦开发，宣五谷味、熏肤、充身、泽毛，若雾露之溉，是谓气。"《读医随笔·气血精神论》曰："卫气者，热气也。凡肌肉之所以能温，水谷之所以能化者，卫气之功用也。虚则病寒，实则病热。"说明"气"是维持人体生命活动的一种基本物质，它又是人体生命活动的表现，是全身各组织及脏器功能活动的外在表现，是一种性质温热并能释放能量的物质。火毒侵入气分引起气的物质变化和功能障碍。蛇伤局部火毒与肌肤之气搏斗，二热相合致热毒炽盛，而热盛则肉腐，肉腐则变为脓血污水。全身气分症状可产生高热、口渴、便秘、烦躁、尿赤等，并发脏腑功能障碍，如肾功能障碍等。

（三）营血分证

《素问·痹证》曰："营者，水谷之精气也，和调于五脏，洒陈于六腑。"《灵枢·邪客》曰："营气者，泌其津液，注之于脉，化以为血。"《灵枢·决气》曰："中焦受气取汁，变化而赤，是谓血。"可见营是维持人体生命活动的重要营养物质。血与五脏有着密切的关系，统于心，藏于肝，生化于脾，敷布于肺，施泄于肾，循经脉而运于全身。营和血都是行于脉中的营养物质，而营是血中之津液，营是血的一部分。

火毒内陷营血，局部表现可为紫暗斑片，创口溃流少许血水，此为局部的火毒迫血妄行所致。

火毒内陷营血的全身证候主要病机变化是血液受劫和心神不安。若热扰心神或蒙蔽心包，则心烦不寐，或热躁神昏，或神昏不语；若热邪伤血络，则出现皮下瘀斑、尿血、衄血等；若血热动风，则颈项强直、四肢抽搐、目赤口噤。

临床上火毒入营、入血难以准确区分，若火毒在营分为主，则表现为热伤营阴和热陷心包为主,兼见热扰心神和热伤血络之证。而火毒的血分证候主要表现为血热动血、血热动风、血热伤阴三大证候。若火毒夹有风热,则耗伤营阴更甚,并可出现肝阴不足至肝风内动之抽搐、项强、口噤等证候。

二、三焦传变

(一)三焦是阳气与水液运行的通道

《难经·六十六难》曰:"三焦者,食气之别使也,主通行元气,经历于五脏之腑。"《灵枢·五癃津液别论》曰:"三焦出气,以温肌肉,充皮肤,为其津,其流而不行者为液。天暑衣厚则腠理开,故汗出……天寒则腠理闭,气湿不行,水下流于膀胱,则为溺与气。"这两条说明了三焦不仅是阳气运行的通道,而且是水液运行通道。正是因为它通行阳气,所以才能具有气化作用,在三焦的气化作用下,津液得以散布于肌肉、皮肤部位,起充养作用。三焦气化作用亦可使水液从腠理排出体外而为汗,从膀胱排出体外而为尿。

(二)火毒夹暑湿的三焦辨证

夏秋季节被火毒蛇咬伤,由于恐惧心理和火毒伤卫,最易合并感染暑湿之邪。暑湿之邪从口鼻而入侵袭于肺,或暑湿携火毒从肌肤皮毛而入,通过肺主皮毛、肺朝百脉的关系也可侵犯肺部,故二者均可致肺气宣发与肃降失司、卫外功能失常及水液代谢障碍,发生恶寒、发热、头身重痛、胸闷、表情淡漠或时昏时醒等上焦症状。

火毒与暑湿侵犯中焦,邪气郁于脾胃,导致脾胃运化功能障碍,气机升降失常,除一般蛇毒症状外,还可伴有脘腹胀痛、纳差、便溏或便秘、胁痛黄疸,也可伴有发热、头身痛重等症状。

邪毒侵入下焦膀胱、小肠、大肠,导致水液代谢障碍,小便不利或尿闭，大便不通，同时也可兼脘腹胀痛等证候。

总之，火毒夹暑湿从三焦传变，关键是影响人体阳气散布及水液代谢，阳气内遏可产生发热，气机郁滞有腹胀、胸闷；气化不利，使汗、大小便排泄障碍，使蛇毒内闭而不能随汗、尿、大便排出体外。同时，火毒和暑湿郁遏于蛇咬伤的局部，则肿胀、溃疡、渗流污浊脂水等症状更为严重。

（三）卫气营血与三焦交错传变

火毒蛇咬伤，由于其毒易阻滞气机，可内生湿邪；此外，火毒蛇咬伤夹外感湿邪或暑湿之邪较为多见，有时可出现卫气营血与三焦传变混杂交错发生。我们在掌握火毒蛇的卫气营血传变和三焦传变的理论基础上，要善于把二者结合起来。这一结合是有先例的，清代著名温病学家吴鞠通《温病条辨》一书，就是把三焦辨证与卫气营血辨证一炉而冶，把卫气营血辨证穿插到三焦辨证之中。我们在研究火毒蛇咬伤夹湿时如采用这样的思路，的确能够提高治疗火毒夹湿型蛇伤的临床疗效。

三、小结

蛇毒的血循毒因具有肿胀、溃烂、坏死、溶血、出血等临床特点，类似中医火热毒邪所致的病理表现，故命名为中医的"火毒"。

火毒除具有腐败肌肤、攻心、迫血、动血等特性外，还可夹暑湿或风热共同致病。

火毒为主或兼风热之邪的病理演变多为卫气营血演变。卫分证多为局部肿胀兼全身轻度发热；气分证为局部和全身气的物质和功能改变；营血分证为火毒内陷后引起血液受劫和心神不安，甚者出现肝风内动。

火毒兼暑湿或湿热之邪的病理演变多为三焦传变，主要表为气机受阻和水液代谢障碍等系列病变，导致蛇毒不能排泄于体外而瘀结于内。

火毒夹湿致病可形成卫气营血与三焦交错传变，必须把卫气营血辨证穿插于三焦辨证之中。

无论是采用卫气营血辨证还是采用三焦辨证，除根据这两种辨证规律和临床表现诊治之外，无论哪一种证型均需应用解蛇毒的中草药，并妥善应用利尿和通便的排毒药。不必拘泥于湿热病慎用渗利通便的清规戒律，务使蛇毒外出为第一。

第四节　混合毒（风火混合毒）的毒理及病理

风火混合毒具备了风毒和火毒二者的病理特点。因风可助火势，火热也可生风，故毒邪更为鸱张。它的病理更为复杂，症状更为严重。

风火混合毒注入人体局部，毒邪壅滞，经络闭阻，气血凝滞。除具备风毒、火毒的一般规律外，还具有其本身的特殊传变规律。

风者善行数变，痹阻经络，深中脏腑；火者生风动血、耗伤阴津。风毒偏盛，每多化火，火毒炽盛，极易生风，风火相煽则邪毒鸱张，必客于营血或内陷厥阴。毒热炽盛可耗血动血，出现溶血、出血症状。火毒炽盛最易伤阴，阴伤而热毒更甚，热极生风则有谵语、抽搐等症状；若邪毒内陷厥阴，毒入心包，则发生心神蒙蔽之证，或邪热耗伤心阳的脱证；火热伤肾络则血尿或尿闭；火热之邪先伤肾阴后损肾阳，则出现阳虚厥脱之证。

第五节　蛇伤的治疗原则

一、蛇伤治疗通则

毒蛇咬伤是一个全身性中毒性疾病。尽管风毒、火毒、风火混合毒的毒理和病理不同，但其基本病因仍然是蛇毒，故辨证施治的核心是解毒和排毒。半边莲、七叶一枝花、金银花、紫花地丁、蒲公英、白花蛇舌草等甘寒之品清热解毒，故世人公认上述诸药为毒蛇咬伤的广谱解毒药，可适用于任何类型毒蛇咬伤。解毒属外科的内消法，是调动机体内部解毒功能来消除毒素。然而我们人体的内消解毒功能是有限的，古人认识到这一点，并总结出"治蛇不泄，蛇毒内结；二便不通，蛇毒内攻"的名言警句，说明大量的毒素必须排泄出去，帮助减轻内消的负担，避免蛇毒对人体的危害，所以必须把解毒和利尿通便排毒结合起来。排毒法不仅可辨证使用，大多数情况下可以通用于蛇伤全过程，只不过应用排毒药之峻猛与和缓，以及排毒药剂量大小等方面有所不同。

局部处理也是治疗蛇伤的一个关键，包括扩创排毒与外用药物几个方面。外敷药大多采用消肿解毒之品，如鲜芙蓉叶、半边莲等，或复方制剂如青赤散（青黛与赤小豆等分研末，醋或水调外敷）、二味拔毒散等，也可以应用市售蛇药片研末醋调外涂。正确的外治处理不仅可以减轻蛇毒对人体的损害，而且轻浅之蛇伤单用外用药亦能收效。因此外治处理亦是治疗蛇伤的通用法则。

二、风毒的治疗原则

风毒中经络者，以驱风解毒、活血通络为原则，应用荆芥、防风、白芷、钩藤、威灵仙、蝉蜕等驱风通络。唯恐其驱风通络不力，可加用僵蚕、全蝎、蜈蚣等虫类药剔络搜风，此为叶天士的治疗经验。又遵李士材"治风先治血，血行风自灭"的理论，应用活血通络化瘀之品，选当归、川芎、红花、鸡血藤、丹参、生地黄、赤芍、牡丹皮。解毒应用通用的解毒药物，并辨证加用排毒药物。此外，治疗眼睑下垂、张口不利、项强多用驱风药；

若胸闷、胸廓运动障碍应加用瓜蒌、枳壳、杏仁、桔梗等宽胸利膈、宣降肺气之辈。

中脏腑之闭证为阳闭居多，为风毒痰火闭塞清窍，导致神明不用，采用息风清火、豁痰开窍治疗方法，方用羚角钩藤汤加减，或配服至宝丹及安宫牛黄丸以清心开窍。脱证则宜回阳救阴、益气固脱，使用参附汤合生脉饮加减。呈现为内闭外脱之证时，则用羚角钩藤汤合参附汤加减。

三、火毒的治疗原则

（一）卫气营血证治

火毒轻浅之症，局部肿痛溃烂为主，兼有发热、口渴、便秘等全身症状，此为蛇伤的卫分和气分证。若火毒在卫，宜用甘寒清热解毒，方用五味消毒饮加半边莲、七叶一枝花等；若火毒在气，宜用苦寒直折，方选黄连解毒汤合通用解毒方药，并配以通利二便药。这与温病的清气原则有所不同，温病主张用甘寒清热，而蛇伤反用苦寒，意在直折，但中病即止。

火毒内陷营血，出现耗血、动血及心神受扰，则宜清营凉血、解毒排毒，方选清营汤、水牛角地黄汤或通用解毒汤加减，并辨证使用排毒药物，再配服安宫牛黄丸清心开窍。

（二）三焦证治

若火热之邪在肺卫，热壅于肺闭于卫，宜清肺泄热，用麻杏石甘汤或银翘散加减，配用瓜蒌、枳壳之类行气宽胸，并加用解毒排毒药物。

火热毒邪入于中焦多夹湿，治用化湿醒脾、宽肠行气，方选藿香正气散，加用解毒排毒药物。若出现下焦之症，如肝风内动，应滋填肝肾之阴，方选三甲复脉汤或通用解蛇毒方药。

若肾阳不足，阳虚厥逆，则回阳救逆，方用四逆汤加减。

四、风火毒的治疗原则

风火二毒同为阳邪，致病机理复杂。可闭阻经络，深中脏腑，客于营血，充斥三焦。临床上根据证候特点不同，可参照风毒及火毒证候的治疗方法。但就风火相结合的特性来讲，最易风火相煽，故治疗原则是二邪同治，即清热解毒、活血息风并用，常用黄连解毒汤或五虎追风散加通用解蛇毒及排毒药物。

综上所述，我们研究中医毒蛇咬伤的目的，在于分析蛇毒的中医毒理及病理变化，明确各类蛇毒的病变部位及病势轻重，掌握蛇毒所致的病情传变规律，归纳其证候类型，为确立治疗方法开拓思路并制定基本法则。

毒蛇咬伤是中医的一个急症，病机复杂，但只要我们遵循规律，把握病机，正确施治，就可以取得征服这一急症的主动权。

第六节　断毒消肿、解毒排毒治疗蝮蛇咬伤研究

一、毒理与病理探讨

蝮蛇毒为风火毒（混合毒），蝮蛇咬人时通过其具有管道的毒牙将毒素注入人体肌肤而发病。蝮蛇有风火二毒（神经毒、血循毒及各种酶组成的混合毒），风者善行数变，火毒生风动血，耗伤阴津；风毒偏盛每多化火，火毒炽盛极易生风，风火相煽则邪毒鸱张，必客入营血或内陷厥阴，形成严重的全身性中毒症状。在体表局部，蝮蛇的风火二毒引起壅滞不通则痛则肿，风火之邪化热腐肌溶肉，故局部肌肤组织溃烂坏死。邪毒炽盛，正不胜邪，则邪毒内陷，内传营血，可耗血动血，可出现溶血、出血的症状；

火毒炽盛最易伤阴，热极生风，可出现神昏谵语、抽搐等症；若邪毒内陷厥阴，毒入心包，可发生邪毒蒙闭心包的闭证，或邪热耗伤心阳的脱证。总之，风火二毒均为阳热之邪，具有发病急、变化快、病势凶险的特点。

西医学认为蝮蛇毒属神经毒、血循毒及各种毒酶组成的混合毒，蝮蛇之神经毒能阻断神经与肌肉的接头，终致肌肉弛缓性麻痹，一般主要作用于呼吸肌，且多致外周性呼吸麻痹而出现全身性缺氧、酸中毒等。神经毒也作用于其他肌肉，可发生瞳孔缩小、眼睑下垂、项强、张口困难等，这些症状类似于中医的风证，故中医将神经毒命名为风毒。

血循毒损伤心血管系统和血液系统，又分为心脏毒、血管毒、血液毒，其中心脏毒的毒性最强，可发生心肌损害，心电图可表现ST段下降，T波倒置。血管毒可破坏血管内膜，致使渗透性升高，导致血液广泛外渗，发生中毒性休克和低血容量休克。血液毒作用于血细胞和血小板等，导致溶血、出血和弥散性血管内凝血。由于血循毒的这些病理及临床特点相当于中医的火毒迫血妄行、耗血、动血的病理及临床特点，故中医将血循毒命名为火毒。

蝮蛇毒还含有透明质酸酶、蛋白质水解酶、ATP酶（三磷酸腺苷酶）及溶血酶等毒酶，透明质酸酶破坏结缔组织的完整性，导致组织和器官的损害，使蛇毒广泛性扩散。蛋白质水解酶可溶解肌肉及其他组织。这两种毒酶对局部组织破坏性极强，可发生局部肿胀疼痛、溃烂坏死、肢体伤残，同时又是导致蛇毒扩散、全身吸收的重要原因。ATP酶主要破坏ATP，使机体能量代谢发生障碍，三羧酸循环不能进行到底，产生大量的毒性物质。溶血酶能直接或间接地溶解红细胞，发生贫血、黄疸、组织缺氧、酸中毒，以及过多的红细胞碎片阻塞肾小管而产生尿少及血尿等。这些酶的病理及临床特点亦相当于中医的风火二毒特点。

二、蝮蛇咬伤中医药干预基本原则

蝮蛇之风火二毒注入人体肌肤，在局部壅滞化热、化火，发生肿胀溃烂、坏死，而且可以促进蛇毒扩散和全身吸收，主要应用断毒消肿的中草药外敷，以破坏或减少蛇毒的毒害作用，此即为断毒消肿法则。

分子较小的蛇毒可直接从咬伤部位通过血液循环吸收到全身，大部分蛇毒及其他分子较大的蛇毒主要是通过局部的防御功能破坏后，经血液循环或淋巴循环吸收到全身而内陷腑脏、客入营血，主要应用具有清热泻火、祛风解毒作用的中药，以及按照卫气营血或三焦辨证规律应用解毒中药。特别应指出，蝮蛇咬伤早期时蛇毒为游离毒，其毒素70%可以经过肾脏从尿排出，故解毒利尿为主要法则。蝮蛇咬伤中晚期蛇毒与靶细胞结合，则主要通过网状内皮系统进行解毒和排毒，应用解毒通利大便为主要法则。

综上所述，蝮蛇咬伤的中医药干预是局部外用断毒消肿之药，全身治疗内服中药基本原则是解毒排毒。

三、断毒消肿疗法临床与实验研究

（一）隔蒜艾灸治疗蝮蛇咬伤临床研究

此研究项目系我们主持的国家中医药管理局临床诊疗技术整理与研究项目（NO：2003.ZL36），已通过国家中医药管理局组织的鉴定并列入技术推广项目。

（一）治疗方法

两组均予咬伤局部常规消毒，对准咬伤部位作"十"字皮下切开，用双氧水冲洗；予抗蝮蛇蛇毒血清6000U加入0.9%氯化钠注射液250mL静滴。如血清过敏则按脱敏法处理：地塞米松10mg加入葡萄糖注射液250mL静滴，每日1次，连用3天；青霉素640

万U加入0.9%氯化钠注射液250mL静滴，每日1次。如青霉素过敏则选用克林霉素。口服季德胜蛇药片，首次服20片，以后每隔6小时口服10片。治疗组伤口治疗时加用隔蒜艾灸，方法：将0.3cm厚的独头蒜片（用针刺数孔）平置于创口或咬伤处，上置圆锥形艾炷，点燃灸之，每次灸3~5壮，每日3次，连用3天。

（二）观察内容

记录治疗前后患者局部症状（肿胀程度、疼痛程度、瘀斑面积、溃烂程度）及全身体征，设计症状与体征积分表（表2-1）。按四级（0~3）评分记录法，根据上述治疗前、后积分按下列公式计算积分指数：症状与体征积分指数=（治疗前积分－治疗后积分）/治疗前积分×100%。

表2-1　症状与体征积分表

症状与体征	0分	1分	2分	3分
肿胀程度及范围	无明显肿胀	伤口周围肿胀≤8cm	伤口周围肿胀（9~15cm）	患者漫肿>15cm
疼痛		伤口有轻度刺痛	疼痛及压痛明显（活动后加剧）	疼痛剧烈
淤斑	无明显疼痛	伤口周围淤斑面积<10cm^2		伤口周围淤斑面积>15cm^2
局部溃烂	无明显淤斑	溃面面积较小约（3cm×3cm）	伤口周围淤斑面积10-15cm^2	溃面面积较大或深度组织溃烂
复视	无明显溃面	视物欠清	溃面面积中等（约6cm×6cm）	视物模糊
张口困难	无	<2指	视物有重叠影	<1指
颈项	正常	稍有颈项强痛	<1.5指	颈项强直
呼吸	正常	呼吸稍加强每分钟<25次	活动不利，颈酸痛	呼吸急促每分钟>30次
	平稳		呼吸加快<30次/min	

（三）结果

两组疗效比较见表2-2。结果显示治疗组总有效率高于对照组（P<0.05）。

两组治疗前后局部症状积分比较见表2-3。结果显示治疗组治疗前后差异显著（P<0.05），且与对照组治疗后比较差异显著（P<0.05）。

表2-2 两组疗效比较n（%）

组别	n	治愈	显效	有效	无效	总有效
治疗组	30	15（50 00）	8（26 67）	5（16 67）	2（6 66）	23（76 67）△*
对照组	30	5（16 67）	7（23 33）	14（46 67）	4（13 33）	12（40 00）

与对照组比较，△P<0.05

表2-3 两组治疗前后局部症状积分比较（分）

组别	n	治疗前	治疗后
治疗组	30	10.28 ± 1.49	2.03 ± 1.19* △
对照组	30	10.31 ± 1.42	7.17 ± 1.72

与本组治疗前比较，*P<0.05与对照组治疗后比较，△P<0.05

（四）讨论

毒蛇咬伤患者的早期局部处理非常重要，局部处理得当，局部症状及全身中毒症状轻微，反之则重笃。局部破坏蛇毒及阻止蛇毒吸收是防止和减少蛇毒对人体产生中毒性损害的关键。

隔蒜艾灸治疗蝮蛇咬伤的机理为：

（1）宣通毒滞，畅行营卫，拔毒于外，即所谓"散其毒，移重就轻，转深于浅"。

（2）"令众毒不能行"，有效地破坏蛇毒，使之失去毒力，这与蛇毒毒蛋白加热可使其凝固而失去毒力的原理基本一致。

（3）通过灸法宣通气血、畅行营卫，改善毒瘀互结，终止其化热生风、走窜四注的病理变化，即通过灸法调动全身及局部免疫功能，使网状内皮系统等加强解毒抗毒的作用。

综上所述，隔蒜艾灸治疗蝮蛇咬伤具有改善局部症状、缓解患者病痛、提高治愈率的作用。

（二）九味消肿拔毒散外治蝮蛇咬伤临床与实验研究

此项目已通过省级鉴定，并在国家级继续教育项目全国毒蛇咬伤学习班推广。

根据蛇毒的风毒、火毒、风火二毒的病机特点，应用具有解毒抗毒、清热祛风、化瘀活血、消肿止痛作用的中药组成本方剂，包括七叶一枝花30g，雄黄8g，五灵脂8g，天南星8g，川芎8g，黄柏10g，白芷10g，明矾8g，芒硝10g九种药物组成，共研细末即为九味消肿拔毒散。方中七叶一枝花清热解毒，是治蛇伤、解蛇毒的专药；雄黄、明矾为古方二味拔毒散，具有抗毒、拔毒外出的功用，三药均为主药。蝮蛇毒为风火二毒，故用白芷、天南星、川芎驱风解毒；应用黄柏、明矾、芒硝清热泻火解毒灭毒，诸药共为臣药，从而把解毒与祛风泻火结合起来。蝮蛇毒侵入机体，阻滞气血运行，形成毒瘀互结，故应用川芎、五灵脂行气活血化瘀，共为佐药，气血畅行则毒瘀自化。芒硝、明矾不仅有清热解毒消肿作用，而且还能加强外用药的渗透，使药物直达病所。全方解毒抗毒、泻火祛风、化瘀祛湿、消肿定痛，外用治疗风火二毒（混合毒）蝮蛇咬伤。

含混合毒的蝮蛇咬伤，伤口有刺痛及麻木感，局部压痛明显，患肢稍活动则疼痛加剧，伤口周围有明显肿胀，并向整个伤肢蔓延，少数严重者可蔓延至同侧的胸腹部。伤口附近皮肤可出现不同程度的瘀斑及水疱、血疱，少数病人亦可有局部组织坏死现象。而组织的肿胀溃疡及坏死又可加快蛇毒的吸收至全身，引起全身性危重症状发生。蝮蛇毒引起的局部损伤症状，为风火二毒蕴积局部而气血瘀滞、毒瘀互结所致；风火二毒及瘀毒扩窜入营血，故不仅出现局部的肿胀溃烂、疼痛、坏疽之证候，而且出现蛇毒内攻脏腑之全身症状。故本方在药物配伍方面，七叶一枝花与雄黄配可解毒、抗毒、燥湿、护心平肝，雄黄与明矾配可抗毒拔毒，五灵脂与雄黄配可解毒化瘀止痛，雄黄与川芎配可解毒活血散风，明矾与芒硝配可增强散瘀、软坚、化毒功用，天南星与明矾配可增强祛痰燥湿之力，芒硝与黄柏配可解毒、化瘀消肿；白芷与川芎配，川芎散血分之瘀，白芷散气分之结，增强其行气活血和活血祛风之功效。

九味消肿拔毒散能解毒抗毒、泻火驱风、祛湿化瘀、断毒消肿定痛，其制方特点是重视解毒化瘀、消肿散肿等药物相互协调，把消散症状与破坏蛇毒作用、解毒、拔毒、抗毒等方面有机结合。

在动物实验中，将SD大白鼠30只分对照组、九味消肿拔毒散组、季德胜蛇药片组，局部注射蝮蛇毒后，分别应用药物治疗。经72小时不同阶段观察，九味消肿拔毒散和季德胜蛇药片（主要药物组成有七叶一枝花、蟾酥皮、蜈蚣、地锦草等）均能明显改善注射蝮蛇毒后大鼠患肢肿胀溃烂症状，二者疗效比较无明显差异，均优于空白对照组。

进行了135例临床研究，采用随机平衡对照设计，应用九味消肿拔毒散治疗90例，季德胜蛇药片治疗45例。经过临床观察及统计学检测，应用九味消肿拔毒散外治蝮蛇咬伤，在消肿、消退瘀斑、止痛等方面的疗效，明显优于应用季德胜蛇药片治疗的对照组，说明九味消肿拔毒散是外治蝮蛇咬伤的有效药。

四、解毒排毒疗法临床研究

《普济方·蛇伤》曰："夫蛇，火虫也，热气炎极，为毒至甚。"这里指出的蛇毒属于火毒。《证治准绳·疡医·诸虫兽蜇伤》曰："世治毒蛇咬伤，细辛、香白芷各五钱，雄黄二钱，为末，加麝香少许，每服二钱，温酒服，效。"这是指风毒蛇咬伤的治疗。《外科证治全书·蛇咬伤》论治毒蛇咬伤提到"毒尽从大小便排出"，已认识到了治疗毒蛇咬伤通利二便、解毒排毒的重要性。

我院治疗毒蛇咬伤历史悠久，而且很重视科学规范化研究。早在1971年就成立了毒蛇咬伤研究小组，确立了"717合剂"作为治疗毒蛇咬伤解毒排毒的内服方剂。我院于1987年以后才引进抗蛇毒血清制剂，这之前是以中药内服、外敷及对症治疗等方法治疗毒蛇咬伤。经过几十年的治疗蝮蛇咬伤经验总结，我们在前人717合剂7味药的基础上，发展和完善了本解毒排毒方剂，由金银花、野菊花、紫花地丁、蒲公英、黄连、黄柏、半边莲、七叶一枝花、蝉蜕、防风、白芷、生大黄、车前草等组成。金银花、野菊花、紫花地丁、蒲公英为五味消毒饮去天葵子，功能清热解毒。黄连、黄柏泻火清热解毒，半边莲、七叶一枝花为解蛇毒必用专药。蝉蜕为民间祛风开眼药，用于蝮蛇混合毒中的神经毒导致的缩瞳及复视病变。经我们治疗蝮蛇咬伤实践证明，蝉蜕与青木香、防风、白芷等祛风药合用，具有扩瞳、抗复视、抗神经毒的作用。车前草、生大黄通利二便，排毒外出，体现了务使蛇毒外出为第一要义的原则。

此为新的717抗蝮蛇毒合剂规范化方剂。由于蝮蛇毒混合毒的风毒（神经毒）可使呼吸肌麻痹、胸廓运动障碍，产生外周性呼吸困难，可加瓜蒌、法半夏，合方中之黄连为小陷胸汤，可宽胸开结；蝮蛇毒的火毒（血循毒）可导致热毒伤肾，发生血尿、蛋白尿、少尿、尿闭等症，可加益母草、白茅根、海金沙、赤小豆等加以干预。若大便秘结，尚可加厚朴、枳壳，合方中大黄为小承气汤，增强通便排毒功能。蝮蛇风火二毒入营血可加水牛角地黄汤、安宫牛黄丸等。有关717抗蝮蛇毒合剂治疗蝮蛇咬伤已列入国家行业科研专项——蝮蛇咬伤中医药干预综合治疗方案（研究课题号：20080700），现已完成基础和临床大部分研究工作，已取得预期效果。

五、体会

毒蛇咬伤轻则肢体伤残，重则危及生命，是临床研究的重点之一。蝮蛇毒属混合毒，研究蝮蛇咬伤的规范化治疗核心技术是断毒消肿和解毒排毒，不仅可以得到蝮蛇咬伤的科学治疗方法，而且对于其他血循毒、神经毒的毒蛇咬伤治疗具有指导作用。

虽然我们提出断毒消肿、解毒排毒是治疗蝮蛇咬伤的核心技术，但根据以人为本的基本原则，并不排除使用抗蛇毒血清及对症治疗，而且应该把中医药治疗与其他综合治疗科学结合。

局部有效的断毒消肿，不仅可有效地预防肢体伤残，而且可以减少蝮蛇毒对全身及组织器官的损害；内服717抗蝮蛇毒合剂通过其解毒排毒功能，避免或减轻蛇毒对全身脏器的损害。应该将二者有机结合，从而提高治愈率和抢救成功率，减少或避免肢体伤残。

第三章　毒蛇咬伤的诊断与治疗

第一节　毒蛇咬伤的诊断

一、一般诊断

（一）病史

1.蛇伤病史的询问

应以病人亲口诉说为主要依据，病情应包括何时、何地、何部位被蛇咬伤及环境和天气情况，是否看清了蛇的形态、大小、色彩、花纹，是否将蛇打死或捕获，能否认识是何种蛇，以便判断是否为毒蛇咬伤，明确诊断。

2.对局部症状的询问

血循毒毒蛇咬伤局部症状明显，被咬后即出现伤口剧痛，迅速肿胀。神经毒毒蛇咬伤早期局部无明显症状，不红、不肿、不痛为其主要特点。要认真询问，加以区分，并要具体了解被蛇咬后伤口是否用何种自救或他救方法处理过，对处理的方式及时间均应加询问。

3.对全身症状的询问

血循毒毒蛇咬伤全身症状很快出现；神经毒毒蛇咬伤早期无明显症状，伤后1~6小时出现全身症状。要细致询问，以防误诊，并要系统地进行询问是否做过何种治疗处理，以及大小便是否通畅。

4.对既往史的询问

应着重询问患者是否有呼吸系统、心血管系统、泌尿系统、神经系统等慢性疾病的病史。女性患者应了解月经史和妊娠史。

（二）体格检查

除详细询问病人自觉症状外，必须进行全面的体格检查，要特别注意神志及呼吸、脉搏、血压等生命体征的变化。

1.局部检查

要注意观察蛇咬伤处的牙痕状态、毒牙的距离；有无肿胀及肿胀程度；伤后有无出血情况；伤口周围有无水疱、血疱、瘀点、瘀斑，有无感染、溃疡、坏死等现象；并查清病变波及范围和伤肢附近淋巴结有无肿痛。

2.全身检查

应注意各种神经反射，特别是深部肌腱反射（如二头肌、三头肌、膝腱和跟腱反射）和眼部有无眼睑下垂、复视、瞳孔缩小或放大，以及有无舌肌、咀嚼肌的运动障碍等现象，可说明有无神经－肌肉阻滞作用的存在。还须特别注意呼吸肌运动情况。听诊心肺时应注意心率、节律及心音有无异常，如早搏、心律失常和杂音等。肺部呼吸音的强弱、啰音的部位应详细记录，对呼吸道有无梗阻、呼吸肌有无麻痹尤应仔细观察。

（三）理化检查

凡毒蛇咬伤，为辅助临床诊断和观察病情变化，均应常规检查血液和尿液；如条件允许，还应做血生化检查。

1.血常规

应查红细胞、白细胞计数和分类、血红蛋白，对有出血倾向的病人要测定出凝血时间、凝血酶原、纤维蛋白原。特别要检查有无溶血现象（急性进行性贫血、黄疸指数升高）。

2.尿常规

应注意有无血尿或血红蛋白尿、尿蛋白及管型等，还应观察

24小时尿量。对有出血、凝血功能障碍的患者，应做大便隐血
试验。

3.血生化检查

主要包括二氧化碳结合力、血pH值、血电解质、肝肾功能
等。还要做心电图、腹部及泌尿系B超、胸部X线检查等。在抢救
过程中要定期复查，以便掌握病情变化，判断预后，指导抢救。

4.蛇伤免疫学诊断

蛇伤免疫学诊断法可实现快速诊断，蛇咬伤后可出现天然乳
胶凝集试验阳性或酶联免疫吸附分析（ELISA）阳性、夹心法酶免
疫分析（EIA）阳性、酶标玻片法（DASS）阳性等。

5.蛇伤理化检查诊断参考

（1）五步蛇伤血检：红细胞、血红蛋白、血小板减少，出血
和凝血时间延长，肝肾功能受损。尿检有蛋白尿、血尿。心电图
显示有心肌损害。

（2）蝰蛇伤血检：红细胞和血红蛋白减少，血中胆红素、血
钾升高，出血和凝血时间延长。尿检尿胆原有增加，或有蛋白尿、
血尿。心电图显示窦性心律不齐、期外收缩，或有心肌损害。

（3）烙铁头伤血检：红细胞和血红蛋白减少。尿检有蛋白尿
及管型、血尿。

（4）竹叶青伤血检：白细胞增高，GPT增高，血小板减少，出
血和凝血时间延长。尿检有蛋白尿及血尿。

（5）银环蛇伤血检：白细胞增高。心电图显示窦性心功能过
缓、完全性束支传导阻滞。

（6）金环蛇伤血检：血钾升高。尿检有蛋白、红细胞。心电
图显示有心肌损害。

（7）眼镜王蛇伤血检：与眼镜蛇基本相同。

（8）蝮蛇伤血检：白细胞增高，尿检有蛋白尿、血尿。心电

图显示有心肌损害，血钾增高，肝肾功能受损。

二、血循毒、神经毒及混合毒毒蛇咬伤的鉴别

毒蛇咬伤诊断明确后，必须迅速判断是属哪一类毒蛇咬伤。如局部症状不明显，而全身症状如神经系统中毒反应较重，多为神经毒类毒蛇咬伤，如银环蛇、金环蛇、海蛇咬伤。若局部剧烈疼痛，伤口出血不止，肿胀明显，多为血循毒类毒蛇咬伤，如五步蛇、蝰蛇、烙铁头和竹叶青咬伤。咬伤后局部和全身中毒症状均明显，并有明显神经系统症状，多为混合毒类毒蛇咬伤，如蝮蛇、眼镜蛇、眼镜王蛇咬伤。

1.血循毒类毒蛇咬伤

血循毒类毒蛇咬伤后数分钟即出现伤口剧痛或灼痛。伤口常出血不止，肿胀蔓延迅速。伤口周围出现水疱、瘀斑，周围淋巴管炎和淋巴结肿大、触痛，舌质红苔黄、脉弦数。严重者咯血、呕血、便血、血尿、血压急剧下降，出现休克、昏迷，发生急性循环衰竭与急性肾功能衰竭。

血循毒类毒蛇咬伤局部症状明显，潜伏期长，发病急，来势凶猛，病情持久，危险期长。若治疗不当或不及时，死亡率较高。且局部易形成溃疡、组织坏死和伤口经久不愈。

2.神经毒类毒蛇咬伤

神经毒类毒蛇咬伤初期伤口仅有麻木感或轻微痛感，发病常在1~6小时后。初起头昏乏力、视物模糊、腹痛、呕吐、全身肌肉疼痛，继之病情迅速发展，很快出现神志朦胧、表情淡漠、眼睑下垂、言语不清、吞咽困难、呼吸短促，直至昏迷抽搐、瞳孔散大、神经反射消失，最后死于急性呼吸衰竭。

神经毒类毒蛇咬伤由于潜伏期较长，早期症状轻微，临床上局部以不红、不肿、不痛为其主要特点，易被忽视。但发病后神

经毒素吸收迅速，故危险性很大，贵在早期诊断与治疗。若治疗及时，度过危险期，恢复较快，一般无后遗症。

3.混合毒类毒蛇咬伤

有血循毒和神经毒两种症状。局部症状类似血循毒类毒蛇咬伤，咬伤后即出现局部疼痛，肿胀明显，伤口周围有水疱、血疱、瘀点、瘀斑，易形成局部溃疡、组织坏死；全身症状类似神经毒症状，咬伤1~6小时后出现头昏、视物模糊、四肢乏力、恶心呕吐，继之病情迅速恶化，出现昏迷、抽搐、呼吸麻痹，最后可死于急性呼吸衰竭、急性循环衰竭和急性肾功能衰竭。

混合毒类毒蛇咬伤潜伏期短，早期即有疼痛、肿胀、出血等，类似血循毒类毒蛇咬伤，全身症状出现较慢，因此早期易与血循毒混淆，应注意随诊，以免误诊。

三、几种常见毒蛇咬伤的鉴别

确定为毒蛇咬伤后，必须进一步明确诊断是何种毒蛇咬伤，这对于选择不同的治疗方法具有重要意义，特别是采用抗蛇毒血清（单价）治疗时，由于抗体的特异性，更需要加以鉴别。如果只根据牙痕的形态尚不足以区别何种毒蛇咬伤，必须结合病史、症状、体征及实验室检查加以综合分析。

还可根据各种毒蛇的分布地区、生活习性来判断。一般来说，在分布上，平原地区首先考虑为蝮蛇；丘陵山地水域附近多考虑银环蛇和金环蛇；丘陵地区多考虑眼镜蛇；开阔的田野要考虑蝰蛇；丘陵山区林木或灌木丛处多考虑烙铁头、竹叶青；山区或丘陵林木阴湿处或山谷间多考虑五步蛇；山区林木、水边、岩缝处多考虑眼镜王蛇。

根据各种毒蛇的生态和活动规律，被咬时间亦有参考价值。夜间多考虑银环蛇，白天多考虑眼镜蛇。

1.五步蛇

五步蛇含血循毒，以凝血毒为主，具凝血酶样作用，使血中纤维蛋白原转变为纤维蛋白而发生凝血，造成弥散性血管内凝血，并引起消耗性凝血功能障碍和继发纤维蛋白溶解症，以致血液失凝及广泛的内外出血。

局部症状：咬痕较大较深，间距宽，呈"∵"型，伤口皮肤常有撕裂。局部剧痛如刀割，持续而难忍受，流血不止，肿胀严重，迅速向心性发展，可扩展至躯干。伤口附近出现较多较大的水疱、血疱、大片瘀斑，发生组织坏死和溃烂。局部淋巴结肿痛。

全身症状：迅速出现，来势凶猛。患者感觉全身不适，如胸闷、心悸、气促、畏寒、发热、视力模糊，严重者出现烦躁不安、谵语、呼吸困难及牙龈、眼结膜出血、吐血、便血、血尿等，重者可出现胸腔、腹腔和颅内出血。此种出血不易止，一旦止住，常可再度出血，这是五步蛇咬伤的特点。出血时间和凝血时间延长，血小板、红细胞减少。因严重失血，病人面色苍白、手足厥冷、脉搏细而速、神志模糊、血压下降，出现休克。肾血流量减少，导致少尿或无尿。

栓塞现象：可发生肺栓塞、肾血管栓塞、脑血管栓塞或肠系膜栓塞，因而出现有关临床表现，于蛇毒直接进入静脉或中毒量大时尤易发生。

溶血：常在咬伤后3~5日发生。表现为溶血性贫血、黄疸、血蛋白尿、血钾增高等。血红蛋白沉积于肾小管，可导致急性肾功能衰竭。

死亡原因：出血性休克和循环衰竭是早期死亡原因，急性肾功能衰竭或心肌、脑组织出血也可能是致死原因。经抢救治愈后，部分病人可有患肢肌肉萎缩、挛缩、死骨脱出等后遗症。

2.**蝰蛇**

蝰蛇含血循毒，毒性猛烈而持久，主要有凝血毒成分与出血毒，能激活第Ⅹ因子，促进凝血酶原的形成，引起血液凝固，继发消耗性凝血功能障碍，产生全身性广泛性的出血。

局部症状：牙痕呈"．．"型，伤口剧烈疼痛，如剜如灼，逐渐加剧，持续不止。肿胀蔓延迅速，向心性扩展至躯干。伤口附近有大量水疱、瘀点、瘀斑，易发生组织坏死、溃烂，形成溃疡可深达骨质。局部淋巴结肿痛。

全身症状：咬伤后发病急，来势凶猛，症状严重，病程较长。常出现全身不适、肌肉酸痛。

出血：全身广泛性内外出血、皮下出血，形成播散性瘀斑，早期出现血尿，继而有齿龈出血、鼻衄、结膜下出血、咯血、呕血、便血等症状。由于严重失血，病人出现口干、烦渴、面色苍白、手足厥冷、脉搏细而速，血压下降，可出现休克。脑出血可导致昏迷。

溶血：因溶血作用出现黄疸，并加重贫血。

肾脏损害：因出血、溶血可导致肾脏损害，有少尿、无尿、蛋白尿和管型尿，可发生急性肾功能衰竭。

死亡原因：病人多因循环衰竭、急性肾功能衰竭死亡，少数由于脑出血死亡。经抢救脱险后，部分病人可遗留伤肢挛缩和运动障碍。

3.**竹叶青**

竹叶青含血循毒，毒性较弱，主要为蛋白水解酶，以局部刺激为主。

局部症状：牙痕呈"．．"样，以后变成"八"字形。咬伤后伤口疼痛、灼痛，且有压痛。局部淋巴结肿痛。

全身症状：全身表现较轻，仅有头晕、眼花、嗜睡、恶心、呕吐等；少数严重病人有黏膜出血、吐血、便血。死亡率较低。一般2~3日症状逐渐消退，无后遗症。但如咬伤头、颈部，也会因肿胀严重造成窒息而出现生命危险。

4.烙铁头

烙铁头含血循毒，类似竹叶青的毒性，但较剧烈。

局部症状：牙痕初呈".."样，以后变成"八"字形。伤口剧烈烧灼痛，极难忍受，很快变成紫红色。伤口周围红、肿、发硬、有压痛，出现水疱、血疱或瘀斑，常伴有附近淋巴结肿痛。少数严重病人可出现伤口出血不止。

全身症状：一般有头晕、头痛、眼花、视物模糊、嗜睡、恶心、呕吐、畏寒、发热。重者可出现皮下出血、五官出血、吐血、便血、血尿、呼吸困难、血压下降、意识模糊、休克直至昏迷。

致死原因：常因急性肾功能衰竭和循环衰竭而死亡。

5.银环蛇

银环蛇含神经毒，中毒是银环蛇毒素阻断运动神经与横纹肌接头所致。总的表现为影响运动神经–骨骼肌传导功能。

局部症状：牙痕一般为两个针尖样，呈".."形。局部症状不明显，仅有痒感和麻木感。伤口不红、不肿、不痛。

全身症状：咬伤后1~6小时出现头晕、眼花、视物模糊、肌肉关节酸痛、四肢乏力。继则病情迅速恶化，引起呼吸肌麻痹，导致呼吸困难，甚至呼吸停止。

横纹肌症状：病人先感肌肉无力、眼肌麻痹而眼睑下垂、复视、视物模糊、眼球固定、瞳孔散大、面部肌肉松弛、张口困难及吞咽困难，继而引起呼吸麻痹，导致呼吸困难，呼吸逐渐变慢、变浅，呈现腹式呼吸，以至呼吸运动停止，全身处于瘫痪状态。

腱反射随肌肉症状逐渐减弱直至消失。

胃肠道症状：可有呕吐。肠鸣音先有短暂的增强，随着呼吸抑制而逐渐减弱至消失。唾液腺分泌增多而出现流涎。

神志：神志清醒，呼吸停止后意识仍可存在半日至一日。神志亦早于呼吸的恢复。各种感觉在呼吸停止后逐渐丧失，听觉最后消失。皮肤感觉和味觉恢复缓慢，常需1~2周。

循环系统症状：呼吸抑制，进而缺氧、心跳加速、血压升高。重症病人心电图可出现S-T段下降，传导阻滞而致循环衰竭。

死亡原因：呼吸麻痹，自主呼吸停止是主要的致死原因。

6.金环蛇

金环蛇含神经毒。毒理作用、中毒症状与银环蛇基本相同，但潜伏期较长，病程发展亦较缓慢。

局部症状：牙痕呈"∴"型，附近皮肤潮红，毛囊突起呈荔枝壳样外观。稍有浮肿，伤口不痛或轻微疼痛，不出血，有麻木感。附近淋巴结肿痛。

全身症状：类似银环蛇咬伤，但出现和发展速度比银环蛇稍慢。全身肌肉、骨骼、关节呈阵发性酸痛。严重病人可有全身浮肿。死亡原因与银环蛇相同。

7.海蛇

海蛇含神经毒，可阻断神经肌肉传导，有些海蛇还含肌溶毒素，直接引起骨骼肌坏死。

局部症状：各种海蛇咬伤局部症状基本相似，除被咬时局部有瞬间疼痛外，伤口只有麻木感，不红、不肿、不痛，局部症状不明显，易被忽视。

全身症状：潜伏期较长，一般3~5小时才出现明显全身中毒症状。

横纹肌症状：患者初感全身筋骨疼痛，肌张力增加、活动困难、肌纤维束颤动、肢体强直、腱反射亢进。继之逐渐转入横纹肌松弛性瘫痪，出现眼睑下垂、视力模糊、吞咽和语言困难、反射消失、肌肉疼痛加剧。继四肢瘫痪以后，肋间肌瘫痪，病人感觉呼吸费力，出现胸前压迫感。呼吸逐渐变慢变弱，呈腹式呼吸。因缺氧而出现唇、指甲发绀，最后膈肌瘫痪，呼吸逐渐停止。

循环系统症状：呼吸抑制缺氧时体内肾上腺素大量分泌，以致血压上升，心率加快，经吸氧与人工呼吸纠正缺氧后，血压与心率迅速恢复。由于横纹肌细胞受到破坏，使细胞释放出大量钾离子而导致高钾血症使心肌受到抑制，引起心律失常和心力衰竭。

肾脏损害：海蛇毒对肾脏无直接的毒性，由于横纹肌纤维坏死时释放出大量的肌红蛋白从肾排出，因此出现深褐色的肌红蛋白尿，并可在肾小管内沉淀，使肾小管阻塞及坏死，出现血尿、蛋白尿、管型尿，严重者可引起急性肾功能衰竭。

死亡原因：呼吸麻痹是主要致死原因；也可由于严重的肌红蛋白尿引起急性肾功能衰竭，以及继发感染引起病人死亡。

8.眼镜蛇

眼镜蛇含混合毒，以血循毒中的心脏毒为主，但致死原因主要是神经毒，对循环系统、神经系统和局部组织有广泛的毒性作用。

局部症状：牙痕呈"∶∶"或"∴"样，伤口疼痛明显，流血不多，很快闭合成紫红色或黑色斑点。伤口的中心有麻木感，但四周感觉过敏。周围皮肤迅速红肿，患肢有明显压痛。局部出现水疱、血疱、组织坏死，可形成溃疡，经久不愈，甚至引起骨髓炎，这是眼镜蛇咬伤的特征。伤肢出现淋巴管炎，淋巴结肿痛。

全身症状：在咬伤30分钟或最迟不超过4小时出现全身不适、

畏寒、发热（体温可高达40℃）、恶心、呕吐、腹痛、流涎、出汗和视力模糊等症状。

横纹肌瘫痪和呼吸抑制：咬伤后由于神经毒对神经肌肉接头的阻断作用，病人感到肌无力，步态蹒跚，发音不清，吞咽困难，眼睑下垂，胸闷，呼吸困难，呼吸表浅而慢，腹式呼吸，终至呼吸逐渐停止，全身瘫痪，腱反射消失。

中枢神经抑制：病人出现困倦、嗜睡、头昏，重度中毒可以导致昏迷。眼镜蛇毒直接选择性地抑制延髓呼吸中枢和颈动脉体的化学感受器，使呼吸麻痹。

循环系统症状：由于体内组织胺等活性物质释放，肺循环阻力增加，外周血管扩张，回心血量减少，血压下降，心率反射性加速。由于心脏毒素的作用，心脏收缩力逐渐减弱，心率变慢，血压逐渐下降，在呼吸停止前可发生休克，并出现心律失常。心电图出现S-T段下降，T波平坦倒置，Q-T间期延长，R波低电压等心肌损害表现和心率失常的变化。

死亡原因：循环衰竭、呼吸麻痹是中毒死亡的主要原因，二者在中毒严重时逐渐加重，最后心跳和呼吸均停止。

9.眼镜王蛇

眼镜王蛇含混合毒，毒性猛烈，一般在1~2小时引起呼吸麻痹或循环衰竭。

局部和全身症状：与眼镜蛇咬伤基本相似，但因其毒性更猛烈，其中毒症状出现快而严重，可导致呼吸麻痹而死亡。特别严重者可在被咬伤后几分钟内致死。循环衰竭也是致死原因。

10.蝮蛇

蝮蛇含混合毒，偏重于血循毒。

局部症状：一般牙痕呈".."样，间距较小，深而清晰，伤口出血不止，有刺痛及麻木感。伤肢肿胀严重，伤口附近可有大小不等的血疱、水疱，破溃后组织溃烂，产生炎性溃疡。常伴有附近淋巴结肿痛。

全身症状：一般咬伤的1~6小时出现头昏、全身不适、畏寒、发热，视物模糊、复视、眼睑下垂为早期中毒临床特征。严重病人可出现吞咽困难、张口困难、全身肌肉酸痛、胸闷、颈项强直、四肢活动障碍，呼吸逐渐变慢变弱，以至呼吸逐渐停止，病人随之转入昏迷。红细胞脆性增加，发生急性溶血，出现酱油色血红蛋白尿，少尿或无尿，可引起急性肾功能衰竭。少数病人血清谷丙转氨酶升高，提示肝脏可能受到毒素的影响。严重中毒的病人可有血压下降、休克。

致死原因：呼吸衰竭是主要致死原因，急性肾功能衰竭和心力衰竭与休克亦可导致死亡。

各种毒蛇咬伤的鉴别详见表3-1、3-2、3-3。

表3-1 几种毒蛇咬伤牙痕形态、间距鉴别

毒蛇种类	毒牙距离（cm）	牙痕形态
五步蛇	1.5~3.5	''形，牙距大，出血多
蝰蛇	1.0~1.6	..形，伤口深黑或流血
烙铁头	0.8~1.6	..或八字形，伤口紫红色可有渗血
竹叶青	0.5~1.2	..或八字形，伤口有血迹
银环蛇	0.5~1.5	..形，伤口撕裂伤
金环蛇	0.8~1.6	∴形，伤口周围皮疹荔枝壳样外形
海蛇	因各种蛇大小不一	不红、不肿、无炎性反应
眼镜蛇	1.0~2.0	..或∴形，伤口很快闭合变黑色
眼镜王蛇	1.9~3.0	..形，较大而深，伤口周围肿胀明显
蝮蛇	0.5~1.5	..形，距离小，深而清晰

表3-2　10种常见毒蛇咬伤的鉴别

种类	毒素种类	咬伤时间、地点、部位	发病急缓	局部及感觉	肿胀、水疱、血疱、瘀斑	瞳孔、复视	眼睑下垂	吞咽困难、呼吸困难	出血、休克	化验
五步蛇	血循毒	山区、丘陵	急	伤口剧痛呈刀割样	出血不止、广泛出血、"新蛇斑"					出凝血时间延长，血块收缩不良，血红蛋白尿
蝰蛇	血循毒	山区、丘陵	急、立即	伤口剧痛呈深黑色	肿胀、瘀斑、水疱、血疱明显					出凝血时间延长，红细胞脆性试验增加，黄疸指数增加
烙铁头	血循毒	山区、森林	急	伤口灼痛	较轻				可出现内脏、五官出血	
竹叶青	血循毒	多咬伤身体上部；白天或晚上	急	伤口剧痛，灼热	肿胀、水疱、血疱明显					
银环蛇	神经毒	多在夜间同	较慢，1~6小时	不红，不肿，不痛，仅麻木感	无	瞳孔多散大（早期）	常有	常出现	不出血或出血极少	
金环蛇	神经毒	多在夜间同	较慢	红肿痛轻微，有麻木感	仅无	瞳孔多散大	常有	常出现	不出血或出血极少	
海蛇	神经毒	海边	较慢	红肿痛不明显，仅有麻木感	无		常有	常出现	不出血或出血极少	血红蛋白尿
眼镜蛇	混合毒		特急，立即	伤口疼痛、麻木	水疱、血疱、组织坏死		常有	常出现	常出现休克	
蝮蛇	混合毒		急	刺痛麻木	肿胀明显，并有水疱、血疱、瘀斑	并复视	常有	常出现		血红蛋白尿

表3-3　10种毒蛇咬伤的主要中毒症状简明鉴别

蛇伤种类	局部症状	全身症状	实验室检查
五步蛇	伤口剧痛似刀割，出血多，肿胀严重，组织坏死，溃烂面大而深	出现快、来势凶猛，病情严重且发展迅速，心悸、胸闷、视物模糊、出血广泛	血检红细胞、血红蛋白、血小板减少，出血和凝血时间延长，血块收缩不良。尿检有蛋白尿、血尿。心电图有心肌损害
蝰蛇	伤口剧痛，出血不止，肿胀严重，发展快，伤口附近有大量水疱、血疱、瘀斑、组织坏死、溃疡	出现快、来势凶猛、病程持久，出血广泛，溶血、贫血、黄疸，重者休克，心肾功能衰竭	血检白细胞升高，红细胞、血红蛋白减少，血中胆红素、血钾升高，出血和凝血时间延长。尿检尿胆原有增加。心电图窦性心律不齐、期外收缩
烙铁头	伤口灼痛，局部肿胀，可出现水疱、血疱	头痛、头晕、眼花、视物模糊、意识不清。严重者五官及内脏出血	血检红细胞和血红蛋白减少。尿检有蛋白尿及管型、血尿
竹叶青	伤口灼痛，肿胀明显，局部早期出现水疱、血疱	有时头晕、眼花、恶心，但都比其他毒蛇咬伤的中毒症状轻，死亡率很低	血检红细胞增高，GPT增高，血小板减少，出血和凝血时间延长。尿检出现蛋白尿及血尿
银环蛇	伤口不红、不肿、不痛，仅有微痒麻木感，感觉减退	一般在1~6小时才出现全身症状，一旦出现，病情发展迅速、严重，症状有头晕、胸闷、步态不稳、肌肉关节酸痛、语言不清、眼睑下垂、流涎、呼吸困难、肌肉抽搐，甚至瘫痪，常因呼吸肌麻痹而窒息死亡	血检：白细胞增高。心电图显示窦性心动过缓、完全性束支传导阻滞
金环蛇	伤口不红、不肿、不痛、不痒，但有麻木感	于咬伤3~5小时才出现眼睑下垂、视力模糊、吞咽困难和言语困难，全身骨骼疼痛，全身肌肉呈弛缓性瘫痪，尿呈深褐色（肌红蛋白尿），呼吸麻痹，心力衰竭或急性肾功能衰竭	血检血钾升高。尿检显示尿呈褐色，肌红蛋白呈阳性反应

蛇伤种类	局部症状	全身症状	实验室检查
眼镜蛇	伤口出血不多，易闭合变黑，伤口中心麻木而四周痛觉敏感。局部肿胀明显，有血疱和组织坏死	一般30分钟~4小时出现胸闷、恶心、呕吐、腹痛、发热、全身疼痛、喉痛、吞咽困难、困倦思睡、呼吸困难，严重者因急性循环衰竭和呼吸麻痹而死亡	血检白细胞增高。尿检有蛋白、红细胞和白细胞。心电图显示有心肌损害
眼镜王蛇	伤口疼痛、麻木，但红肿不明显，水疱、血疱及组织坏死较少见	基本同上，但发病急，且严重。严重者可在半小时内发病，常因循环衰竭、呼吸麻痹而很快死亡	基本同上
蝮蛇	伤口有明显肿胀及刺痛，常伴有皮下出血性瘀斑	早期视力模糊，眼睑下垂，出现复视。严重者胸闷、气促、心跳加快、血尿（酱油色）	血检白细胞增高，血钾增高，GTP增高

第二节 毒蛇咬伤的治疗

一、毒蛇咬伤辨证施治及综合治疗常规

（一）局部处理常规

1.早期结扎

被毒蛇咬伤后，应就地取材，立即用柔软的绳子、布带或就近拾取适用的植物藤或茎等，在伤口上一个关节处结扎，松紧度以能阻断淋巴和静脉血的回流但不妨碍动脉血流为宜。此后每隔15~20分钟放松1~2分钟，以免肢体因缺血出现坏死。在应用有效的蛇药30分钟后，可去掉结扎。结扎后即可用大量的清水、冷开水或肥皂水等冲洗伤口，以洗去周围黏附的毒液。

2.扩创排毒

在常规消毒后，沿牙痕作纵行切开，长约1.5cm，深达皮下，或作"+"字切口，如有毒牙遗留应取出，同时以1∶5000高锰酸钾溶液或双氧水反复多次冲洗，尽量破坏蛇毒，促进局部毒素排出，以减轻中毒。但必须注意，凡尖吻蝮蛇、蝰蛇、蝮蛇咬伤后，若伤口流血不止，且有全身出血现象，则不宜早期扩创，以免引起出血。

3.烧灼、针刺、火罐排毒

在野外被毒蛇咬伤以后，可立即用火柴头5~7个，放在伤口上点燃烧灼1~2次，以破坏蛇毒。

出现肿胀时，可于手指蹼间（八邪穴）或足蹼间（八风穴），局部皮肤消毒后用三棱针或粗针头与皮肤平行刺入约1cm，迅速拔出后将患肢下垂，并由近心端向远心端挤压以放血，但被蝰蛇、尖吻蝮蛇咬伤时应慎用，以防出血不止。

民间还常用拔火罐的方法，以吸出伤口的血性分泌物，达到减轻局部肿胀和吸出蛇毒的作用。

4.封闭疗法

毒蛇咬伤后应尽早应用普鲁卡因溶液加地塞米松局部环封，其方法是在0.25%~0.5%普鲁卡因溶液10~30mL中加地塞米松10mg，在肢体的肿胀上方1~2cm处环封，每日或隔日1次，以抑制蛇毒中蛋白质水解酶的活性，防止或减轻局部组织坏死。

如果血循毒中毒局部肿胀迅速，还可采用10%~15%二乙胺四乙酸二钠4mL加入0.25%~0.5%普鲁卡因溶液80~100mL中，在肢体的肿胀上方1~2cm处环封，每日或隔日1次，以抑制蛇毒中蛋白质水解酶的活性，防止或减轻局部组织坏死。

胰蛋白酶能直接破坏蛇毒，对多种毒蛇咬伤有效。其方法是：胰蛋白酶2000U加0.5%普鲁卡因5~20mL，在牙痕中心及周围注射达肌肉层，或在结扎上端进行套式封闭，根据病情12~24小时后重复注射。个别病人如发生过敏反应出现荨麻疹时，可用盐酸异丙嗪25mg肌肉注射。

5. 局部用药

经排毒方法后，可用1：5000呋喃西林溶液或高锰酸钾溶液湿敷伤口，保持湿润引流，以防创口闭合。同时可用鲜草药外敷，可选用清热解毒的草药，如半边莲、蒲公英、芙蓉叶等，适用于肿胀较重者，可选择1~2种捣烂敷于伤口周围肿胀部位。

敷药时不可封住伤口，以免妨碍毒液流出，并要保持药料新鲜，避免发生局部感染。如寻找草药不方便，还可以用内服的蛇药片捣烂水调外涂。对已有水疱、血疱者，可先用消毒注射器吸出渗出液，然后再以呋喃西林溶液或雷弗奴尔液湿敷。

（二）辨证论治

根据毒蛇咬伤的毒理及病理和症状，可以把毒蛇咬伤分为风毒型、火毒型、风火毒型、蛇毒内陷型四个证型进行辨证施治。

1. 风毒型

主证：局部伤口不红不肿不痛，仅有皮肤麻木感。全身症状有头昏、眼花、嗜睡、胸闷，严重者呼吸困难、四肢麻痹、张口困难、眼睑下垂，神志模糊甚至昏迷。舌苔薄白，舌质红，脉弦数。

证候分析：蛇毒之风毒侵入机体，风毒阻络，故皮肤有麻木感，并有肌肉麻痹、眼睑下垂；风毒上扰，故有头昏、眼花；风毒内闭，故有呼吸困难、神志模糊、嗜睡及昏迷等；若引动内风则有抽搐、张口困难等症状。

治法：活血通络、驱风解毒。

方剂：活血驱风解毒汤（经验方）。

组成：当归、川芎、威灵仙、白芷、防风、僵蚕、七叶一枝花、半边莲、地丁等。

方解：方中当归、川芎、红花活血通络，治风先治血，血行风自灭；威灵仙、白芷、防风、僵蚕驱风通络；七叶一枝花、半边莲、地丁解毒通络。若早期应当加车前草、泽泻、木通等利尿排毒；若大便不畅加生大黄、厚朴通便泄毒；若咬伤在下肢加独活，咬伤在上肢加羌活，以加强驱风通络之力，并作引经用；若视物模糊，瞳孔散大，加青木香、菊花；若动风抽搐则加蜈蚣、蝉蜕、全蝎等搜风镇惊。

2.火毒型

主证：局部肿痛严重，常有水疱、血疱或瘀斑，严重者形成局部组织坏死。全身症状可见恶寒、发热、烦躁、咽干口渴、胸闷心悸、胁肋胀痛，大便干结，小便短赤或尿血。舌苔黄，舌质红，脉滑数。

证候分析：蛇之火毒侵入人体，壅滞于局部，经络阻塞，气血瘀滞，不通则痛则肿；热毒炽盛，故有瘀斑、水疱、血疱；热胜则肉腐，故局部组织坏死溃烂；火毒与正气交争，故症见恶寒、发热；热毒传于气分，故症见发热、口渴、烦躁；毒热内结，充斥三焦，则有胸闷心悸、胁肋胀痛、大便干结、小便短赤等症。

治则：泻火解毒、凉血活血。

方剂：龙胆泻肝汤合五味消毒饮加减。

组成：龙胆草、栀子、黄芩、黄柏、生地黄、赤芍、丹皮、金银花、紫花地丁、蒲公英、七叶一枝花等。

方解：龙胆草、栀子、黄芩、黄柏苦寒直折，泻火解毒，清泄三焦之火毒；生地黄、赤芍、丹皮清热凉血活血，亦可护阴化斑；金银花、紫花地丁、蒲公英、七叶一枝花清热解毒。若高热、汗出、口渴，加生石膏、知母清泄气分热邪；若大便秘结，加生大黄泻下热结；若小便短赤、血尿，加白茅根、茜草、车前草、泽泻等利尿止血；若热甚伤津而口干、口渴，加花粉、玄参、麦冬以生津止渴；若发斑、吐血、衄血，加水牛角以加强凉血化斑解毒之功；若烦躁抽搐，加羚羊角、钩藤以凉肝息风；若局部肿胀甚，加赤小豆、冬瓜皮、泽泻以利水消肿；若火毒夹湿，症见头晕、头重、困倦、胸闷、腹胀欲呕，加茵陈、木通、泽泻、藿香、蔻仁等利湿、化湿。

3.风火毒型

主证：局部红肿较重，一般多有创口剧痛，或有水疱、血疱、瘀斑、瘀点或伤处溃烂。全身症状有头晕、眼花、寒战发热、胸闷心悸、恶心呕吐、大便秘结、小便短赤，严重者烦躁抽搐，甚至神志昏愦。舌苔白黄相兼，后期苔黄，舌质红，脉弦数。

证候分析：蛇之风火毒邪侵入机体，壅阻局部，故肿胀疼痛并溃烂、起疱；风火之毒上攻，故见头晕、头痛、眼花等症；寒战发热为邪正交争所致；邪毒充斥三焦，故见胸闷心悸、恶心呕吐、大便秘结、小便短赤；热甚风盛，故有烦躁抽搐；邪毒内闭，故神志昏愦。

治则：清热解毒，凉血息风。

方剂：黄连解毒汤合五虎追风散加减。

组成：黄连、黄芩、栀子、黄柏、蝉蜕、僵蚕、全蝎、防风、生地黄、牡丹皮、半枝莲、七叶一枝花等。

方解：蛇伤火毒之邪充斥气分、弥漫三焦，故以黄连解毒汤清气分之热，解三焦之毒；蝉蜕、僵蚕、全蝎、防风驱风通络；生地黄、牡丹皮凉血活血；半边莲、七叶一枝花清热解毒。若吞咽困难，加玄参、山豆根、射干以清热利咽；若胸闷、呕逆，加竹茹、法半夏以降逆止呕；若烦躁不安或抽搐，加羚羊角、钩藤、珍珠母以镇静、安神、息风；大便秘结加生大黄；小便短赤或尿闭加车前草、白茅根、泽泻；瞳孔缩小、视物模糊加青木香、菊花；神志昏愦加服安宫牛黄丸。

4.蛇毒内陷型

主证：毒蛇咬伤后失治、误治而出现高热、躁狂不安、惊厥抽搐或神昏谵语。局部伤口由红肿突然变成紫暗或紫黑，肿势反而稍减。舌质红绛，脉细数。

证候分析：因失治、误治，致使蛇毒不能及时外泄。蛇毒内陷营血，传入心包，故症见高热、躁狂、惊厥抽搐、神昏谵语。局部紫暗、紫黑，肿势反消减，属蛇毒入里内陷之象。

治则：清营凉血解毒。

方剂：清营汤加减。

组成：犀角（水牛角代）、生地黄、玄参、竹叶、金银花、连翘、麦冬、半枝莲、七叶一枝花、紫花地丁等。

方解：水牛角、生地黄清热凉血，配金银花、连翘、半边莲、七叶一枝花、紫花地丁清热解毒；竹叶、麦冬清心泻火；又热盛易伤津液，故用玄参、生地黄、麦冬养阴生津。若神昏谵语、痉厥抽搐，加服安宫牛黄丸或紫雪丹，以清心开窍、镇惊；若正气耗散，正不胜邪，导致心阳衰微，出现面色苍白、淡漠神昏、汗出肢冷，则宜用参附汤，以益气回阳。

（三）抗蛇毒血清治疗

抗蛇毒血清又名蛇毒抗毒素，有单价和多价两种。抗蛇毒血清特异性高，效果确切，应用越早，疗效越好。但已造成脑、心、肾等实质性器官损伤时，则难以奏效。使用剂量多少应根据该血清的效价和该种毒蛇排毒量来决定，一般应大于中和排毒量所需的剂量。如使用抗蝮蛇蛇毒血清，一般注射1安瓿（6000IU）即可，视病情也可以酌情增加。小孩用量与成人相等，不能减少。

但都必须先做过敏试验，抽抗蛇毒血清0.1mL，加等渗生理盐水1.9mL稀释后皮内注射0.1mL，15分钟后无红晕、蜘蛛足者为阴性。阳性者可按脱敏法处理。

（四）危重症的抢救

蛇毒引起呼吸麻痹、循环衰竭和急性肾功能衰竭等严重合并症，除上述常规处理、辨证施治外，还必须采取下列措施及时抢救。

1.呼吸麻痹的处理

一旦出现气促、呼吸困难、呼吸表浅而快等症状，应立即给氧，并可使用呼吸中枢兴奋药，常用尼可刹米、洛贝林、回苏灵、利他灵等。如因缺氧引起脑水肿，可选用20%甘露醇或25%山梨醇按1~3g/kg，分次快速静脉滴入；严重者每4小时一次，以后根据病情酌情延长；也可用速尿40mg加入50%葡萄糖溶液40mL内静脉推注，2~4次/日，或与甘露醇交替使用。此外，肾上腺皮质激素可减轻毛细血管通透性，减少血浆外渗，从而减轻脑水肿。可给地塞米松10mg，以后每6小时5mg，加入5%葡萄糖溶液中静脉滴注，一般应用2~3天即可停药。如出现酸中毒症状，可立即用5%碳酸氢钠125mL静脉滴注，以后根据二氧化碳结合力情况酌情应用。针刺人中、内关、足三里、百会等穴亦可促进呼吸功能的恢复，必要时行气管切开术。

2.中毒性休克的处理

休克的早期，在辨证施治的同时，应适当补液，维持水电解质平衡，使用给氧、保暖及镇静等支持疗法。有效血容量减少时，可快速补充适量等渗葡萄糖盐水或10%葡萄糖液。严重失血时，除适当补液外，还应及时输血。微循环障碍或衰竭时，可应用右旋糖酐，中、晚期选用低分子右旋糖酐，同时可使用肾上腺皮质激素。出现大而深呼吸时，应考虑为酸中毒，立即应用缓冲溶液，常用5%碳酸氢钠，成人首量4~5mL/kg，以后根据二氧化碳结合力计算用量。

多数休克患者经过上述治疗，休克不难恢复，部分患者由于休克时间较长且严重，出现微循环障碍或衰竭，此时单纯纠正血容量不能获效，应在纠正酸中毒的基础上，酌情配合血管活性药物的应用。目前趋向于在补充血容量之后选用扩血管药物（如阿拉明、多巴胺等），以解除小动脉痉挛，使组织血液灌注量增加。必要时血管收缩药物（如去甲肾上腺素等）与扩血管药物联合应用。

中医辨证施治方面，休克早期常属气阴两虚，可用生脉散；晚期多为亡阳，可用独参汤、参附汤或四逆汤加减。

3.急性肾功能衰竭的处理

被血循毒及混合毒的毒蛇咬伤后，引起急性肾功能损害较为多见。此种损害大多为功能性障碍，如不及时纠正，则可使肾小管坏死，形成急性肾功能衰竭。

早期肾功能衰竭可选用20%甘露醇100mL或速尿60mg加入50%葡萄糖20mL内静脉推注，当尿量增多时可重复使用，严重时可应用利尿合剂。肾上腺皮质激素有抑制抗利尿激素的作用，且有增加利尿和调节水电解质平衡的效果，因此亦可选用。人工透析疗法是治疗急性肾功能衰竭的有效措施之一，一般常用血液透析法。低分子右旋糖酐、能量合剂等有保护和促进肾组织修复的作用，可根据情况选用。此外还应该注意纠正血钾，预防和治疗并发感染等。

4.心力衰竭的处理

心力衰竭一旦诊断成立，轻症时可用氨茶碱0.25g加入25%葡萄糖液20mL静脉缓注。严重时可用洋地黄制剂，如西地兰0.4mg，加入50%葡萄糖液20mL中静脉缓慢推注。此外，根据病情可给予吸氧，应用促进心肌代谢的药物（如三磷酸腺苷、辅酶A、肌苷等），还应该注意纠正血钾及酸中毒。

毒蛇咬伤的治疗关键是要了解蛇毒之所属及毒入人体所致之伤，以便治疗得法、抢救有方。

如蛇咬伤初期，知其毒主要在局部，采取局部的常规处理方法可达到加强局部排毒、阻止蛇毒吸收并且在局部破坏蛇毒等作用。

辨证施治虽可遵循温病学规律，但必须考虑蛇毒之伤、毒理的特殊性，因而先辨风毒、火毒、风火毒，再辨蛇毒内陷。施治始终注意解毒，加减应用有效的解蛇毒的中草药，并注意通利，促使蛇毒从二便中排出，此即所谓"治蛇不泄，蛇毒内结；二便不通，蛇毒内攻"，是故使蛇毒有出路也。

抗蛇毒血清的应用亦是以毒攻毒，只要诊断准确，应用及时，则能获确切疗效。

一般经上述处理则可获效。但因失治、误治或蛇毒毒性太强，出现危重症，则除上述常规处理、辨证施治外，还必须采取适当的西医学抢救方法。

本节扼要地叙述了呼吸麻痹、中毒性休克、急性肾功能衰竭及心力衰竭的抢救方法，可以作为抢救毒蛇咬伤危重症的一般原则，但具体应用之时，尚应该参考有关专书，以便能得到细致的方法。

二、各蛇种咬伤的具体治疗

（一）五步蛇咬伤的治疗

1.局部常规处理

毒蛇咬伤急救应以破坏局部蛇毒、中和对抗全身蛇毒、保护重要生理器官为原则。五步蛇咬伤病情进展迅速且严重，常危及生命，应争分夺秒地选择快速而正确的局部急救处理方法。蛇伤早期（咬伤后20分钟内）能否进行正确的局部处理直接关系到预后的好坏。处理方法如下：

①结扎：局部结扎可以阻止或减慢蛇毒的吸收、扩散，以争取有效排毒或解毒治疗的时间。蛇毒注入人体组织大约3分钟已有吸收，故应尽可能在被咬伤后2~3分钟内用手边的草、绳、布带或橡皮筋带在伤口近心端结扎。如咬伤指、趾，可结扎近端指（趾）节；手背咬伤应结扎前臂；前臂咬伤应结扎上臂；足背咬伤就结扎小腿踝关节上方；小腿咬伤应结扎大腿。结扎的松紧度以能阻断淋巴、静脉回流，但不妨碍动脉血的供应为度，并应每隔15~20分钟放松1~2分钟，以免肢体因血液循环受阻而坏死。结扎直到获得有效的治疗后30分钟才可松解。临床实践证明，用绳结扎可在手头上无任何急救设施时进行，可减慢蛇毒的吸收，为下一步有效的治疗和挽救生命赢得时间。但要注意，如果过紧绑扎则可引起肢体坏死，特别是局部破坏性蛇毒，往往引起绑扎下部大片组织坏死。此外，较大范围的过紧过久的绑扎，由于组织缺氧，局部血管极度扩张，渗透性也大大增加，蛇毒更容易进入血管而加快吸收。一旦松解，循环血量将大量滞留于伤肢局部，同时由于蛇毒及缺氧形成的大量组织破坏产物自伤肢进入血循环，有引起休克的可能。

另有绷带压迫法，是一种新的结扎法。其方法是用绷带紧缠蛇伤整个患肢，并以多块夹板固定。运用这种方法，可使患肢在绷带缠压下减慢血液循环，从而延缓蛇毒的扩散速度。它的优点是压迫均匀，虽整个患肢因缠压而缺血，但仍然有微量的血液流通，如应用得当，不会造成患肢缺血坏死。再则，这种方法应用时间较长，可为治疗蛇伤争取时间。

②火柴爆灼法：以点燃的火柴直接灸灼蛇伤的伤口。此法系

用高温的方法破坏局部的蛇毒蛋白（任何蛇毒其成分主要是多肽和酶等蛋白质组成），使之发生凝固，失去活性。

③冲洗吸引法：五步蛇咬伤临床表现以血液失凝、出血不止为最突出特征，常导致伤口出血不止，故伤口不宜采用扩创排毒。在结扎后可因地制宜用泉水、清水、冷开水、肥皂水等反复冲洗伤口，有条件者可用1：5000高锰酸钾、双氧水、1：5000呋喃西林溶液或生理盐水冲洗伤口及周围皮肤，以清除伤口残留的毒液或污物。冲洗时还应仔细寻找有无毒牙残留，若发现毒牙应立即取出。

可用负压吸引的方法吸毒，可用拔火罐或50mL注射器套一条橡皮管对准伤口抽吸毒液。必要时可直接用口来吸吮5~10次，以减少毒素的吸收，但吸吮者口腔一定要没有任何溃破和龋齿，同时要边吸吮边吐出，并且每次都要用清水漱口，以防中毒。

④外用敷药：经彻底排毒后，应用1：5000呋喃西林溶液或1：5000高锰酸钾溶液或2%氯化钠溶液湿敷伤口局部，保持湿润。也可用草药如半边莲、七叶一枝花、野芋、犁头草、八角莲捣烂外敷，以利解毒消肿。应注意用野芋等草药时用量不宜过大，敷药时间不宜过长，以免刺激皮肤引起溃烂。敷药时宜厚，伤口处敞开，不要覆盖，以免影响毒液外溢。

2.局部注射抗蛇毒药物

（1）结晶胰蛋白酶：结晶胰蛋白酶2000~6000U加入0.25%~0.5%普鲁卡因10~60mL作伤口局部浸润注射，并在伤口上方或肿胀上方作环状封闭。一般只需要注射1次即可，但根据病情，必要时可重复注射，但注射时须注意勿注入血管内。为了预防胰蛋白酶的过敏反应，注射15分钟内应同时肌注地塞米松5mg。

结晶胰蛋白酶是一种强有力的蛋白水解酶，它能迅速破坏蛇毒中的毒性蛋白质，使蛇毒分解破坏，适用于蛇伤早期局部处理。

早期局部用药可获较好疗效。具有高效、速效、广泛、价廉、使用方便等优点，优于国内外其他治疗方法。

（2）依地酸二钠注射液：2%依地酸二钠注射液25mL加入1%普鲁卡因25mL作局部浸润注射和环状封闭。依地酸二钠是一种金属螯合剂，可与多种蛇毒中的金属离子结合，有对抗蛇毒的作用。药理试验发现其有抗蛇毒蛋白水解酶的作用，可减轻五步蛇咬伤的局部症状。

（3）高锰酸钾注射液：1:1000高锰酸钾溶液1~2mL沿每个毒牙痕伤口直接注射。

高锰酸钾是很强的氧化剂，对各种蛇毒有直接破坏作用。当蛇毒遇到高锰酸钾时，即发生氧化作用而被破坏。溶液即配即用效果好，早期治疗蛇伤可收到较好的效果。高锰酸钾有刺激性疼痛反应，但对局部组织的损害较轻微。须注意高锰酸钾不能与普鲁卡因混合使用，因混合后高锰酸钾已起了反应，如再用于注射，就失去破坏蛇毒的作用。

（4）普鲁卡因封闭注射：0.5%普鲁卡因20~40mL加入地塞米松5~10mg，在伤口周围及患肢肿胀上方作深部肌内注射。

普鲁卡因能抑制蛇毒，减少疼痛，消炎退肿，减少过敏反应。

（5）抗蛇毒血清；五步蛇咬伤早期（伤后2小时内），在蛇毒集中的伤口注射精制抗五步蛇蛇毒血清少量（约5mL），同时应口服抗组胺药。

3.蛇毒血清的应用

精制五步蛇蛇毒血清具有中和五步蛇蛇毒的作用，是世界上公认的一种治疗五步蛇咬伤的特效药物。据临床实践证明，使用该制品后，症状基本上在1~4天消失，特别对出血症状的控制尤为迅速。我国于1972年研制成功抗五步蛇蛇毒血清并开始应用于临床。

（1）用法及剂量：目前国产抗五步蛇蛇毒血清每安瓿为10mL（2000U）。据实验资料证明，抗蛇毒血清1mL可中和9.70mL干毒。一般一次咬伤用20mL，如蛇体较大，咬伤严重，一次需要30~40mL，并用生理盐水20~40mL混合后缓慢静脉注射。尽可能一次用足剂量，以达到及时中和全部蛇毒的目的，应用愈早愈好。

应用前必须先做过敏试验，方法为先抽取0.1mL抗五步蛇蛇毒血清，再抽取生理盐水1.9mL，混匀后在前臂内侧皮内注射0.1mL；观察5~20分钟，若皮径不超过2cm，周围又无毛细血管扩张现象者即为阴性，方可使用。若皮试阳性或阳性可疑者，需行脱敏注射法，可用10%葡萄糖溶液250~500mL内加氢化可的松100~200mg（或地塞米松5~10mg）静脉滴注；同时应用抗五步蛇蛇毒血清所需剂量加适量生理盐水或50%葡萄糖溶液20mL，在一侧肢体静脉中缓慢滴注半小时，若未见反应，则将所需五步蛇抗毒素总量加入上述液体中继续静滴，这样可以防止过敏反应。也有人提议，在注射抗蛇毒血清前，先以地塞米松2~3mg稀释于25%~50%葡萄糖液20mL内静脉注射，或者用药前先肌注扑尔敏10mg，实践证明亦能防止过敏反应。

（2）注意事项

①本品虽是精制品，但仍可能有变态反应出现，因此患者应卧床注射。若注射时出现饥饿感、腹痛、皮疹、胸闷及呼吸困难，应立即停止使用，改为脱敏法注射。注射前应备好抗休克、抗过敏及升压药物，以备抢救之用。

②注射前应将本品放在37℃水中加温数分钟，注射速度应缓慢，开始时每分钟不能超过1mL，以后亦不能超过4mL。注射后1小时内应作严密观察，因血清过敏多在此时间内发生。

③本品应在2~10℃暗处保存，有效期为3年。

4.辨证施治

五步蛇蛇毒属火毒（血循毒），致病表现为局部热毒壅滞，腐败肌肉，火热邪毒内陷营血，毒攻脏腑，热毒伤阴，耗血动血等。

治则：泻火解毒，凉血活血。

方剂：龙胆泻肝汤合五味消毒饮加减。

基本药物：龙胆草10g，车前草10g，车前子10g，黄芩10g，黄连6g，黄柏10g，生地黄20g，石斛30g，牡丹皮10g，泽泻10g，七叶一枝花20g，半边莲20g。

若合并溶血、DIC，加凉血散血解毒之水牛角地黄汤，可加水牛角（先煎）30g，赤芍20g。若发生少尿或无尿，加赤小豆30g，麻黄10g，连翘20g。若发生黄疸、胁痛，加茵陈10g，虎杖15g。若发生脉跳不规则、胸闷等，加莲子心10g，麦冬30g。若发生咳吐脓血、呼吸不利，加鱼腥草20g，瓜蒌10g。若大便秘结，加生大黄（后下）10g，芒硝（冲服）6g。若出现大汗淋漓、神志模糊、昏迷等，加服安宫牛黄丸；或用清开灵注射液10~20mL加入5%葡萄糖注射液500mL中静脉点滴。

5.其他对症治疗

（1）输血：蛇咬伤一般不需要输血，但五步蛇咬伤以全身广泛性内外出血为突出症状，失血严重易导致休克，应严格掌握输血时机。五步蛇咬伤易发生弥散性血管内凝血（DIC），在凝血机制未恢复正常以前，输血徒增加凝血素的作用底物，使休克更难纠正，病情日趋恶化。且近年研究表明，五步蛇凝血毒素具有选择性作用，它直接使纤维蛋白原凝固，不需要其他凝血因子参加，也不受肝素对抗，故五步蛇咬伤早期不宜输血，应在凝血机制恢复正常后，采取少量多次输血的原则。

（2）支持疗法及危重症等的处理参照有关章节方案。

6.禁用或慎用药物

（1）损肝药物：进入体内的蛇毒主要在肝脏解毒，五步蛇咬伤患者大多数都有不同程度的肝脏损害。凡是对肝脏有影响甚至损害的药如磺胺类、金霉素、氯丙嗪等应禁用或慎用。

（2）升压药物：五步蛇咬伤患者发生中毒性休克，抢救关键在于解蛇毒、纠正酸中毒、防治DIC，休克不难恢复。对于难复性严重休克，喻老师认为，可在综合治疗的基础上，酌情选用扩血管药物，以解除小动脉痉挛，纠正缺氧，改善代谢。以往常应用肾上腺素和去甲肾上腺素等，往往引起肾脏等器官不可逆性损害，因此应慎用。

（3）损肾药物：五步蛇咬伤患者继发急性肾功能衰竭时，损害肾脏药物如磺胺类、新霉素、庆大霉素、卡那霉素、链霉素等勿用。

（4）止血药物：五步蛇蛇毒对血液系统的毒害是双向的，它既含有促进凝血的成分，又含有对抗凝血的成分，起主导作用的是促凝成分。五步蛇蛇毒具有凝血酶样作用，几乎不需任何其他凝血因子就能使血浆中的纤维蛋白原直接转化为纤维蛋白，能使肝素化的血液凝固。根据研究及临床实践证明，各类止血药物对五步蛇蛇毒引起的出血效果不好。

（5）损心药物：五步蛇咬伤患者，凡属重型或危型均有不同程度的心肌损害。因此，增加心脏负担的药物如肾上腺素、5%葡萄糖盐水、青霉素钾盐等应禁用或慎用。

7.常见严重并发症和后遗症处理

（1）患肢干湿性坏疽：患肢坏疽是五步蛇咬伤严重并发症之一，它一旦形成，不仅威胁着患者的生命，而且都要截肢或截指（趾），造成终身残疾。

患肢干湿性坏疽的发生主要与五步蛇咬伤人体时放毒量较大

有关。五步蛇蛇毒中精氨酸酶和蛋白酶的活力很高，后者具有凝血、出血和纤溶活性，致使咬伤肢体局部组织肿胀剧烈，出血严重，毛细血管和小血管栓塞、坏死、循环障碍，产生患肢坏疽。其次，因咬伤多在手足部，手足部解剖特点为纤维隔样结构，血管细小，局部受伤后肿胀严重，神经血管容易被压迫，使患肢循环障碍更加严重。此外，跟患肢结扎太久、太紧、处理不及时也有关系。在临床中发现，五步蛇咬伤致患肢坏疽者几乎皆有结扎太久、太紧、局部处理不及时现象。因为患肢结扎既久又紧，可导致患肢血运受阻，血流缓慢，加上处理不及时，蛇毒停留在局部的时间延长，局部组织损害更加严重，促使患肢坏疽的发生率提高。

①临床表现：早期症状主要是患肢剧痛难忍，应用普鲁卡因加地塞米松环封或套封，或杜冷丁肌内注射，仅能达到短暂止痛作用。患者烦躁不安，患肢抬高或放低均感不适。早期体征为患肢温度下降、变冷，触觉麻木，继而迟钝；患肢压痛明显，肿胀剧烈，肢体布满水疱和血疱，尤以黑色血疱为多，常在短期内迅速增多或扩大。患肢指（趾）端颜色苍白或青紫。

晚期主要表现有两种情况：若为干性坏疽，患肢疼痛消失，全身中毒症状轻微，仅有低烧、疲乏、全身不适感；若为湿性坏疽，患肢疼痛轻，全身中毒症状严重，出现严重毒血症或败血症，常常高热不退，神志昏迷，如不及时果断截肢，常死于中毒性休克。晚期体征为患肢冰冷，触觉消失，压痛消失，患肢坏疽呈现。若为干性坏疽，坏疽的部分开始发黑、干燥、收缩、变硬，呈皮革样，与正常组织界限明显，有一股特殊臭味；若为湿性坏疽，坏疽部分开始肿胀，呈灰黑色，奇臭，并向近心端扩展，与正常组织界限不清，接近正常组织处压痛明显。

②治疗：根据临床观察，五步蛇咬伤致患肢坏疽一旦形成

是难以治愈的。早期坏疽转为晚期坏疽要5~12小时。因此，早期诊断、及时治疗是非常重要的。五步蛇咬伤后，应密切观察患肢温度、感觉、疼痛、肿胀及水疱、血疱等方面变化，若出现上述早期坏疽症状和体征，早期坏疽诊断便可成立，立即应用复方丹参注射液，常用量每日4~10支（它具有明显改善外周微循环障碍作用，表现为血液流速显著加快，毛细血管网开放数目增多，四肢指或趾血流量增加），以及低分子右旋糖酐，常用量每日500~1000mL，静脉滴注。同时应用激素以降低血管通透性，抑制局部肿胀，间接地改善局部血液循环。常用量为地塞米松每次5mg或氢化可的松100mg，每4~6小时1次，静脉推注。

（2）捻发音性蜂窝织炎：是五步蛇咬伤后又一严重并发症，据不完全统计发病率约为1%。它是由大肠杆菌、厌氧性杆菌和厌氧性链球菌引起。

①临床表现：局部红肿，疼痛剧烈，压痛明显，触之有捻发音，病变区皮下组织肌肉呈进行性坏死，有恶臭味，周围有浸润性水肿；全身症状明显，往往伴有高热寒战、脉搏快而弱、食欲减退、白细胞计数增高等。

捻发音性蜂窝织炎易与气性坏疽相混淆。二者主要鉴别点是：前者发病较慢，疼痛逐渐开始，一般止痛剂可减轻其疼痛，病程进展较迟缓，全身中毒症状较轻，伤口周围呈一般炎症反应；最为突出者病变区皮肤没有坏死，呈现红肿。后者发病突然，疼痛呈胀裂样，有极度割裂感和分离感，非一般止痛剂所能制止；病变区皮肤高度肿胀发亮，迅速转为紫铜色、暗红色，最后变为紫黑色，且很快出现坏死；伤口周围无化脓性感染的炎症性反应，无真正脓液，仅见淡棕色混浊的稀薄液体；全身中毒症状严重，可见脸色苍白、烦躁不安、大汗淋漓、呕吐呃逆、少尿、贫血等，体温常达40~41℃，白细胞显著升高，后期可出现中毒性休克。

二者确切的鉴别方法是伤口脓液涂片检查和细菌培养。

②治疗：病变区皮肤广泛切开，进行有效对口引流；在病情允许情况下，在短期内清除坏死组织；使用大剂量广谱抗生素，有条件者可做脓液细菌培养及药敏试验，然后选用高敏抗生素；应用3%双氧水封闭患肢上端健康组织，防止炎症扩散；伤口每日浸泡1:5000高锰酸钾溶液1~2次，每次15~20分钟，直至伤口痊愈为止。

（3）局部溃疡：五步蛇咬伤后，由于血循毒对局部组织细胞的严重损害与创口感染，局部组织溶解、坏死，易发生大小不等、深浅不一的溃疡，严重者累及骨质，经久不愈。如治疗不当，往往造成肢体畸形和残废。对此，需采取以下措施：

①早期伤口局部采用正确处理方法。

②伤口宜湿敷，保持湿润。

③蛇伤后期不宜外敷中草药，不宜采用对组织有腐蚀作用和对皮肤有刺激的药物外敷。大面积溃疡时，不能使用含汞的祛腐药，以免汞制剂吸收中毒。一般采用0.1%胰蛋白酶或0.2%雷佛奴尔溶液湿敷。

治疗方法如下：

①选用广谱抗生素和足量的维生素。

②低分子右旋糖酐与潘生丁合用，改善微循环。

③在严格无菌操作下清除腐烂组织，每天常规换药。

④三花一草煎：鱼腥草60g，槐花60g，野菊花60g，芙蓉花20g。煎汤趁热熏洗创面，凉后再洗涤，每日1~2次。

⑤冰龙散：龙芽草100g，冰片20g，制作细末。先用三花一草煎冲洗伤口，再外敷冰龙散适量，每日1次，适用于早期溃疡创面。

⑥银灰散：水银、响锡各60g，炉甘石150g，铅粉10g，轻粉

30g，冰片15g，麝香1.5g，共研细末瓶贮。适用于溃疡脓腐未净，创面黑灰者，直接将药末撒于溃疡创面，能提脓祛腐，促进新生。

（4）气性坏疽：五步蛇咬伤后，如伤口污染，局部处理不当或结扎过久，常有大片组织坏死，甚至肌肉损毁。如死腔较深，引流不畅，较易发生厌氧性感染，并发气性坏疽。如不及时治疗，常导致丧失肢体，甚至死亡。临床上一旦发现伤口突然疼痛（胀裂样），伤口内肌肉有气泡逸出，有恶臭分泌物，患肢有进行性肿胀，伤口周围有捻发音，同时伴有高热、烦躁、脉细等全身中毒症状，就应考虑本病。可取伤口内分泌物作涂片检查，并用X线检查咬伤肌群间有无气体。如有条件时，应做厌氧细菌培养和病理检查。

气性坏疽是一种毒血症，一种极严重的特异性感染，应该严格隔离。采取中西医结合治疗，要求迅速准确。

①紧急手术：广泛多处纵深切开，直达健康组织。切除一切坏死组织，彻底清除异物。使用大量的氧化剂（3%过氧化氢或1%高锰酸钾溶液）冲洗，湿敷伤口。切开时不用止血带，不缝合切口。若伤肢损毁严重，动脉搏动消失，伴严重毒血症，可行高位环形开放式截肢术，术后可配合高压氧室治疗。

②抗毒素：用多价气性坏疽抗毒素，每次3万~5万U肌肉或静脉注射，每日2~3次。用前须做皮内过敏试验。

③抗生素：早期大剂量使用青霉素（1000万U/d）或选用其他广谱抗生素，以减轻化脓性细菌繁殖耗氧所致的缺氧环境。

④全身支持疗法：高蛋白、高热量、高维生素饮食，注意水与电解质平衡，给予止痛镇静剂，少量多次输血。

（5）肢体功能障碍：五步蛇咬伤后，肢体功能障碍分为永久性和暂时性两种。前者多为截肢的残废者，治疗的最好办法是装配义肢。这里专论后者暂时性肢体功能障碍，即经过一段时间治疗，能完全或基本恢复正常功能者。

暂时性肢体功能障碍部位都在毒蛇咬伤患侧。由于蛇毒作用，致使患肢局部淋巴管、毛细血管通透性增加，血清样液体渗入组织，局部张力增加，微循环发生障碍，患肢肿胀不断加剧，导致神经末梢受到压迫。如果加上不适当处理或结扎时间过长，肿胀消退缓慢，往往加重患肢淋巴系统和神经末梢的损伤，影响患肢功能的恢复。

治疗包括以下几方面：

①患肢早期活动：全身症状减轻，局部肿胀开始消退的第2天，即可鼓励患者做患肢伸屈活动或协助其被动运动。病情好转后，应循序渐进地加大活动范围。

②熏洗患肢：五步蛇咬伤患肢肿胀与消退有一定规律。一般来说，被咬第1天肿胀最为迅速，发展最快，而后逐渐减慢，肿胀蔓延可至咬伤后第3天，极少数延及第4天。消肿一般多从第4天开始，至第9天肿胀基本消失。如果患肢消肿缓慢，就应以活血通络解毒的中草药如桃红四物汤合五味消毒饮加减煎汤熏洗患肢（如果并发干湿性坏疽、捻发音性蜂窝织炎、伤口感染等则禁忌熏洗）。中草药熏洗液起初温度较高，先熏患肢，待药液温度冷却至40℃左右，将患肢置于药液中浸洗，边洗边按摩。每日2次，5天为1个疗程。

③理疗：患肢功能障碍较久或局部微肿难消，可应用辐射热、红外线和短波等方法，促进炎症渗出物的吸收和组织的软化。

（二）蝰蛇咬伤的治疗

1.局部常规处理

（1）结扎：尽可能在被蛇咬伤后2~3分钟内用随身的草绳或布带等在咬伤部近心端2~3cm处环扎。结扎松紧度以能阻止淋巴静脉回流，又能使动脉血少量通过为宜，判断标准是被结扎的远端肢体不过于苍白，温度不是太低。除咬伤部位外，结扎部位不应出现过分的疼痛。结扎过松达不到有效阻止回流的目的，过紧则会造成肢体远端坏死。应在结扎后每隔15~20分钟放松1~2分钟，以免发生肢体因血液循环受阻而坏死。待获得有效的治疗后，结扎可解除，一般不超过2小时。

（2）冲洗伤口：蝰蛇咬伤常致伤口流血不止，一般不主张扩创。肢体结扎后，立即用冷水、清水或肥皂水冲洗伤口。如能用5%的依地酸二钠溶液冲洗伤口更好，因它能抑制蛇毒中蛋白水解酶的活性，防止或减轻蝰蛇毒素所致的局部组织坏死。

（3）吸引排毒：一般不主张局部挤压排毒，因为挤压时仅少量蛇毒被挤出体外，而更多蛇毒被挤到周围组织及血管里会加快蛇毒的吸收。避免这些不利因素的办法是用负压吸引的方法，民间常用拔火罐，有条件者可自制负压吸毒器进行负压吸引。若在吸引的同时在伤口周围注射能破坏蛇毒的药水更好，起到内冲洗的作用，吸毒更彻底。

（4）烧灼伤口：反复冲洗伤口吸引排毒后，可用火柴直接爆燃烧灼伤口。即每次用火柴6~8根，放于伤口处，反复烧灼2~3次。当蛇毒遇到高热，即发生凝固而遭到破坏，使其失去毒性。

（5）局部湿敷：创面必须保持湿润，用30%硫酸镁或新鲜中草药外敷。

2.局部应用破坏蛇毒的制剂

（1）结晶胰蛋白酶：用结晶胰蛋白酶2000~4000U，加0.5%~1.0%普鲁卡因20~60mL做早期伤口局部浸润注射。用前须做普鲁卡因皮肤过敏试验。

（2）依地酸二钠：用2%依地酸二钠25mL加1%普鲁卡因25mL做局部封闭和环状封闭。

（3）高锰酸钾溶液：先用0.5%~1.0%普鲁卡因20~40mL局部封闭，然后用0.5%高锰酸钾溶液5~10mL做伤口局部注射。溶液必须现配现用，早期应用可收到较好效果。

3. 全身抗蛇毒治疗

（1）抗蛇毒血清：用精制抗五步蛇毒血清8000U加入5%葡萄糖液静脉注射。使用前应做过敏试验或采用分段稀释滴注法。

（2）肾上腺皮质激素：虽不是蛇毒特效解毒药，但它具有显著的抗炎、抗过敏反应、抗休克和稳定溶酶体膜的作用，因而有一定的疗效，可以减轻患者对蛇毒的过敏反应，增加机体对蛇毒的耐受力，从而减轻中毒症状，减轻炎症反应，对体温的恢复和红肿的消退效果较好。此外，还能降低毛细血管的通透性，减少出血和溶血，增强升压药物的作用，从而有助于预防和治疗休克及脑水肿。应早期大量应用，一般成人用地塞米松10~20mg或氢化可的松100~300mg，加入补液中静脉滴注，连续应用2~3天，待病情稳定后逐渐减量至停药。

4. 辨证施治

蝰蛇毒为血循毒，又主要为凝血毒与出血毒，能激活第X凝血因子，因此可继发消耗性凝血功能障碍，引起不同程度的溶血、出血和凝血，患者常死于急性循环衰竭和急性肾功能衰竭。本病属火毒旺盛，内攻脏腑，耗伤营血，内劫少阴。

治则：清热凉血，祛火解毒，补津养阴。

方剂：清瘟败毒饮加减。

基本药物：生石膏（先煎）50g，知母20g，生地黄30g，竹叶10g，水牛角50g，牡丹皮10g，白芍15g，人参30g，石斛30g，黄连6g，栀子6g，黄柏10g，半边莲30g，七叶一枝花20g，半枝莲20g。

随证加减同五步蛇咬伤的治疗。但热毒先伤胃阴，用上方养胃生津尚可，后期必耗肾液而有抽搐、血尿、发热等系列症状，故应加养肝肾之阴药物，如白芍30g，山萸肉30g，旱莲草20g，女贞子50g。

5. 对症处理

（1）补液：成人每日补液量宜控制在1000~1500mL，以5%或10%葡萄糖溶液为主。如早期休克，可用5%低分子右旋糖酐500mL快速静脉滴注，以升高血内胶体渗透压，有利于纠正早期休克。但应注意，蝰蛇咬伤出现中毒性休克时，右旋糖酐用量不宜太大，以免加重出血倾向（因右旋糖酐可使被蛇毒耗尽的纤维蛋白原进一步降低，影响凝血）。必要时应在凝血机制恢复正常的情况下输入血浆或白蛋白，以及采取少量多次的输血。

（2）抗感染：常规应用青霉素80万U，隔8个小时肌内注射1次，或用广谱抗生素静脉给药；对肾脏有损害的药物如卡那霉素、链霉素、磺胺类药物，慎用或不用。并常规肌内注射破伤风抗毒素（TAT）1500U，预防发生破伤风，注意用前必须做皮试。

（3）纠正酸中毒：当休克发展到一定程度或只矫正血容量尚不能获效时，应定期测定二氧化碳结合力，及时应用5%碳酸氢钠纠正酸中毒。

（4）防治肾功能衰竭：蝰蛇咬伤后发生肾功能衰竭很常见，国外文献报道27例罗氏蝰蛇咬伤患者中有26例发生肾功能衰竭。据广西医科大学报道，被蝰蛇咬伤患者的主要死亡原因是急性肾功能衰竭。患者出现少尿、无尿、蛋白尿、血尿、毒血症等，还伴有溶血，出血和神经、呼吸、循环系统中毒的症状。蝰蛇毒能对肾功能直接损害，引起肾小管变性和坏死，影响肾功能。溶血、出血、休克、有效循环血量减少导致的肾缺血、缺氧及变性血红蛋白导致肾小管阻塞等因素，均可加重肾功能损害，但这种损害多为功能性，若及时治疗，绝大多数可在短时间内恢复；若未能及时纠正，则可发展为实质性肾功能衰竭，造成难以逆转的严重后果。另一方面，肾脏是蛇毒从体内排泄的重要器官。因此，保护和维持正常的肾功能十分重要。

根据临床所见，蝰蛇咬伤发生急性肾功能衰竭较早，一般发生于咬伤后24小时内，其发生率与病势轻重程度成正比。

一旦蝰蛇咬伤，患者出现少尿、血红蛋白尿（即每小时尿量不足20mL，尿呈褐色或酱油色），应采取有力措施保护肾脏。具体措施为：

①低分子右旋糖酐500mL静脉点滴。

②碱化尿液，使尿酸碱度（pH值）呈中性或偏碱性，持续应用2~3天。

③经上述处理后尿仍少时，在排除失水的情况下，可给予利尿合剂静脉滴注。如尿量仍不见增加，可用速尿40~60mg加25%葡萄糖溶液与20%甘露醇250mL交替静脉注射。对于已出现全身浮肿的患者，可用利尿酸钠50mg溶于5%葡萄糖溶液20mL静脉缓慢注射。

其他危急症及后遗症处理参考有关章节。

（三）烙铁头咬伤的治疗

1.局部常规处理

（1）结扎：立即就地取材采用草绳、鞋带、布条等在伤口上方结扎，并每隔15~30分钟放松1~2分钟。结扎直至获得有效治疗后可松解，但一般不超过2小时。

（2）冲洗吸引：用泉水、清水、肥皂水等反复冲洗伤口，如能用破坏蛇毒的药水（如高锰酸钾溶液、双氧水）冲洗则更好。冲洗后用负压吸引的方法（如拔火罐等）把蛇毒吸引出来。

（3）烧灼伤口：用火柴直接爆燃烧灼伤口，可反复2~3次，以破坏蛇毒。

（4）低温疗法：烙铁头咬伤局部疼痛似灼，肿胀症状在伤后20~30分钟内出现，2~48小时（平均18小时）肿胀达到高峰。可用冷浸药液浸泡局部，有消炎退肿、解毒止痛之效，可使蛇毒和酶在低温和药液作用下减慢对组织的损害作用。乡间可用泉水，城市可用冰块投入药液中，然后将患肢整个浸泡在桶中，以患者感觉轻松、局部肿胀得以控制或消退为度。药液冷浸首选"六月冻"为佳。

（5）局部湿敷：伤口局部宜用30%硫酸镁或新鲜中草药湿敷。

2. 局部注射抗蛇毒药物

（1）结晶胰蛋白酶：用结晶胰蛋白酶2000~4000U，加0.25%~0.5%普鲁卡因20~60mL，在伤口局部浸润注射并在伤口上方做皮下环形封闭。为预防过敏反应，同时应用地塞米松。

（2）高锰酸钾溶液：用5%高锰酸钾溶液1~2mL沿每个毒牙痕伤口直接注射。溶液现配现用效果好。临床上发现该药有刺激性疼痛反应，但对局部组织的损害仍较轻，它对各种蛇毒有直接破坏作用。

3. 全身抗蛇毒治疗

（1）抗蛇毒血清：用精制抗蝮蛇蛇毒血清6000U加入30mL生理盐水稀释，静脉注射，注射前必须做皮肤过敏试验。

经动物实验表明，精制抗蝮蛇蛇毒血清对烙铁头、竹叶青蛇毒有交叉中和作用，并经临床验证对烙铁头和竹叶青咬伤有治疗价值。据实验表明，抗蝮蛇蛇毒血清1mL能中和烙铁头干毒1.5mg，说明抗蝮蛇蛇毒血清对烙铁头蛇毒有中和作用。

抗蝮蛇蛇毒血清皮试法：取0.1mL抗蝮蛇蛇毒血清，用生理盐水1.9mL稀释，皮下注射0.1mL后观察10分钟，皮丘直径不超过2cm，未见红肿及"伪足"即为皮试阴性。

（2）地塞米松：地塞米松每次10~20mg早期大量应用，一般不超过3天。它可以对抗蛇毒对机体靶细胞的毒性而起抗毒作用，用后可使病情延缓，对细胞毒素、血液毒素引起的溶血、出血、组织坏死的治疗作用比较明显。

辨证施治参照五步蛇咬伤的治疗。对症治疗、并发症处理参照有关章节。

（四）竹叶青咬伤的治疗

1.局部常规处理

（1）结扎：被咬伤后立即就地取材，用手边的鞋带、布条、草绳等在伤口上方环形结扎，并每隔15~30分钟放松1~2分钟，待获得有效解毒治疗后再松解，一般不超过2小时。

（2）冲洗伤口：咬伤后，马上用泉水、清水、肥皂水等反复冲洗伤口，如能用破坏蛇毒的药水如高锰酸钾溶液冲洗则更好。

（3）砭刺排毒：伤口周围用75%酒精消毒，用三棱针、碎瓷片或其他干净的锐器将伤口挑开，以划破两个毒牙痕间的皮肤为限，并在周围处刺数针，深达皮下，再用拔火罐或自制的负压吸引器进行吸引排毒。

（4）烧灼伤口：用高温的方法破坏蛇毒，可采用火柴直接爆燃伤口。

（5）局部降温：早期冷浸患肢可减慢毒素吸收，且消炎退肿止痛。

2.局部注射抗蛇毒药物

（1）结晶胰蛋白酶：结晶胰蛋白酶2000~4000U，加0.25%~0.5%普鲁卡因20~60mL，做伤口局部浸润注射，并在伤口上方做环状封闭。

（2）高锰酸钾溶液：先用0.25%~0.5%普鲁卡因20~40mL做局部封闭，然后用0.5%高锰酸钾溶液5~10mL做伤口局部注射。

3.全身抗蛇毒治疗

（1）抗蛇毒血清：精制抗蝮蛇蛇毒血清6000U加入30mL生理盐水静脉缓慢注射。注射前必须做皮肤过敏试验。

经动物实验表明，抗蝮蛇蛇毒血清对烙铁头、竹叶青蛇毒有交叉中和作用，并经临床验证，对烙铁头和竹叶青咬伤有治疗价值。

（2）肾上腺皮质激素：地塞米松10~20mg加入10%葡萄糖溶液500mL静脉点滴，一般连用3天。

辨证施治、对症治疗及其他治疗等参照五步蛇咬伤的治疗。

（五）银环蛇咬伤的治疗

1.局部处理

银环蛇咬伤中毒是相当危险的，早期局部有效的去毒处理非常重要。由于银环蛇个体较小，毒牙短，因此牙痕不深，且毒液少，咬伤时蛇毒仅局限于皮下组织，范围不广，所以在咬伤后立即给予局部火灼灭毒处理是有一定效果的，常用火柴头反复烧灼牙痕，局部高温可使蛇毒蛋白凝固变性而丧失毒性。伤口火灼后给予切开，用负压吸引法将毒液吸出，同时在局部给予注射有破坏蛇毒作用的溶液，常用胰蛋白酶2000U加0.5%~1.0%普鲁卡因20mL混合液，或1：500~1：1000高锰酸钾溶液1~3mL。在伤口进行负压吸毒的同时，可在牙痕周围注射生理盐水，使生理盐水连同毒液一并吸出，这样可起到内冲洗的作用。为防止蛇毒扩散，可在伤口近心端大面积包扎，以阻断蛇毒沿静脉及淋巴管进行全身扩散。注意结扎不要太紧，以免患肢血液循环障碍引起不良后果。但局部处理的效果都是很有限的，所以做完以上局部处理后应立即将患者送往医院做进一步的治疗和观察，无条件做局部处理时更应马上送到医院接受治疗。

2. **全身治疗**

（1）抗蛇毒血清：抗蛇毒血清分单价和多价两种。单价有抗银环蛇蛇毒血清，可中和进入体内游离的银环蛇蛇毒，使其失去毒性，使用越早则效果越好。目前我国已生产有精致抗银环蛇蛇毒血清供临床使用。用法是：抗银环蛇蛇毒血清每支10000U加入25%~50%葡萄糖注射液20mL稀释后静脉注射，用前做皮肤过敏试验。危重时可用抗银环蛇蛇毒血清10000U（10mL/支），不用稀释，直接静脉注射；为防止过敏反应，用前先静注地塞米松10mg，并在抗蛇毒血清中加地塞米松10~20mg，缓慢静脉注射。注射完毕后，再用抗蛇毒血清10000U加入5%葡萄糖生理盐水250~500mL静脉滴注维持。严重中毒还可适当加大抗蛇毒血清剂量，直到把体内游离的蛇毒中和为止。

（2）激素：地塞米松10~20mg/d，静脉注射或静脉点滴，一般用3天后停用。

（3）莨菪类药：山莨菪碱（654-2）30~60mg/d，静脉注射或静脉点滴，有减少气道分泌物、改善微循环作用。

（4）氨茶碱：据报道有兴奋外周神经及呼吸肌的功能。每次用0.25g静脉注射（加50%葡萄糖20mL稀释）或静脉点滴，每天2~3次。

（5）抗生素：可选用广谱抗生素口服或静滴，治疗合并感染，必要时可考虑使用破伤风抗毒素。

（6）支持疗法：由于肠麻痹，患者消化功能较差，应进食容易消化之食物，不能进食者可鼻饲，适当补充水、电解质、能量及维生素，必要时可给予静脉内高营养。

3. **并发症治疗**

主要并发症是由于呼吸肌麻痹引起的呼吸衰竭。由于气道分泌物多，应注意吸痰。当出现呼吸困难、呼吸表浅、呼吸变慢或出现发绀时，应警惕自主呼吸停止的可能，必要时给予气管插管，补氧并人工辅助呼吸，以防止各器官因缺氧而带来的各种并发症。出现自主呼吸停止时按有关治疗方法进行抢救。

4.辨证施治

银环蛇毒为神经毒（风毒），出现全身中毒症状，有头昏眼花、四肢无力、眼睑下垂、吞咽困难、流涎、肌张力下降、反射减弱、胸闷、呼吸由急快变浅慢、呼吸无力、呼吸困难、发绀、血压升高、心动过速等，这些症状属风毒阻络、风毒闭肺、风毒伤肝。

治则：驱风解毒，活血通络，宽胸宣痹。

方剂：五虎追风散加小陷胸汤加减。

基本药物：蝉蜕20g，僵蚕10g，防风10g，天麻10g，蜈蚣2条，白芷10g，青木香10g，当归10g，制首乌20g，七叶一枝花15g，半边莲20g，法半夏6g，瓜蒌10g，黄连6g。

若心动过速可加苦参10g；若呼吸困难可加杏仁10g，麻黄10g；大便秘结加大黄10g，芒硝（冲服）6g；小便不利加赤小豆20g，车前草10g；若瞳孔缩小，可加重青木香用量，并加木贼草10g，石斛20g；若颈项强直、抽搐，可加羌活10g，龙骨20g，牡蛎20g；若神志不清或昏迷，可加服至宝丹或六神丸。

（六）金环蛇咬伤的治疗

1.局部处理

金环蛇与银环蛇一样，毒牙较短，排毒量少，咬伤后局部残留蛇毒较表浅集中，所以采用局部牙痕反复火柴爆灼高温灭毒处理可能有一定的效果。伤口切开冲洗，并用负压吸引的方法把蛇毒吸出体外，必须持续反复吸毒半小时以上，同时给予内冲洗。局部注射胰蛋白酶2000U加0.5%~1%普鲁卡因20mL，有破坏局部残留蛇毒的作用。也可在局部注射1‰高锰酸钾溶液，亦有破坏局部蛇毒的作用。若无条件进行以上急救处理，则立刻在伤口上方结扎或大面积包扎，以减缓蛇毒的吸收，并迅速将患者送医院进行治疗。

2.全身抗毒治疗

（1）抗蛇毒血清：抗蛇毒血清是治疗金环蛇咬伤中毒最有效的药物，应用精制抗金环蛇蛇毒血清5000U，加入25%~50%葡萄糖溶液20~40mL，静脉注射。若病情危重、情况紧急时可以不做皮试，为防止过敏反应可先静注地塞米松10~20mg，或加入溶液内一并静注。如无单价抗金环蛇蛇毒血清时可用多价抗蛇毒血清，如精制抗银环蛇蛇毒血清治疗金环蛇咬伤也同样有效。

（2）地塞米松：10~20mg/d，静脉注射或静脉点滴。一般用3天后停用。

（3）山莨菪碱（654-2）：30~60mg/d，静脉注射或静脉点滴。

（4）新斯的明：1mg肌内注射或足三里穴位封闭，每天2次。

（5）加兰他敏：1mg肌内注射或足三里穴位封闭，每天2次。

（6）氨茶碱：0.25g加入50%葡萄糖溶液40mL静脉注射或静脉点滴，每天1~2次。

3.对症治疗

（1）抗生素：有合并感染时可选用广谱抗生素口服、肌注或静滴。

（2）破伤风抗毒素：有条件或有必要时可以用。

（3）支持疗法：补充水、电解质及维生素，保证足够的能量以供身体所需。肠麻痹不能进食者，应给予静脉内高营养或能量合剂。

（4）并发症治疗：当出现严重并发症，如呼吸衰竭或循环衰竭，应按有关治疗方法进行抢救。

4.辨证施治

银环蛇主要含有神经毒和心脏毒（细胞毒素）等，其中毒症状与银环蛇咬伤相似，因此其辨证施治可参照银环蛇咬伤。但由于金环蛇含有心脏毒素，故中医治疗应注意这个问题，在蛇伤早期用清心火药如莲子心、栀子心、连翘心；后期加用参脉饮，用麦冬、五味子、太子参等。

（七）海蛇咬伤的治疗

1.局部处理

同银环蛇咬伤局部急救处理方法。

2.全身抗毒治疗

精制抗海蛇蛇毒血清是治疗海蛇咬伤的最有效药物，目前尚未做到每一种海蛇都有相应的单价抗毒血清的生产。免疫学研究表明，不同类的海蛇毒可能含有共同抗原，Cary用双向扩散方法证明抗裂颏海蛇蛇毒血清不仅对裂颏海蛇毒产生沉淀线，而且对截吻海蛇、小头海蛇、平颏海蛇、青环海蛇等的蛇毒都可形成沉淀线。Saiatranca（1994）报道澳大利亚墨尔本出品的抗裂颏海蛇蛇毒血清能有效中和中美洲的长吻海蛇毒、泰国的海蝰毒、菲律宾的半环扁尾海蛇及日本的扁尾海蛇毒。所以对于海蛇咬伤的病例，在无多价抗蛇毒血清时，不管哪一种单价抗海蛇蛇毒血清均可使用。在缺乏抗蛇毒血清时可选用抗眼镜蛇蛇毒血清，因为海蛇与眼镜蛇之间亦有交叉免疫。海蛇咬伤中毒很严重而且可导致很快死亡，所以抗毒血清使用越早越好。

3.对症治疗

（1）有神经毒中毒呼吸麻痹时应给氧，必要时用人工呼吸机辅助呼吸，以防因缺氧而加重各器官的损害，直至自主呼吸完全恢复。新斯的明、加兰他敏、氨茶碱对恢复神经肌肉的功能可能有利。

（2）有肌肉中毒症状时应及时采取预防急性肾功能衰竭的措施。早期适当补液，合理使用利尿剂，大剂量654-2加地塞米松合剂静脉注射对防治蛇伤引起的急性肾功能衰竭有一定的疗效。当出现急性肾功能衰竭时应按急性肾衰处理。

（3）常规使用破伤风抗毒素，合并感染时可选用对肾功能无损害的抗生素。

（4）补充足够的能量及维生素，防止高血钾，注意保持水电解质平衡。

（5）海蛇咬伤引起的肌肉损害、急性肾功能衰竭，需要较长时间才能恢复，这段时间要注意休息，即使患者出院后仍应注意适当休息。

4.辨证施治

海蛇毒含有神经毒素、肌肉毒素等，海蛇咬伤以后可出现神经肌肉瘫痪麻痹、肌红蛋白尿，常因呼吸衰竭、急性肾功能衰竭而死亡。其辨证施治可参照银环蛇咬伤的治疗。但应注意其同时可发生肾功能衰竭的问题，因此在蛇咬伤早期可加用白芽根30g，赤小豆30g，麻黄10g，海金沙10g，在蛇咬伤后期可加茯苓20g，石韦30g，车前子10g。另外，不管早晚期，都可用益母草20g，琥珀（冲服）10g。

（八）蝮蛇咬伤的治疗

1.局部处理

（1）排毒：在蛇咬伤部位常规消毒，做"＋"或"＋＋"字切口，用双氧水或生理盐水冲洗，将纱条填入创口，每隔5~10分钟向纱条上倒生理盐水，保持湿润引流排毒。

（2）外敷药：可用鲜芙蓉叶或鲜半边莲捣烂外敷肿胀处，勿封闭，保持湿润，引流排毒的创口。或用市售季德胜蛇药及其他蛇药片研末，用食醋调稀，涂于肿胀之处，药液干后再涂。

（3）换药：后期创口溃疡者，可用生肌散或生肌膏换药。或用蜂王浆10mL、庆大霉素8万U混匀，用配制的药液浸纱条换药。

（4）封闭疗法：普鲁卡因加地塞米松局部环封能抑制蛇毒的扩散、减少疼痛、对抗炎症、减轻过敏反应，是早期防治局部损害的有效措施。其方法与剂量是：0.25%~0.5%普鲁卡因溶液中加入地塞米松5mg，在伤口周围或患肢的上方3~5cm处做深部皮下环封，封闭溶液的剂量可根据患肢的大小而定。

（5）胰蛋白酶的局部应用：早期局部应用疗效较好，有消除伤口残毒、促进伤口愈合的功能。用法为结晶胰蛋白酶2000~4000U加0.5%普鲁卡因4~20mL，溶解后在伤口上方及周围进行浸润注射后在肿胀上方环形封闭。一般只用1次，但可根据病情重复应用。注射后严密观察病情，防止过敏发生。胰蛋白酶为蛋白水解酶，它能作用于蛇毒中的蛋白质，使蛇毒分解而失去毒性作用，故能直接破坏多种蛇毒。

2.全身抗毒治疗

（1）抗蛇毒血清：用精制抗蝮蛇蛇毒血清6000U，加入5%~10%葡萄糖或生理盐水静脉点滴。该药是从免疫马血清中提炼出来的球蛋白溶液，为防止过敏反应，用前应做皮试，使用时一并加入地塞米松10~20mg注射，可减少或减轻过敏反应的发生。

（2）抗组织胺药：蝮蛇毒能使体内组织胺及5-羟色胺等活性物质释放，磷脂酶A_2是作用的主要毒性成分，这些活性物质的释放与局部炎症反应及循环功能紊乱有关。因此在蝮蛇咬伤治疗中应用抗组织胺药物，如扑尔敏等，是合理的和必要的。有些实验及临床报告证实，用药后不仅中毒症状减轻，对患肢肿胀消退还有明显效果。考虑到组织胺等活性物质的释放并非蛇毒中毒致死的主要原因，因此对抗组织胺药的疗效不应估计过高。

（3）肾上腺皮质激素：对于蝮蛇咬伤中毒的疗效是肯定的，临床及实验室研究都认为大剂量应用疗效显著，有减轻炎症和毒血症状、抑制溶血、防治休克及血清反应、稳定溶酶体膜等作用，实验证明有延长死亡时间及降低死亡率效果，因此被认为在西药中是除抗蝮蛇蛇毒血清外唯一可以降低死亡率的治疗药物，常规应用宜早期及大量应用。以氢化可的松为例，每日剂量不应少于100mg，或用地塞米松10mg静脉滴注，连续2~3日。注意应同时应用大量广谱抗生素以防感染。

3.对症治疗

（1）抗生素治疗：蝮蛇咬伤创口常有化脓及厌氧菌感染，细菌可能来自蛇口，也可能是继发感染，尤其在局部组织坏死时经常发生，长期人工呼吸及放置导尿管时还常会分别发生呼吸道及泌尿道感染。一般采用广谱抗生素，如体温不能控制或有败血症应进行细菌培养及药物敏感性测定，选用有效的抗生素。对于伤口坏死的病例应注意厌氧菌感染，可注射破伤风抗毒素预防。病人如1年内接受过破伤风类毒素免疫注射，再给小剂量破伤风类毒素加强免疫反应即可，这样可避免发生血清反应。

（2）严格控制补液，减轻心、肺、肾负担：蝮蛇毒中主要毒性成分是神经毒素和出血毒素。蝮蛇毒中的磷脂酶A_2引起5-羟色胺、缓激肽、儿茶酚胺等物质的释放，从而引起组织水肿、炎症反应及剧烈疼痛，有的出现肺部出血、瘀血、循环障碍，从而导致右心负荷加重。加之蛇毒对心肌有损害，因此主张凡能口服者尽量以少补液为原则，以减轻心、肺、肾负担，防止并发症的发生。对于严重呕吐和末梢循环衰竭的患者，则应适当补液，以纠正电解质紊乱。

（3）危重症的早期诊断与治疗：蝮蛇咬伤的主要死亡原因是

呼吸麻痹、急性循环衰竭和急性肾功能衰竭。治疗方法参考有关章节。

4.辨证施治

蝮蛇毒属混合毒（风火二毒），风火之毒蕴滞肌肤，故局部肿痛溃烂；风毒闭肺，阻滞经络，故胸闷、呼吸困难；风火之毒上蒙，故头昏眼花、瞳孔缩小；风毒犯肝，故颈项强直，张口、伸舌不利，甚则抽搐；风火二毒内攻脏腑，可出现心悸、尿血、尿少、尿闭；邪毒充斥三焦，故胸闷、腹胀、二便不利。

治则：清热解毒、凉血驱风。

方剂：黄连解毒汤合五虎追风散。

药物：黄连6g，黄芩10g，黄柏10g，蝉蜕20g，全蝎3g，蜈蚣2条，僵蚕10g，白芷6g，青木香10g，半边莲20g，七叶一枝花20g，牡丹皮10g，生地黄20g。

喻文球教授治疗蝮蛇咬伤主张以五味消毒饮加减，药用金银花20g，野菊花10g，紫花地丁15g，蒲公英15g，半边莲20g，七叶一枝花15g，青木香10g。从多年实践经验体会到，青木香能扩瞳，能抗神经蛇毒，故本方虽无风药，仍能治疗风火二毒。另外，胸廓运动障碍可加瓜蒌10g，枳壳10g；呼吸困难加杏仁10g，麻黄10g；腹胀、膈肌升降不利，加厚朴10g，藿香10g；尿少加赤小豆30g，白茅根20g，车前草10g；血尿加琥珀（冲服）10g，益母草20g；尿闭加石韦30g，川牛膝10g，海金沙10g；黄疸加茵陈10g，金钱草30g；大便秘结加生大黄10g，芒硝（冲服）6g；危重症加服安宫牛黄丸或静滴清开灵；血压下降者静注生脉针。

（九）眼镜蛇咬伤的治疗

1.局部处理

（1）扩创排毒：眼镜蛇咬伤一般伤口较深，排毒量较多。由于其出血毒性不大，故可对伤口切开扩创排毒，应用双氧水、高锰酸钾溶液等冲洗。同时可以局部用胰蛋白酶封闭。

（2）外敷药：可用七叶一枝花、青木香等适量粉碎为细末，以食醋调搽肿胀部位。

（3）局部坏死的治疗：局部坏死是眼镜蛇咬伤的严重症状之一，预防和治疗局部坏死是治疗眼镜蛇咬伤的一个重要内容。如局部有坏死腐烂组织，应及时清理，清除坏死组织应注意保护肌腱、筋膜和骨膜，除了应用双氧水或高锰酸钾溶液冲洗外，还可以应用龙胆草20g，苍术30g，虎杖30g，蒲公英20g，明矾15g，马齿苋30g煎水1500mL温热浸泡创面15~30分钟，再行换药。脓腐较严重的创面可用清开灵6mL、庆大霉素注射液2mL、生理盐水4mL混合做成纱条换药。脓腐较少或脓腐干净后可用生肌散或生肌膏换药，以促进肉芽生长和创面的愈合。

2. 全身抗毒治疗

（1）精制抗眼镜蛇蛇毒血清：每支含1000U，一般用2000U，加入5%~10%葡萄糖溶液静脉点滴（先做皮试），病情较严重的可直接静脉缓慢推注。为了防止过敏反应，可在溶液内加入地塞米松10~20mg进行静脉点滴。

（2）肾上腺皮质激素：常用地塞米松10~20mg/d，静脉点滴。病情缓解后逐渐减量或停止使用。

3. 对症治疗

（1）治疗和预防感染：眼镜蛇咬伤后，由于局部组织易出现肿胀、坏死，因早期进行切开减压，加之抵抗力降低，易发生局部和全身感染。因此，可根据具体情况选用有效抗生素预防和治疗感染。

（2）使用654-2：654-2可改善微循环，从而减轻有关中毒脏器的损伤。一般每天可用20~30mg，加入5%葡萄糖溶液中静脉点滴，病情缓解后减量或停用。

（3）纠正水电解质平衡：根据有关血液生化检查等考虑液体疗法，同时注意心、肾功能。

（4）危重症抢救：参考有关章节。

4.辨证施治

眼镜蛇毒为混合毒，含有神经毒，但我国中华眼镜蛇咬伤神经毒不突出，仅出现疲倦、流涎、吞咽困难等表现，几乎看不到因神经毒引起的呼吸麻痹现象，仍有少数患者会出现肾功能衰竭。

眼镜蛇毒主要为细胞毒素，这种毒能破坏人的红细胞、白细胞、淋巴、脾脏等。细胞毒素作用于局部组织，可引起局部组织坏死。细胞毒素可溶解红细胞，并有心脏毒性，常可引起循环衰竭和心力衰竭。

其主要症状表现为全身不适、烦躁不安、视力模糊、呼吸困难、胸闷、心悸、恶心呕吐，局部溃烂严重。烦躁不安为火扰心神；火热伤肝肾，故视物模糊；热毒腐肌烂肉，故局部溃烂严重；风火之邪毒阻闭三焦，故呼吸困难、胸闷、心悸、恶心呕吐等。

治则：泻火解毒、凉血护阴，佐以祛风。

方剂：黄连解毒汤合龙胆泻肝汤加减。

基本药物：黄连6g，栀子6g，赤芍10g，泽泻10g，车前草10g，厚朴10g，生大黄10g，青木香10g，防风10g，半边莲20g。

加减法可参照蝮蛇咬伤治疗。

（十）眼镜王蛇咬伤的治疗

眼镜王蛇咬伤中毒是很严重的，可很快使人丧命。近年来的眼镜王蛇蛇毒毒理学研究及动物实验表明，眼镜王蛇蛇毒是一种含有神经毒素、血液毒素、磷脂酶A_2等多种毒素组分的毒性蛋白，可引起咬伤局部疼痛、红肿、渗出、组织疏松水肿、水疱形成，甚至坏死。眼镜王蛇蛇毒进入人体内可引起心、肝、肾、脑、肋肌神经、胰腺、血液等多器官系统的病理学改变，然而这种改变并非致死原因，真正的致死原因是中毒后神经毒素很快与神经末梢突触乙酰胆碱受体结合，引起神经肌肉传导阻滞而出现肌肉麻痹，由于呼吸肌的麻痹而出现呼吸无力，加上出现大量黏液胶样分泌物填充气道而引起急性呼吸衰竭，缺氧的进一步加剧使全身各器官特别是心脏和大脑因缺氧而发生功能衰竭。动物实验均为呼吸完全停止在先，2~16分钟后心跳停止，最后脑电波消失。当中毒引起呼吸停止后给予人工呼吸，心电图可以维持正常，但血压逐渐偏低，微循环发生障碍。出现微循环衰竭较难恢复，大脑难以清醒，并发展为多系统器官功能衰竭（MSOF），甚至死亡。因此被眼镜王蛇咬伤中毒的死亡原因除了急性呼吸衰竭外，还有急性微循环衰竭等综合作用所致。

1.局部处理

眼镜王蛇咬伤后应立即在牙痕处纵向切开，用多种负压方法尽量把蛇毒吸出，同时在局部注射1:（500~1000）的高锰酸钾溶液或胰蛋白酶溶液（结晶胰蛋白酶2000U加0.5%~1%普鲁卡因20mL），使局部残留的蛇毒破坏，并用吸引器将作用后的药液吸出，然后在局部伤口周围一边注射生理盐水，一边在伤口吸引，使伤口内的毒液冲洗出来。若在野外无条件进行这些急救措施时，可立即在伤口上方大面积包扎，阻止蛇毒从静脉血及淋巴液回流扩散，并将伤员尽快运送到有条件的医疗单位进行抢救。

2.全身抗毒治疗

（1）抗蛇毒血清：有条件时应立即使用抗眼镜王蛇蛇毒血清，一般用1~2支静注或加5%~10%葡萄糖或生理盐水250mL静脉点滴，情况紧急时可免皮试。为防止过敏反应，可在抗毒血清中加入地塞米松10~20mg，并且在使用抗毒血清前先静脉注射地塞米松

10mg。以后数小时，视病情再决定是否再用抗毒血清。在缺乏抗眼镜王蛇蛇毒血清时（我国尚未正式生产），可用抗银环蛇蛇毒血清和眼镜蛇蛇毒血清代替，用法同前，剂量应适当加大。

（2）肾上腺皮质激素：有延缓蛇毒的中毒反应、减轻中毒症状的作用，常用地塞米松10~20mg/d，静注或静滴，一般3天后停用。

（3）654-2：有改善微循环、减轻中毒器官病理性损伤的作用，一般用30~40mg/d。有休克及微循环衰竭时按需使用，每天可用到60mg，甚至更多，直至微循环改善、皮肤变暖、肺部啰音减少至消失。症状缓解后减量维持用药，有心动过速反应时可肌注新斯的明。

（4）新斯的明：实验证明新斯的明可使眼镜王蛇神经毒素阻滞神经肌肉传导作用得以逆转，有促进肌力恢复的作用。新斯的明1mg肌内注射或足三里穴位封闭注射，每天可用2~4次。新斯的明有增加分泌物的副作用，遇到患者气道分泌物增多时应少用或停用。

（5）加兰他敏：作用和用法同新斯的明，可以同新斯的明交替使用。

3.**对症治疗**

（1）抗生素：可用广谱抗生素口服，明确有合并严重感染时可肌注或静滴。

（2）支持治疗：适当补充水、电解质、能量及维生素，有休克时应注意维持血容量，局部疼痛者可用止痛剂，有心肺功能不全时应供给充足的氧气吸入。

（3）并发症治疗：严重中毒可很快出现休克、DIC、呼吸衰竭、心跳呼吸停止、MSOF等并发症，所以患者入院后必须做好各种并发症抢救的准备工作。由于患者很快出现呼吸停止，当患者出现呼吸无力、呼吸变慢、呼吸变浅、发绀而吸氧不能纠正时，必须果断给予气管插管，人工有效辅助呼吸。各种危重并发症抢救方法参考有关章节。

4.辨证施治

由于眼镜王蛇咬伤的症状极为危重，在有条件的情况下可立即服安宫牛黄丸1~2粒，或用真牛黄0.3g化水服下，或用具有清热解毒、护心凉血、开窍作用的清开灵注射液60mL加入10%葡萄糖注射液500mL中静脉点滴。若胸闷、呼吸困难可口服六神丸；若呼吸道、喉头痰多，可口服鲜竹沥；若昏迷、肢冷、血压下降，可静脉点滴参脉针。症状平稳后，其辨证施治可参照蝮蛇咬伤的治疗。

三、蛇伤致肢体伤残的防治

（一）概论

1.蛇毒作用

蛇毒中的透明质酸酶可以破坏皮肤与肌肉的结缔组织完整性，使组织崩解。蛋白质水解酶和溶纤维蛋白酶可以使皮肤、肌肉组织，甚至部分肌腱和骨组织溶解和液化。蛇毒的出血毒素在引起出血的同时，还可以产生肌坏死和组织坏死，蛇毒中的磷脂酶A_2（PLA_2）亦有溶肌和导致水肿作用，蛇毒的溶肌作用也是蛇毒的一种消化功能。

不仅如此，蛇毒的各种组分作用于机体后，可使机体释放出生理活性物质，常见的有组胺、5-羟色胺、激肽、缓激肽反应物质等，它们除引起降压、毒害心脏、溶血、出血等之外，也可以发生组织水肿及肌肉溶解。另外，一些有神经作用的毒素也有溶肌作用。

很多蛇毒（包括神经毒、血循毒、酶等），可以对骨骼肌产生直接作用，如颤搐、收缩、去极化，以及降低兴奋性、产生坏死等。临床上除溃疡外，尚可表现为肌痛、感觉障碍及其他功能障碍症状。

2.变态反应

蛇毒含有多种药理学和生物学特性不同的毒性和非毒性蛋白质复合物，这种复合物是一类抗原，它可以刺激机体免疫系统使之发生免疫反应，可导致机体释放组胺、反应物质、嗜碱性粒细胞、趋化因子和血小板激活因子等生物活性物质，作用于全身及局部，产生局部肿胀、溃烂、血管阻塞、代谢障碍及全身症状。

3.感染因素

由蛇毒在局部的破坏作用，机体防御机制受到损害，细菌可乘虚而入，并在局部大量繁殖，从而加重局部症状和全身症状。常见的并发症有金葡菌和链球菌、大肠杆菌等所致的化脓性感染，以及气性坏疽杆菌引起的气性坏疽等。

4.失治误治

如有的蛇咬伤后没有及时扩创排毒，有的没有及时应用有效的外治疗法。此外，我们在临床上还发现数例五步蛇咬伤患者，患肢结扎过久而出现坏疽的，有的切开引流而流血不止的，有的应用外用药不当而致溃疡加重的，有的未及时换药导致创口封闭过久而大面积溃疡坏死。

以上四个方面是蛇伤致伤残的主要因素，还有其他一些因素已在各章节论述。下面将常见伤残症概要论述。

（二）患肢干湿性坏疽的防治

患肢坏疽是蛇伤严重并发症之一，它一旦形成，不仅威胁着患者的生命，而且都要截肢或截指（趾），造成终身残疾。造成患肢干湿性坏疽主要与蛇咬伤人体时放毒量较大有关，如五步蛇毒中精氨酸酯酶和蛋白酶的活力很高，后者具有凝血、出血和纤溶活性，致使咬伤肢体局部组织肿胀剧烈，出血严重，毛细血管和小血管栓塞、坏死、循环障碍，产生患肢坏疽。其次，因咬伤多在手足部，手足部解剖特点为纤维隔样结构，血管细小，局部受伤后肿胀严重，神经血管容易被压迫，使患肢循环障碍更加严重。此外，与患肢结扎太久、太紧、处理不及时也有关系。在临床中发现，蛇伤致患肢坏疽者几乎皆有结扎太久、太紧、局部处理不及时现象。因为患肢结扎既久又紧，可导致患肢血运受阻，血流缓慢，加上处理不及时，蛇毒停留局部时间延长，局部组织损害更加严重，促使患肢坏疽的发生率升高。

1.临床表现

早期症状主要是患肢剧痛难忍，应用普鲁卡因加地塞米松环封或套封，或杜冷丁肌内注射，仅能达到短暂止痛作用。患者烦躁不安，患肢抬高或放低均感不适。早期体征为患肢温度逐渐下降，变冷，触觉麻木，继而迟钝；患肢压痛明显，肿胀剧烈，肢体布满水疱和血疱，以黑疱为多，常在短期内迅速增多或扩大。患肢指（趾）端颜色苍白或青紫。

晚期主要表现有两种情况：若为干性坏疽，患肢疼痛消失，全身中毒症状轻微，仅有低热、疲乏等全身不适感；若为湿性坏疽，患肢疼痛轻，全身中毒症状严重，出现严重毒血症或败血症，常常高热不退、神志昏迷，如不及时果断截肢，常死于中毒性休克。

晚期体征为患肢冰冷，触觉消失，压痛消失，患肢呈坏疽表现。若为干性坏疽，坏疽的部分开始发黑、干燥、收缩、变硬，呈皮革样，与正常组织界限明显，有一股特殊臭味。若为湿性坏疽，坏疽部分开始肿胀，呈灰黑色，奇臭，并向近心端扩展，与正常组织界限不清，接近正常组织处压痛明显。

2. 治疗

根据临床观察，蛇伤致患肢坏疽一旦形成是难以治愈的，早期坏疽转为晚期坏疽要经过5~12小时，因此早期诊断、及时治疗是非常重要的。蛇伤后应密切观察患肢温度、感觉、疼痛、肿胀及水疱、血疱等方面变化，出现上述早期坏疽症状和体征，早期坏疽诊断即可成立，立即应用复方丹参注射液，常用量每日4~10支（它具有明显改善外周微循环障碍作用，表现为血液流速显著加快，毛细血管网开放显著增多，红细胞不同程度解聚，四肢指或趾血流量增加），以及低分子右旋糖酐，常用量为每日500~1000mL，静脉滴注；同时应用激素以降低血管通透性，抑制局部肿胀，间接改善局部血液循环，常用氟美松磷酸钠每次5~10mg或氢化考的松100~200mg，每4~6小时一次，静脉推注。

中医治疗可清泄气营、凉血解毒，应用清营汤合五味消毒饮，加半边莲、七叶一枝花等。

（三）捻发音性蜂窝织炎的防治

捻发音性蜂窝织炎是血循毒蛇伤后又一严重并发症，据不完全统计发病率约为1%，它是由大肠杆菌、厌氧性杆菌和厌氧性链球菌等引起。

1. 临床表现

局部红肿，疼痛剧烈，压痛明显，触之有捻发音，病变区皮下组织肌肉呈进行性坏死，有恶性臭味，周围有浸润性水肿；全身症状明显，往往伴有高热寒战、脉搏快而弱、食欲减退、白细胞计数增高等。

捻发音性蜂窝织炎易与气性坏疽相混淆。二者主要鉴别点是：前者发病较慢，疼痛逐渐开始，一般止痛剂可减轻其疼痛，病程进展较迟缓，全身中毒症状较轻，伤口周围呈一般炎症反应，最为突出者病区皮肤没有坏死，呈现红肿。后者发病突然，疼痛呈胀裂样，有极度割裂感和分离感，非一般止痛剂所能制止。病变区皮肤高度肿胀发亮，迅速转为紫铜色、暗红色，最后变为紫黑色，且很快出现坏死。伤口周围无化脓性感染的炎症性反应，无真正脓液，仅见淡棕色混浊的稀薄液体。全身中毒症状严重，可见脸色苍白、烦躁不安、大汗淋漓、呕吐呃逆、少尿、贫血等。体温常达40~41℃，白细胞显著升高，后期可出现中毒性休克。二者确切的鉴别方法是伤口脓液涂片检查和细菌培养。

2.治疗

病变区皮肤广泛切开并进行有效对口引流；在病情允许情况下，在短期内清除坏死组织；使用大剂量广谱抗生素，有条件者可做脓液细菌培养及药敏试验，然后选用高敏抗生素；应用3%双氧水封闭患肢上端健康组织，防止炎症扩散；伤口每日浸泡1∶5000高锰酸钾溶液1~2次，每次15~20分钟，直到伤口痊愈为止。

中医药治疗的治法为清热利湿、泻火解毒，方用四妙勇安汤合三妙散加减。常用药物有黄柏、苍术、川牛膝、玄参、金银花、当归、甘草、紫花地丁、车前子、茯苓、板蓝根等。

（四）气性坏疽的防治

气性坏疽杆菌是厌氧杆菌，由于蛇咬时与蛇毒同时入侵机体，或外用药中含有此类细菌。我们在临床上发现数例蛇伤合并气性坏疽的患者，主要症状除蛇伤局部肿胀症状外，患肢有沉着和局部包扎过紧感，以后出现胀裂痛，皮肤高度水肿，紧张发亮，按之凹下，红肿状如丹毒，以后出现水疱，并融合成大疱，皮肉溃烂，皮色紫黑，轻按患处有捻发音，重按患处有浅棕色混浊稀脓样物。后期腐肉大片状脱落，全身症状可伴高热、寒战、头痛、神昏谵语等。

局部治疗早期可敷玉露膏，一有坏腐现象宜早期切开，宜多处纵深切开，切除坏死组织后用双氧水冲洗，外掺各半丹或七三丹。可用大剂量青霉素或广谱抗生素静滴，应用多价气性坏疽抗毒血清，并给予支持疗法。中医药治疗以凉血活血、泻火解毒、清热利湿为法，方用水牛角地黄汤、黄连解毒汤等。

（五）急性筋膜间隔综合征的防治

血循毒蛇蛇毒中血循毒素、磷脂酶A_2、透明质酸酶和蛋白质水解酶等毒素成分可引起血管损伤、血液失凝而致受伤部位出血蔓延，出现皮肤血疱及组织坏死，尤其是引起筋膜腔内压增高，间隔内肌肉、神经血供受损，组织缺血缺氧等一系列病理改变。由于受伤局部血循环障碍，肌肉毛细血管的通透性进一步提高，大量血浆和液体渗入组织间隙，水肿加重，致使腔内压进一步升高，形成水肿-缺血-水肿-坏死等恶性循环，迅速形成毒蛇咬伤后急性筋膜间隙综合征（PSACS）。

1.早期诊断

早期诊断是提高PSACS治愈率的关键。然而PSACS早期诊断较困难，因其早期症状常与血循毒和混合毒类蛇咬伤之局部症状相混淆。Shoridan提出一个神经肌肉坏死的警戒点——运动减弱、肌肉收缩疼痛和神经支配区感觉障碍，这三个体征的任何一个在伤后出现时，就应认为是综合征的开始。以下几点有助于对蛇咬伤后PSACS的早期诊断：

（1）凡有被五步蛇咬伤病史，尤其是伤口有绑扎患肢时间过久者。

（2）伤肢进行性肿胀疼痛，水疱、血疱、瘀斑或皮肤冰冷发硬，特别是间隔区触痛甚剧者。

（3）受累神经分布区感觉异常、过敏或迟钝。

（4）患肢脉搏相应减弱。

（5）若真正脉搏消失，则为晚期PSACS。

（6）测定筋膜间隙内组织压可提供定量的客观依据。

2.防治措施

防治PSACS的根本措施在于蛇咬伤后及早应用有针对性的抗蛇毒血清以中和血液中的游离毒素。伤口局部的早期正确处理亦可最大限度避免PSACS的产生。一旦确诊为PSACS，及早处理可降低致残死亡率。具体措施如下：

（1）正确使用结扎：被五步蛇或其他血循毒蛇咬伤后立即进行受伤肢体近心端结扎，能阻止蛇毒的扩散、吸收，但使用不当，如结扎太紧、过久可引起PSACS。为避免诱发或加重PSACS，必须注意以下几点：

①结扎物品：以橡皮止血带和质地柔软富有弹性的布带为优，切忌头发或细绳束缚。

②结扎部位：原则上应在肢（指或趾）的近心端，距伤口5~10cm处为宜。

③结扎的松紧度：以阻断静脉和淋巴回流为度。

④持续时间：一般在受伤后局部得到有效的去毒和应用抗蛇毒血清后解除结扎，最好不要超过2小时，否则可导致PSACS。

（2）甘露醇治疗：高渗甘露醇的作用机制并非单纯脱水作用，而是跨细胞膜和血管壁作用，将细胞内和血管外液体移至血管内，可促进血管外液向血管内移动，降低组织压，扩充血容量，改善微循环，对肾脏还有保护作用。因此，对肢体肿胀，张力增大，有可能发生PSACS的病例，应用高渗甘露醇具有预防作用。对早期PSACS的病例可能逆转病理过程，避免不必要的筋膜切开手术。对于需行筋膜切开术的病例合并应用甘露醇，同样具有一定的治疗价值。

（3）中医药治疗：泻火解毒、清热利湿，方用四妙勇安汤合萆薢渗湿汤加减，并可用青黛100g，赤小豆200g研末，蜂蜜调敷。

（六）肢体功能障碍的防治

蛇伤后肢体功能障碍分为永久性和暂时性两种。前者多为截肢的残疾者，治疗的最好办法是装配义肢。这里专论后者暂时性肢体功能障碍，即经过一段时间的治疗，能完全或基本恢复正常功能。

1.临床表现

暂时性肢体功能障碍部位都在毒蛇咬伤患侧，由于蛇毒作用，致使患肢局部淋巴管、毛细血管通透性增加，血清样液体渗入组织，局部张力增加，微循环发生障碍，患肢肿胀不断加剧，导致神经末梢受到压迫；如果加上不适当处理或结扎时间过长，肿胀消退缓慢，往往加重患肢淋巴系统和神经末梢的损伤，影响患肢功能的恢复。

2.治疗方法

（1）患肢早期活动：全身症状减轻，局部肿胀开始消退的第二天，即可鼓励患者做患肢伸屈活动或协助其被动运动。病情好转后，应循序渐进地加大活动范围。

（2）熏洗患肢：五步蛇伤患肢肿胀与消退有一定规律。一般来说，被咬第1天肿胀最为迅速，发展最快，而后逐渐减慢，肿胀蔓延可至咬伤后第3天，极少数延及第4天。消肿一般从第4天开始，至第9天肿胀基本消失。如果患肢肿胀消失缓慢，应以活血通络解毒的中草药如桃红四物汤合五味消毒饮加减煎汤熏洗患肢（如果并发干湿性坏疽、捻发音性蜂窝织炎、伤口感染等则禁忌熏洗），中草药熏洗液起初温度较高，先熏患肢，待药液温度冷却至40℃左右，将患肢置于药液中浸洗，边洗边按摩，每日2次，5天为1个疗程。

（3）理疗：患肢功能障碍较久或局部微肿难消，可应用辐射、红外线和短波等疗法促进炎症渗出物的吸收、组织的软化。

（4）淋巴水肿的治疗：患肢肿胀很久不能消减，影响功能活动，为蛇毒破坏淋巴管，或由于代谢产物阻塞，以致淋巴回流障碍所致。开始可为凹陷性水肿，抬高患肢可使凹陷性肿胀消失。随着纤维化的发生而肿胀变硬，使凹陷消失，类似象皮样变。治疗可用丹参注射液10mL加入10%葡萄糖液500mL中滴注，或静滴低分子右旋糖酐。中药拟行气活血、利水消肿，方选复元活血汤合三妙散加减，可用艾叶、紫花地丁、虎杖、川芎、小茴香、千里光各30g煎水熏洗。并可配合内服大黄䗪虫丸等。

（5）感觉障碍的治疗：由神经毒蛇咬伤的患者，有的可因蛇毒与神经肌肉接头处结合过久而肌肉松弛，如眼睑下垂不能恢复，肌张力下降，感觉障碍。有的血循毒侵入的组织破坏严重，神经恢复较慢，可有感觉障碍，主要表现为麻木或知觉不良等。治疗可用丹参注射液滴注，应用能量合剂及多种维生素，局部外搽酊剂刺激其神经功能。中药治疗拟益气活血、祛风通络，方选复元活血汤加全蝎、蜈蚣、防风、制首乌、僵蚕、蝉蜕等。

（6）硬化、关节僵硬、挛缩的治疗：不少蛇伤可产生组织硬化、关节僵硬、挛缩等后遗症。这些症状的发生可由于蛇毒变态反应引起淋巴因子释放，刺激纤维母细胞产生胶原而发生硬化、僵硬病变。

由于蛇毒及代谢产物使局部血管挛缩、阻塞，局部缺血、缺氧、代谢产物堆积而产生粘连、硬化、挛缩，导致严重的功能障碍。

治疗可点滴丹参注射液或脉络宁、蝮蛇抗栓酶、能量合剂、654-2等，口服大黄䗪虫丸、血府逐瘀口服液。

中医学认为此证为寒湿痰邪凝滞，治宜温阳散寒、利湿化瘀、通利经脉，方选阳和汤或独活寄生汤加减治疗。除此之外，我们在实践中体会到下列药物具有较好的疗效，可选择加用：制马钱子、葛根、枳壳、九香虫、土鳖虫、全蝎、蜈蚣、秦艽、五加皮、鸡血藤、莪术、茜草、伸筋草、丝瓜络、大活血、菝葜、水蛭等。

外治可用天仙子水调外敷，野葡萄根以酒捣碎外敷，野荞麦根研末酒调外敷，八棱麻全草外敷，均有一定疗效。还可进行理疗，对粘连、挛缩较严重者可以施行粘连松解手术治疗。

（七）生肌术

蛇毒有关成分造成组织溃疡，破坏了血管，使坏死组织在恢复过程中供血不足，使肌肉皮肤再生障碍。因此，蛇伤的溃疡生肌，必须彻底清除蛇毒及坏死组织，此即所谓"毒腐不去，新肉不生"。

一般来说，肌细胞再生需要具备3个条件——有足够的血液供应，有良好的神经支配，有完好的神经底板。因此注意改善蛇伤溃疡的微循环，补充一定的能量，对肌肉的再生非常重要。

中医治疗溃疡也是根据上述原则，如分别针对不同症状，应用解毒排毒、益气补血、活血化瘀、化滞通络的治法，常用药物有党参、黄芪、白术、茯苓、当归、紫草、川芎、红花、厚朴、香附、广木香、砂仁、防风、白芷、金银花、连翘等。

中医外科更重视外用药生肌。配制外用生肌药，古人的原则是：①无皮不生肌，故应用象皮，也可用猪皮代替；②无血不生肌，应用蜂蜡；③用血肉有情之品，如爪甲、毛发之类；④活血生肌，应用乳香、没药、血竭、当归、紫草等；⑤解毒祛腐，用天花粉、连翘、轻粉、甘草等；⑥收敛生肌，用炉甘石、滴乳石等。大致生肌应遵守以上基本原则。

常用的生肌收口药有生肌散和八宝丹（掺药）、生肌玉红油膏和生肌白玉油膏。

应用方法是：待蛇伤溃疡脓腐已尽之时应用，可将掺药直接掺创面，外盖生肌散，或应用消毒纱条粘生肌散贴于溃疡面。

（八）蛇伤局部坏死组织的手术治疗

蛇伤伤口局部发生炎症反应，甚至组织坏死，是蛇毒中多种毒素作用的结果，这些毒素包括多种蛋白酶、透明质酸酶、出血毒素、心脏毒素和磷脂酶 A_2 等。由于各类毒蛇蛇毒中所含细胞毒素成分与数量不同，导致组织坏死的程度不一，治疗方法也有差异。据祁门蛇伤研究所统计，眼镜蛇伤不论其注毒量大小，局部组织都会出现不同程度的溃烂坏死，发生率几乎是100%，最重的蔓延至整个伤肢，深达骨质，发生率为3.92%（2/51）；五步蛇咬伤局部组织溃烂坏死发生率为37.57%（192/511）。

1. 各类毒蛇导致局部组织坏死特点

（1）血循毒类毒蛇：有烙铁头、竹叶青、蝰蛇、尖吻蝮蛇，以尖吻蝮蛇咬伤伤口局部组织坏死最为严重，早期表现为各种组织变性坏死及急性出血性化脓性感染。

①皮肤及皮下组织变化：表皮先脱落形成浅表溃疡，继而真

皮层明显增厚、坏死，皮下出现大量出血、水肿及嗜中性粒细胞。血管管壁肿胀变性，结构不清；有的血管内皮细胞肿胀，腔内有血栓形成；真皮深层的小动脉壁增厚，内皮细胞肿胀，细胞核向管腔内突出，胞浆呈伪足样与内膜下相连，伪足间大部分空虚，部分有深红色无定形团块状物质沉淀PTAH（磷钨酸苏木素）染色证明为纤维素。中层平滑肌束分散，肌纤维间水肿致间隙加宽。皮肤中毛囊、皮脂腺及部分汗腺呈凝固性坏死，部分汗腺结构完整，汗腺外围有大量红细胞及变形坏死的白细胞。

血管及神经组织改变有两种形式：血管壁全部呈凝固性坏死，腔内聚集大量结构完整的细胞，血管外围的脂肪组织中充满大量红细胞、白细胞及脓球；小动脉壁肌层肿胀变性，有大量的炎细胞浸润，腔内有附壁血栓。表现为坏死性血管炎及血栓性脉管炎。神经纤维切面呈节段性坏死，电镜示脊髓神经纤维变性，轴浆稀疏，不见神经细丝，呈粗细颗粒，髓鞘相对完好。

②肌肉组织变化：Homma于1971年观察37种蛇毒对动物局部组织损伤的变化，并将肌肉坏死分为凝固型、溶解型和混合型三种，其中蝰亚科蛇毒引起肌肉坏死多为混合型，注射尖吻蝮蛇毒1分钟后，肌纤维即出现损伤变化，可见肌纤维断裂，肌纤维出现空泡和肌纤维扭曲。随着注毒时间延长，肌纤维损伤程度加重，损伤的范围亦扩大；同时肌原纤维间隙和肌束间隙亦扩大，血液流入间隙中。受损的肌纤维有的呈现粗细不等，有的断裂成片，肌膜亦有破裂，血液浸润入肌纤维内。另一些受损的肌纤维内出现大小不等的空泡；肌原纤维失去正常的排列规则，出现紊乱形态，有的扭曲，有的聚集成粗绳状，有的肌原纤维断裂呈小节或颗粒状。注毒24小时后，肌坏死区增大，肌纤维多崩解成碎片，肌组织疏松，间隙加宽，大量炎症细胞浸润在肌纤维内和肌纤维

间及血管周围。

后期病变主要表现是在坏死组织附近有显著再生现象，如上皮组织再生、肉芽组织形成及横纹肌细胞再生。动脉血管有明显的血管内皮细胞增生（动脉内膜炎）及血栓机化、再通现象。此外，组织中出现大量的淋巴细胞及浆细胞浸润。

竹叶青蛇伤在注毒量较多或结扎不当情况下，也可导致局部组织坏死，但多局限于皮肤，少数累及皮下组织。烙铁头蛇伤发生局部组织坏死情况大体上与竹叶青蛇伤相似，但发生率较之低得多，咬伤组织坏死比尖吻蝮蛇轻些。

（2）混合毒类毒蛇：混合毒类毒蛇有蝮蛇、眼镜蛇及眼镜王蛇等，由于眼睛王蛇咬伤较为罕见，且死亡率非常高，往往局部组织常未明显坏死，患者便已进入休克或死亡。临床多见蝮蛇及眼镜蛇伤，前者以血循毒为主，含神经毒很少，蝮蛇咬伤后约有1/5的病人局部组织伤口出血不多，很快闭合变黑，周围皮肤迅速出现红肿。如治疗不及时和处理不当，变黑部分皮肤逐渐坏死，接着是皮下组织，少数患者累及肌层。周围红肿皮肤多数不坏死，但皮下组织往往很快溶解坏死，呈现隧道式坏死特点。

2. 蛇伤局部组织坏死的外科治疗

蛇伤后，由于处理不及时或并发严重感染，或处理不当，或注毒量较大，往往造成局部大面积的组织坏死，最后形成慢性溃疡，经久不愈，甚至导致截肢、截趾（指），造成肢体畸形或残废。因此，临床上应采取下列综合治疗措施，及时正确地予以诊治。

（1）抗生素的应用：局部组织坏死面积不大，全身感染中毒或继发症状轻者，青霉素肌内注射即可。若组织坏死面积大，全身感染或继发症状较重者，则需应用广谱抗生素静脉滴注或肌内注射。局部还可以加用抗生素湿敷。有条件者可先做伤口细菌培养药敏试验，而后再选用高敏抗生素。

（2）切开引流：眼镜蛇咬伤后，患者局部深层组织时有出现溶解坏死现象，当出现波动感时，应及时予以切开引流。切开前先做诊断性穿刺，探查是否有稀薄的朱砂色样液体。切开后，先用双氧水，接着用生理盐水冲洗，后用雷佛奴尔纱布或攸锁纱布条填入伤口，使坏死组织液向外引流，有利于坏死组织的脱出。尖吻蝮蛇、蝰蛇咬伤患者的肢体一般不宜切开，以免出血不止。若需切开引流，须待血液失凝控制后方可进行。

（3）清除坏死组织：蛇伤后，肢体局部组织若发生坏死，则应当给予适当的处理。如坏死限于皮肤组织，可逐步将坏死组织形成的痂皮剪除，若系尖吻蝮蛇、蝰蛇咬伤患者，剪除痂皮时不宜超越健康组织，肉芽创面用生理盐水或赤霉素药液（1∶25000）湿敷。如组织坏死较严重深达肌层或骨质，应在病情稳定或血液失凝控制后，尽快尽早进行坏死组织的清除，方法如下：

①平卧位，按外科常规消毒铺无菌巾。

②一般用局部浸润麻醉，在手部切开可用神经干阻滞麻醉。

③一般情况下，最好能一次性地将已完全丧失生机的坏死组织清除干净，对尚存有部分生机但已变色的组织暂不切除，临床实践中发现自行脱落健康的骨膜能取代它并修复之。

④清除坏死组织过程中应注意切口方向要便于引流且不影响今后的肢体功能，避免损伤深部主要血管、神经和其他重要组织。

⑤术毕，创面均匀地填塞凡士林纱布，如有渗血，不必结扎止血，只要填塞略紧些即可。凡士林纱布一般只填塞48小时，48小时后应拔除，按外科常规换药。

⑥安放消毒敷料，外加绷带加压包扎。术后要观察有无继续

出血现象。此外，应加强支持疗法，增强机体抗病能力。

（4）植皮疗法：是处理组织坏死的最后一环。组织坏死全部清除后，经过一段时间换药，肉芽则逐渐长满创面。如果创面不大，估计能自行生肌过皮者，可不必植皮。对于创面较大，又凹凸不平，尤其蛇咬伤部位在手足部，组织坏死程度往往深浅不一，清除坏死组织后肉芽生长速度也不一，不应待肉芽全部长好才植皮，因先长出的肉芽久不植皮则变老化，老化后的肉芽植皮成活率低。

第四章 医论医话

第一节 中医药治疗毒蛇咬伤的优势及不足

一、中医药治疗毒蛇咬伤的优势

中医药治疗毒蛇咬伤的方药及方法很多，在临床蛇伤治疗中取得了很好的效果；且中药药源广泛，取药及用药便利，在野外山林或广大农村地区的院前急救方面有天然的优势。中医药在毒蛇咬伤整个病程中应用广泛，优势明显。

中医药内治综合治疗方案能促进全身中毒症状的恢复，在蛇伤中毒合并全身多脏器功能衰竭时中医药能够发挥一定的优势，可以有效降低患者的死亡率，提高生活质量。中医学认为毒蛇蛇毒可分为风毒（神经毒）、火毒（血循毒）和风火毒（混合毒）三种，在毒蛇咬伤的治疗中，可根据患者出现的症状，运用中医八纲辨证、气血阴阳辨证、卫气营血辨证和三焦辨证的理论，予以正确的辨证施治。中医药治疗毒蛇咬伤的优点在于辨证施治，在临床上，根据病程的进展作出相应的调整。如对风毒（神经毒）毒蛇咬伤，早期辨证为风毒阻络，治则为祛风通络、解毒活血；如出现昏迷抽搐，则应配合清心开窍、化痰止痉；后期患者骨骼肌肌力和自主呼吸逐渐恢复，应加强化痰通络、益气养阴。对火毒（血循毒）毒蛇咬伤，早期辨证为火毒蕴结，治则为清热凉血、泻火解毒；中期如火毒走窜入络，经脉瘀阻，肢体肿胀疼痛，则应在清热解毒凉血的基础上加强活血化瘀之力，宜中西医结合治疗，中医治则为凉血止血化瘀、清营养阴解毒，西医则采用综合措施加强支持疗法，必要时输全血改善贫血；如瘀血阻肾络，水道不通（如急性肾衰），则加强活血化瘀、凉血利尿之法；后期病人多出现肺虚脾弱、肝肾亏损之证，宜补益气血、滋养肝肾。对风火毒蛇的咬伤，早期病情属风毒阻络，火毒走窜经脉，内攻心包，宜清热解毒、祛风活血、清心开窍。

中医药外治能够有效减轻毒蛇咬伤患者局部的肿胀、疼痛、青紫、瘀斑等症状，能够有效降低患者局部的肢体伤残率，缩短患者的病程。我国劳动人民在长期的生活实践中，总结了治疗毒蛇咬伤疗效确切的中草药，如半边莲、青木香、七叶一枝花、野菊花、蒲公英、紫花地丁、鹅不食草、金银花、连翘、万年青、白花蛇舌草、虎杖等。这些药物既可外用亦可内服，均可破坏蛇毒或阻止蛇毒的扩散和吸收。在注重全身辨证治疗的同时，早期中草药外敷可起到解毒消肿止痛之功；后期引起的蛇伤溃疡则先用丹药提脓祛腐，后用生肌膏外敷，以煨脓生肌长肉，能加速疮口的愈合，减少疤痕的产生。

总之，对于中医药治疗毒蛇咬伤，目前学术界已基本达成了共识——中医药治疗毒蛇咬伤既可以有效改善患者局部症状，又能够明显减轻全身中毒症状。此外，在毒蛇咬伤患者晚期出现多脏器损害时还能够发挥十分重要的干预治疗作用。具有明显提高毒蛇咬伤患者治愈率和缩短治愈时间，降低患者死亡率、肢体伤残率和危重症发生率的优势。

二、中医药治疗的不足与对策

（一）如何正确判断毒蛇咬伤的毒蛇种类

毒蛇咬伤时有些人能告知医师是何种毒蛇，但不少人却不能说清毒蛇种类，临床实际工作中又没有广泛开展蛇伤免疫学诊断实验室检查项目。这对临床上及时、正确的治疗带来一定的困难。

作为一名从事蛇伤急救的医务人员，要熟悉每种毒蛇的形态特征，当病人述说蛇的形态时或带毒蛇前来就诊时，可迅速诊断。当病人不能正确说明毒蛇形态时，可从患者的局部伤口情况、全身症状判断毒蛇种类。

（二）蛇伤危重症的抢救

不同种类的毒蛇，常引起不同的严重并发症，如神经毒蛇常引起呼吸肌麻痹，从而导致呼吸衰竭；血循毒蛇如五步蛇、蝰蛇、烙铁头等可引起血液循环系统受损，严重者可引起多脏器出血、DIC；混合毒蛇如眼镜王蛇、蝮蛇、眼镜蛇常先引起呼吸肌麻痹，并有心血管系统脏器及功能受损，较为危急。在临床上单独用中医中药治疗有一定的局限性，要针对不同的毒蛇种类，采取相应的、积极的抢救措施，才能使病人度过危险期。当然，即使是毒蛇咬伤的危重症患者，运用中医药协助治疗，对减轻局部及全身症状，帮助病情的恢复，减少后遗症的发生等方面，仍能起到积极的作用。

第二节　毒蛇咬伤中医药治疗临床现状分析

毒蛇咬伤是常见的严重影响人民生命健康的灾害性疾病。中医药广泛应用于毒蛇咬伤的急救治疗与康复中，目前主要采用以辨证论治为核心的综合治疗方案，在内科基础治疗的同时，根据病证的不同类型和阶段选不同的治疗措施。内治方面，将蛇伤分为风毒证、火毒证、风火毒证、蛇毒内陷四型，以温病学和三焦理论指导临床辨证。风毒证治以祛风解毒、活血通络，火毒证治以泻火解毒、凉血活血，风火毒证治以清热解毒、凉血息风，蛇毒内陷治以清营凉血、泻火解毒。外治的治疗手段多种多样，但共性都是减少局部蛇毒的吸收，减轻患肢的局部"毒、瘀、肿、痛"症状。

多中心临床研究证实，辨证论治为主的综合治疗方案能够明显提高毒蛇咬伤患者治愈率和缩短治愈时间，降低患者死亡率、肢体伤残率和危重症发生率及抢救成功率，提高患者的生活质量。中医药治疗毒蛇咬伤具有明显的优势，中医药治疗毒蛇咬伤既可以有效改善患者局部症状，又能够明显减轻全身中毒症状。此外，在毒蛇咬伤患者晚期出现多脏器损害时，还能够发挥十分重要的干预治疗作用。

为进一步提高中医药治疗毒蛇咬伤的疗效，亟须针对中医药治疗的某些优势环节组织攻关研究，如通过实施多中心、大样本、随机、平行、对照的研究方法，按照循证医学的要求，建立完善的疗效确切的中医药干预综合治疗毒蛇咬伤的方案，包括早期的局部处理方案、全身综合治疗方案和多脏器损害的中医药干预抢救方案等。

一、概述

毒蛇咬伤是指人体被毒蛇咬伤，其毒液由伤口进入人体内而引起的一种急性全身性中毒性疾病。本病发病急，演变快，若不及时救治，常可危及生命。在有毒动物导致的人类中毒病例中，蛇类占首要地位。全世界约有1/3人口受到毒蛇咬伤的威胁。泰国、印度等地区每年蛇伤发病率可达3%。中国蛇伤发病率一般为0.3%，个别高发区达3.3%，每年被毒蛇咬伤的患者达10万人以上，其中73%为中青年，蛇伤死亡率为5%~10%。

二、临床治疗现状分析

（一）中医临床疗效分析

中医药治疗毒蛇咬伤能明显改善患者的中毒症状，提高患者的治愈率和缩短治愈时间，降低患者死亡率、肢体伤残率和危重症发生率，提高患者生活质量。

1. 中医药外治法

主要采用隔蒜艾灸破坏蛇毒疗法、拔火罐清创法、小夹板加弹性绷带绑扎法、冲洗排毒法、切开扩创排毒法、针刺排毒法、环形封闭疗法、箍毒拔毒疗法、外敷消肿断毒疗法、局部蚕食加湿润暴露疗法、熏洗消肿法、生肌愈疡疗法等外治法。曾对135例蝮蛇咬伤进行临床研究，采用随机平衡对照设计，应用九味消肿拔毒散（七叶一枝花、雄黄、五灵脂、天南星、川芎、黄柏、白芷、明矾、芒硝）局部外敷消肿断毒治疗90例，与季德胜蛇药片外敷治疗45例相对照，经过临床观察及统计学检测，应用九味消肿拔毒散外治蝮蛇咬伤，在消肿、止痛、消退瘀斑等早期破坏患肢局部蛇毒方面的疗效明显优于对照组。

2. 中医药内治法

主要运用中医辨证论治法则，将蛇伤分为风毒证、火毒证、风火毒证、蛇毒内陷四型，以温病学和三焦理论指导临床辨证。风毒证治以祛风解毒、活血通络，火毒证治以泻火解毒、凉血活血，风火毒证治以清热解毒、凉血息风，蛇毒内陷治以清营凉血、泻火解毒。对近年来治疗的毒蛇咬伤患者进行统计分析，总有效率达96%以上。

本专科协作组对毒蛇咬伤的中医证候诊断与疗效评价都是参照国家中医药管理局1995年制定的《中华人民共和国中医药行业

标准——中医外科病证诊断疗效标准》。目前病证结合疗效评价标准的研究工作逐步深入，基于病人报告的临床结局的评价方法已被引入毒蛇咬伤疾病的疗效评价当中，将有利于更全面、客观、准确地评价中医药治疗毒蛇咬伤的临床疗效，明确中医药的疗效优势。

（二）中医治疗方法评价分析

本病种参照《中华人民共和国中医药行业标准——中医外科病证诊断疗效标准》进行诊断。目前采用的中医药治疗方法相对规范，各种类型的毒蛇咬伤治疗法则各有侧重。

1.中医药外治法

早期采用隔蒜艾灸破坏蛇毒疗法，具有宣通毒滞、畅行营卫、拔毒于外的作用，能有效地破坏蛇毒毒蛋白，使之失去毒力，"令众毒不能行"；通过灸法"宣通气血，畅行营卫"改善毒瘀互结，终止其化热生风、走窜四注的病理变化；通过灸法调动全身及局部免疫功能，使网状内皮系统加强解毒抗毒作用。小夹板加弹性绷带绑扎法能够阻断淋巴液与浅静脉回流，避免蛇毒内侵；又不影响深静脉回流与动脉供氧，避免组织因供氧不足而致坏死。拔火罐清创法、冲洗排毒法、切开扩创排毒法、针刺排毒法、环形封闭疗法等常规疗法能够有效阻止蛇毒的进一步吸收，减轻患者的局部和全身症状，适用于各种类型的毒蛇咬伤早期。蛇伤火毒型患者肢体肿胀严重时，采用箍毒拔毒灸疗法、外敷消肿断毒疗法，用院内制剂九味消肿拔毒散或三黄散涂敷患肢，起局部箍毒束毒作用，使毒素局限于局部，配合艾灸治疗，能有效起到抗炎症渗出及修复损伤组织的作用。

晚期蛇伤肿胀难消者，可采用熏洗消肿法，以香薷、木香、防风、虎杖、红花、甘草等中药制成熏洗剂外用。通过临床观察，综合治疗有效率在90%以上。溃疡是蛇伤常见的并发症，采用局部蚕食加湿润暴露疗法，利用再生医学原理，寻求最佳修复模式。对100多例患者进行临床观察，总有效率达92%。对蛇伤后期溃疡经久不愈者，可采用生肌愈疡疗法，用生肌愈疡膏、藤王膏等局部清创换药，可起到良好作用。

2. 中医药内治法

本专科协作组使用的717抗蛇毒合剂、蛇伤败毒汤等特色方剂均能够有效治疗各型毒蛇咬伤，并根据临床不同类型的毒蛇风毒、火毒的偏盛，治疗药物有所侧重加减。毒蛇咬伤引起急性肾功能损害是蛇伤常见并发症，2006年进行"三草汤"在蛇伤临床中抗肾损害的作用研究，选用药源广泛、使用方便的中草药鬼针草、车前草、白茅根组成"三草汤"，对205例毒蛇咬伤患者进行治疗观察，有效率达94%。

目前本专科协作组内均根据病程不同阶段而采用以辨证论治为核心的综合治疗方案，在西医基础治疗的同时，根据病情和证候选择口服中药汤剂或中成药、静点中药注射液、针灸、中药外用等多种干预措施，同时强调规范护理和调摄。绝大多数医院的护理措施中包括了现代整体护理内容，部分医院强调应涵盖生活起居、饮食、气候和精神调摄等，重视心理调摄，但中医特色的发挥尚显不足，缺乏将中医辨证施护的内容与现代整体护理模式有机结合。

（三）中西医治疗优势比较

中医治疗毒蛇咬伤的方药及方法很多，在临床蛇伤治疗中取得了很好的效果，且中药药源广泛，取药及用药便利，在野外山林或广大农村地区的院前急救方面有天然的优势。中医药在毒蛇咬伤整个病程中应用广泛，优势明显。

中医药外治方法和手段丰富，根据中毒后的不同阶段均有疗效可靠和针对性较强的方法，能够有效减轻毒蛇咬伤患者局部的肿胀、疼痛、青紫、瘀斑等症状，能够有效降低患者的肢体伤残率，较之西医学的单一清创排毒有着明显的优势。

中医药内治辨证论治方案能有效缓解全身中毒症状，与西医学治疗配合，可以有效降低患者的死亡率，提高生活质量。

根据毒蛇咬伤病程的早、中、后及危重期，中西医治疗方案选择如下：

（1）蛇伤早期：毒蛇咬伤24小时内，有条件者接受抗蛇毒血清的治疗为首选，无条件者选用中医中药治疗为上策，以排毒解毒为主，根据风毒、火毒、风火毒辨证施治。

（2）蛇伤中期：毒蛇咬伤24小时后，在蛇毒游离毒素已基本中和的前提下，此时以中医药辨证施治为主，包括清除毒素、通利二便、活血化瘀等，以促进和调动机体自身的解毒、排毒功能，防治并发症，利于伤肢功能的恢复。即中医药治疗为主，西医治疗为辅。

（3）蛇伤后期：急性中毒期已过，无全身中毒症状。仍以中医药治疗为主，结合中医内科辨证施治原则，以促进心、肝、肾等主要器官的功能恢复。

（4）蛇伤危重期：出现蛇伤危重症时，应及时采取西医或中西医结合的救治措施。

总之，对于中医药治疗毒蛇咬伤学术界目前已基本达成了共识——中医药治疗毒蛇咬伤既可以有效改善患者局部症状，又能够明显减轻全身中毒症状。此外，在毒蛇咬伤患者晚期出现多脏器损害时还能够发挥十分重要的干预治疗作用。具有明显提高毒蛇咬伤患者治愈率和缩短治愈时间，降低患者死亡率、肢体伤残率和危重症发生率的优势。

三、治疗难点分析

毒蛇咬伤是突发性创伤性的急危重症，大多发生在野外，受伤人群多为基层劳动人员，在治疗和抢救成功上存在很多的难点。

因患者大多数是农民和野外工作者，这些人群平时对自己的健康了解甚少，一旦被毒蛇咬伤后引起全身中毒，医疗人员很难在就诊时给病情作出一个较客观全面的评估。

早期应用抗蛇毒血清抢救有明确疗效，临床使用越早越好。但目前抗蛇毒血清的使用受时间、诊断因素及广大基层单位抗蛇毒血清配备保管条件限制，因此无法广泛及时地应用。并且使用抗蛇毒血清存在过敏的情况，应用时有一定的风险，因此患者应到正规医院就诊，又给抗蛇毒血清的普及使用带来一定的困难。

毒蛇咬伤是一个多系统受损的疾病，部分患者如出现呼吸衰竭、循环衰竭、急性肾功能衰竭、DIC等危重症时，虽然中医药对其危重症的抢救有一定的疗效，但由于受中药剂型等的限制，无法满足急救的需要。所以对于本病，中医研究的主攻方向应在改进目前中医药剂型，开发方便服用、起效快的清解蛇毒的内服或舌下含服的成药，以及中药针剂，以达到早期预防患者严重并发症出现的目的。

蛇咬伤的受伤人群复杂多样，特别是儿童、孕妇、老人等，所以治疗这些特殊人群有一定的困难，有待我们进一步研究，制定特殊人群的毒蛇咬伤的治疗方案。

部分患者创面严重溃疡用中医药治疗愈合慢，临床有时需行植皮术，因此中医研究的另一主攻方向应在研制祛腐生肌作用强、起效快的外用中药制剂。

四、应对策略与思路

1.以提高毒蛇咬伤临床疗效、降低致残率、减少死亡为目标，针对中医药治疗的某些优势环节组织攻关研究，开展中医药治疗毒蛇咬伤的多中心、大样本、随机、平行、对照的临床系统评价研究，按照循证医学的要求建立完善的中医药干预综合治疗毒蛇咬伤的方案，包括早期的局部处理方案、全身综合治疗方案和多脏器损害的中医药干预抢救方案等。

2.改进目前中医药剂型，开发方便服用、起效快的内服或舌下含服的成药制剂，早期预防患者严重并发症的出现。

3.加强蛇伤防治知识的宣传普及，积极寻找开发药源广泛、经济实用的中草药。

4.毒蛇咬伤患者大部分来自农村，经济相对困难，依从性较差，因此应增强患者依从性，开发药源广泛、经济实用的中草药。

第三节　毒蛇咬伤的历史文献探析

在人类开始有文化记载的时候，就有很多有关蛇的记载。例如《诗经》中有"维虺维蛇"，《孟子》上有大禹"驱蛇龙而防之菹"等记载。《说文》中所写的"上古草居患它，故相问曰无它乎"，"它"就是蛇。

我国有关文献中最早记载本病的是《山海经》。

《肘后备急方·卷七》中有医治毒蛇咬伤的记载："蛇绿色，喜绿树及竹上，大者不过四五尺，皆呼为青条蛇，人中立死。"描述了像青竹蛇的形态及生活环境。又记载："蛇螫人，九窍皆出血方：取虻虫初食牛马血腹满者二七枚，烧服之。"这是类似血循毒类毒蛇咬伤引起广泛出血用虻虫灰解毒止血的方法。在治疗上还积累了不少经验，如说："蛇入人口中不出方：艾灸蛇尾即出，若无火，以刀周匝蛇尾，截令皮断，乃将皮倒脱即出。""一切蛇毒，急灸疮三五壮，则众毒不能行。""烧刀子头令赤，以白矾置刀上看成汁，便热滴咬处，立差。"还记载了许多外用药："捣鬼针草傅上，即定。""以合口椒并叶捣傅之，无不止。""以独头蒜、酸草捣绞傅所咬处。""暖酒淋洗疮上日三易。""取黑豆叶刿杵傅之，日三易，良。"

《诸病源候论·蛇毒病诸候·蝮蛇螫候》中记载蝮蛇的形态、生活环境及其毒性均很详细："凡蝮中人，不治一日死。若不早治之，纵不死者，多残断人手足。蝮蛇形乃长，头褊口尖，颈斑，身亦艾斑，色青黑。人犯之，颈腹帖著地者是也。江东诸山甚多，其毒最烈，草行不可不慎。"

《外台秘要》提出了生虾膜外敷以毒攻毒的外治法。

《备急千金要方》载有盐水浸浴伤口的外治法。

《证治准绳·诸虫兽蛰伤》中提出外用及内服治疗蛇伤药方多条："世治一切蛇虫伤，贝母末酒调服效。又方用酥和盐傅之。又方用酒暖洗疮上日三次。"而且记载了一些神经毒致呼吸肌麻痹的重症的治疗，如说："治毒蛇并射攻沙虱等伤，眼黑口噤手脚强直，毒攻腹内成块，逡巡不救。用苍耳嫩叶一握，研取汁温酒和灌之，将滓厚罨所伤处。简治毒蛇射攻沙虱等物伤着人，眼黑口噤，手足强直，毒气入腹，用白矾甘草等分为细末，每服二钱，冷水调下……治诸蛇虫伤害用青黛、雄黄等分，行汲水调服二钱。"更宝贵的是已总结出了一套包括扎缚与烧灼的现场急救措施："世路行卒被蛇咬，当急扯裹脚带扎缚伤处上下寸许，使毒气不能惔伤肌体，又急用白矾安刀头火上溶汁沸滴于伤处，待冷以长筬子速挑去靥则毒血随出，黯肿尚未退，更滴之，以退为度。"又云："村居山僻及途中夜行，卒被蛇伤咬，难求白矾处，速作艾炷灸五壮，以唾调盐涂之，如黯肿尚未消释，当更灸更搽，毒涎自然流出，且不透里伤人。"并提出了一些到现在人们还认为是治疗蛇伤的较为有效的方药："世治毒蛇所伤，细辛、香白芷各五钱，雄黄二钱，上为末，加麝香少许，每服二钱，温酒服，效。""防毒气攻心，又方金线重楼以水磨少许傅咬处，又为细末久傅之。"金线重楼即七叶一枝花。还有许多单方，如吴茱萸、柏树叶、鱼腥草、地松节、皱面草、草决明、生地榆、丝瓜根等。

《外科理例·蛇伤》说："山居人被蛇伤……以艾灸大效。又方，独头大蒜切片置患处，以艾于蒜上灸之，每三壮换蒜，效。"又说："蛇伤，急用溺洗患处"。

《外科正宗·恶虫叮咬第一百二十七》中也有治疗毒蛇咬伤的经验："毒蛇伤人，用雄黄末、兰叶捣汁，调敷肿上。内用半枝莲捣烂取汁二两，热酒四两和汁服之，盖汗为效，仍用渣敷伤处亦妙。"又云："七寸蛇，青色扁形，尖尾短足，红口者毒轻，青口者毒重，以舌螫人，其毒最恶。初螫时用雄黄末一钱、生矾二钱杓内溶化，将箸头点药伤处，冷者易之，连点七次遂愈。毒气入里者，解毒紫金丹久磨服一钱，盖汗即愈。迟延毒走肿痛者，麻油焰熏之亦瘥。"

《外科证治全书》在继承前人治疗毒蛇咬伤的基础上有一定的发展，并对毒蛇咬伤后的局部症状和其严重性记载较详，如"凡被蛇伤，即易针刺伤处出血，以绳扎伤处两头，庶不致毒气内攻，流布经络。用五灵脂、雄黄等分研末，酒服二钱，外亦以敷之，中留一孔令泻其毒。取三七捣烂罨之，毒亦消散，神效。如毒气入腹肿昏聩者，急用白芷一两为末，麦冬煎汤调灌之，顷刻伤处出毒水，毒尽肿消，仍用白芷末敷之而愈。蛇伤久溃不愈，毒气延蔓者，先以净水洗净，用白芷末、胆矾、麝香少许研匀掺之，良久恶水涌出，其痛即止。日以敷之，一月愈。山居人被伤，仓卒无药者，急以溺洗伤处。蛇伤或在足上或在头面或在身腹之间，足肿如斗，面肿如盘，腹肿如箕，三日不救则毒气攻心而死。盖蛇乃阴物，藏于土中，出洞时其口尚未饮水，毒犹未解，故伤人最毒，治宜解毒为主，用祛毒散（白芷、生甘草、夏枯草、蒲公英、紫花地丁、白矾）。"

《疡医大全·蛇伤门》说："毒蛇，乃阴毒也，若用阳药解之，则毒愈炽，必用阴分解毒之品，顺其性而解之也。"

第四节 论毒的正反作用

一、毒的含义

1.毒为火之极

《时病论》说："温热成毒，毒即火也。"《医林改错》说："脏腑受毒火煎熬，遂变生各脏逆证。"火毒入血攻心则烦躁不安、发狂、神昏谵语、发斑；火毒灼肺则气粗喘息；火毒伤肝则黄疸；火毒伤肾则尿赤、尿闭。《医宗金鉴》说："痈疽原由火毒生。"《华佗神病秘方》说："夫痈疽者，疮肿之作者，皆五脏六腑蓄毒不流。"凡是红肿热痛、溃腐流脓、滋水浸淫等症状都是毒邪引起。《黄帝内经》说："热胜则肉腐，肉腐则为脓。"这些说明了热即毒，毒即火。

2.毒是损害机体而引起严重反应的物质

此类毒包括虫兽毒、食物毒、药物毒等。如蛇毒、蜈蚣毒和蝎毒这类毒素主要是毒蛋白质，包括神经毒、血循毒、混合毒等。食物毒分为两类，一类由含有毒性作用的食物引起，如腐败的蛋白质尸氨中毒、肉毒杆菌中毒、野菇中毒，或由于食物搭配不当（如蜂蜜与鸡蛋、葱）引起中毒；另一类是某种特异体质的人对某些食物的过敏毒性反应，如对异性蛋白质过敏等。药物毒指对药物过敏和误服剧毒药物中毒。

3.六淫邪毒与疫疠之毒

六淫邪毒是指风、寒、暑、湿、燥、火六种气候异常而导致人体发病的致病因素，六淫致病有季节性和反季节性的特点，六淫均可化火，变生为火毒。疫疠之毒指具有强烈传染力并可迅速损害机体的毒性物质，赵献可把它们称之为阴阳二毒，是天地之间的疫疠非常之气。

综上所述，毒有内毒、外毒之分，脏腑功能紊乱可产生内生火毒；六淫与疫疠之毒虽为外毒，但均可入里，化火内攻脏腑或客于营血。各种有毒物质仍属于外毒范畴，但其传变和毒力均比六淫外毒强得多。当然，脏腑功能失调也可内生阴毒、寒毒、湿毒。

二、毒的正反作用

毒害作用为毒的正作用，毒经纯化后便可成为有益于人体的反作用。

1.内生的热毒、火毒

前文已述，火毒具有攻心、伤肝、灼肺、伤肾、内扰营血等正作用，但是经过纠偏和纯化以后，则产生有益于人体的反作用。

心火过亢纠偏应用黄连解毒汤；纯化应用养肾阴之六味地黄汤，则心火不亢，阳潜于阴之中，以温肾阳。

肺火过亢纠偏用黄芩、桑白皮、麻杏石甘汤等；纯化用百合、北沙参、麦冬，则肺火潜于肺阴之中而生气、司呼吸，通调水道，下输膀胱。

肾火过亢即为相火偏盛，纠偏用黄柏、知母、泽泻、丹皮等；纯化用生地黄、熟地黄、山萸肉之类，则肾阴阳相合，化气利水，温煦，为一身阳之主也。

胃火过亢则用石膏、知母泄之；纯化用石斛、玉竹、麦冬，则脾胃运化健旺，胃纳脾输，同为一身气机之枢纽。

以上本于脏腑功能和阴阳的对立统一，阴损则阳亢，故《外科正宗》曰："五脏之火，皆赖一脏肾水滋之。"说明阴不足以潜阳则火毒亢炎，《黄帝内经》说："心主火"。"诸痛痒疮，皆属于心。"说明心不能主火则变生火毒症状。不能主火为火之有余，纠偏以泄之；阴不足以潜阳则纯化之，此即壮水之主以制阳光。故张景岳说："天之大宝，仅此一轮红日，人之大宝，仅此一息真阳。"说明要特别爱惜阳气，对部分亢阳则养阴以纯化之，此亦符合前贤所论人体"阳常不足"。

2.特定毒性物质

（1）蛇毒的神经毒可阻断神经与肌肉的接头，引起外周性呼吸衰竭；血循毒对心血管系统和血液进行毒害，产生心衰、肾衰、休克等危重症；蛇毒的酶可以溶解肌肉使组织液化，破坏ATP而影响神经介质的合成。蛇毒经纯化后制成蛇毒抗栓酶，可溶解血栓，用于治疗中风或脉管炎，或制成抗风湿、抗结缔组织病、抗肿瘤等顽症的治疗制剂。新鲜的蛇毒、蜈蚣毒、蝎子毒的毒性是剧烈的，但经过加工、炮制、煎熬等纠偏和纯化以后，便产生质的变化，毒蛋白是高级营养物质，是兴奋剂、强壮剂，可以扶正补虚、改善虚弱、消除疲劳、壮阳兴痿、化瘀通络、息风镇痉、攻毒疗顽。因为这种有毒的物质包含了反物质的特点，它可以摧毁盘踞瘀结的病邪。

（2）有毒的中草药经过纠偏和纯化的炮制及煎煮后，可成为攻克顽疾、治病救人的妙药，这一类药物的纯化是体外纯化，并在炮制的过程中大多已采取纠偏措施。

（3）野菇毒及食物毒目前尚无确切的纠偏和纯化办法，故其中毒的毒性反应十分强烈。笔者曾在黎川县从事医疗工作，该县每年死于野菇中毒有数十例，无解救的药物，属重点研究攻克的课题，一旦有成果，则可开辟此类反物质的更大医疗作用。

3.六淫与疫疬

（1）六淫邪毒侵害人体产生各类证候，但其传变、病理过程基本一致，治疗上也有相似之处。如风邪纠偏以驱风药，纯化以活血柔肝，则可变为肝脏功能的能量，犹如人类用风发电那样。寒邪纠偏以散寒，纯化以温肾，则阴阳可为一体，寒则变为人体阴的物质基础。暑邪纠偏以清暑，纯化以益气养阴；湿邪纠偏以理湿燥湿，纯化以温脾健脾；燥邪纠偏以清燥散热，纯化以养阴血；火邪纠偏为泻火，纯化为养阴以清热。此类纠偏和纯化都是在体内进行的。

（2）疫疬之毒具有强烈的传染性，此类毒邪临床研究突出纠偏祛毒，很少能进行体内外的纯化，今后应列为研究重点。例如我科今年收治1例气性坏疽病人，大面积广泛性小腿深部坏死液化，火毒证十分严重，处以黄连解毒汤、清营汤、水牛角地黄汤、五味消毒饮等合方祛毒纠偏为主，很难采用纯化法则，只是后期应用了益气托毒。

三、有毒中草药反作用的应用原则

有毒中草药具有峻猛毒烈之性，功捷效强之能，用之恰当每能起沉疴疗顽疾，用之失误则危害甚大，既不能因为有毒已经纯化纠偏而应用麻痹大意，亦不能犹豫不决，畏而不用。笔者根据临床经验提出以下应用心得。

1.攻毒

中医向有"以毒攻毒"的提法，为什么二毒相加不会更毒而可以攻毒呢？这就是两类反物质互相作用的结果。两类俱强的反作用物质相互作用，则崩解和分化变为无毒。试问服有毒药是否攻伐组织脏器呢？不必担心，它们会同类相斗，如火毒攻心一样。当然，它们对组织有一定的损害，这种损害是微小的，而破坏一个旧的有害物质，正是为了建设一个健康的机体。

2. 攻顽

顽症多为郁气、郁痰、郁湿和瘀血交凝而成，应用一般的解毒化痰、理湿活血化瘀之药物疗效甚微，必须用毒性反物质克之才能一举攻克。如蛇毒抗癌，雷公藤克胶原病，全蝎、蜈蚣攻克顽固性皮肤病。

3. 攻实

有毒药物应用于实证是最为适宜的，这符合实证宜攻的特点，能迅速排解病理产物，消除致病因素。对于体质虚弱者，需要在扶正的基础上加以应用，否则就有虚虚之虑。

4. 预防

有毒药物多为克伐之剂，要顾护胃气，合理配伍，中病即止，配合得当可以预防有毒药对人体的伤害，减少副作用。常用配伍药有生甘草、粳米、怀山药、大枣、防风、紫草，可适当配伍1~2味，以解除后顾之忧。

喻老师曾经治疗一个马钱子中毒案例，患者男性中年，患阳痿病，他医处以制马钱子3g，病家用口嚼服之，随后口麻、舌强、抽筋、体硬、不能行走，他人护送而来。处方乌韭30g，生甘草20g，生绿豆30g，防风10g，水煎药1剂病止，2剂安康。乌韭又名小叶野鸡尾，是万能解毒剂，各类古籍尚载有解诸药毒，可以试用。

四、小结

毒有内生之毒和外感之毒，内生之毒常为脏腑功能失调引起，可变火热邪毒，这类多为素体阴虚阳亢患者。另有素体阳虚患者，脏腑功能失调可产生湿毒、寒毒，本文论阳毒为主，阴毒今后专题再论。

外感之毒有六淫邪毒和疫疠之毒，六淫可化热传里，且每一邪毒可直接侵入相关脏腑，外毒入侵则变生为内毒，具有内外二毒共同特性，证候更为严重。疫疠之毒为特殊邪毒，具有剧烈的传染性。

特定的虫兽毒蛇毒和药食毒亦属外感之毒，其传变之迅速非六淫之所比，损害之严重亦非六淫所及。

各类毒素可导致人体组织脏器严重损害，甚至危及生命，但纠偏和纯化后也可有益于人体。内生火毒及六淫毒可在体内纠偏或纯化，而虫兽毒、药物毒多需在体外纠偏和纯化。另外，对于疫疠之毒及食物毒，目前尚无纯化的好方法。

正确认识毒的正反两方面，在于解毒纠偏及化毒为宝，并正确运用有毒药治疗疑难杂症，也就是说毒邪有伤害机体、损害脏器的一面，也可以纯化为能量和动力，激发人体潜能，以治疗宿疾顽疾。

第五节　解表通里法的解毒与排毒作用

在外科疾病的发生和发展过程中，应始终重视毒邪与正气的关系，不管是外感的邪毒还是内生之邪毒，其治疗都必须解毒和排毒。本文专门论述由外感邪毒所致疾病的解毒与排毒方法，即应用解表及通利二便的方法以达到解毒和排毒的目的。

一、外科表证与里证相联

外科和皮肤科的疾病大多发生于人体体表，故基本上都能呈现出形态上的表证，以及由邪毒而引起的全身性的表证。

太阳主表，统卫外之气。毒邪入经，太阳首当其冲。肌表是人体的卫外，所以外感邪毒侵犯肌表，不仅有红肿热痛的有形表证，而且还有发热、恶寒等卫表之证。若恶寒、发热、无汗、脉浮紧，为寒毒犯表实证，为人体卫气充实，腠理固实，营阴内守；若恶寒、发热、汗出、脉浮缓，为寒毒犯表虚证，为卫气不足，阳气不守，营阴外泄。太阳内属膀胱、小肠，膀胱为州都之官，气化出焉，外感邪毒不解，循经入腑，就可以出现阻碍膀胱气化的蓄水证，为寒热邪毒互结，阻滞膀胱气化，导致邪毒内蓄的里证发生。

太阳外感邪毒化热可循经传入阳明，出现气热外蒸的阳明经证，或出现气热内结的阳明腑实证，而气热外蒸更可耗伤津液，形成或加重气热内结的阳明腑实证。由于大便秘结不通而邪毒内蓄，邪毒内攻脏腑，可发生严重的全身性感染。

肺主气属卫，卫主卫外，卫分证是由于温热邪毒由口鼻而入，侵犯于肺，症见发热、微恶风寒、脉浮数等。肺合皮毛，皮肤、肌肉的感染势必影响肺卫的功能，病虽不由口鼻而入，而是温热邪毒侵犯皮毛，皮毛合肺，故亦侵犯肺经。卫表邪毒不解，侵入气分，形成气热外蒸或气热内结的里实热证，此与太阳经毒邪传阳明相同。卫分证可向气、营、血分传变，产生严重的全身性感染症状。

上述伤寒六经之太阳之表与卫气营血之卫分表证，其病位实际上是一致的，只不过是病邪性质不同，出现寒热证候差异而已。太阳为风寒邪毒所中，故以恶寒发热为主症；卫分为温热邪毒所中，故以发热重、微恶风寒为主症。由于外科外感邪毒常为多种不同性质的毒邪杂至，故没有绝对的风寒或风热之邪，故在临床上根据具体情况两种解表法常常互为补充应用。

二、解表通里法的解毒排毒机理

西医学把全身性感染分为菌血症、毒血症、败血症和脓血症。菌血症是细菌进入血液，但很快被消灭，只产生轻度的发热或恶寒症状，这相当于中医学的表证。毒血症是细菌的毒素进入血液循环，对血液产生毒害，发生持续性高热。败血症为细菌在循环血液中生长繁殖，发生稽留热型的寒战高热。脓血症为细菌栓子进入血循环，或随血循环停留于某些组织器官中，发生弛张热型的寒战高热。这三种全身性感染相当于中医学的气、营、血分证。

邪毒进入机体后的早期，大量的毒素可以经肾脏从小便排出，而到了中晚期则主要依靠网状内皮系统和肝脏的解毒功能了。从这里我们已经能够看出通利二便对于解毒排毒的重要性。

外科邪毒感染的早期属于菌血症，由于细菌及其毒素的刺激，产生表寒或表热之证。解表药具有发汗解热、增强体表循环、抗菌抗毒、镇痛等作用，发汗解热可降低机体过高体温和排除毒素，增强体表循环可以改善体表小动脉痉挛，使恶寒症状解除，抗毒抗菌可以消除致病因素，镇痛作用的发挥可以改善机体痛和抗痛平衡的失调。解表药的"解表"作用，可能就是上述药理作用的综合。

《黄帝内经》对于应用解表法治疗外科邪毒早有深刻的认识，"汗之则疮已"就是说通过发汗使侵入肌表、卫表的邪毒随汗出而解。因为外科的有形之表证较长时间都存在，再者肌表溃破外邪还会不断入侵，所以外科表证虽然会改变，但却存在时间长，所以决定了在较长时间内都要应用解表法。

阳明或气分的气热内结，大便不通，邪毒内蓄，可出现邪毒炽盛的里实热证。泻下法具有祛邪扶正的作用，可排除蓄积大便，避免自家中毒，具有排毒作用。邪毒侵入人体的中后期依赖网状内皮系统和肝脏解毒，若大便不通则肝脏解毒功能受影响，因此通大便具有促进肝脏解毒的作用。泻下法还具有诱导消炎作用，因为泄泻作用可反射性诱导其他部位炎症的消除。总之，通里法可以疏通脏腑，排泄内蕴之热毒，从而邪去毒消、脏腑安和、营卫昌盛。

太阳寒毒不化循经可侵入膀胱，使寒水毒邪凝结于内。又因"诸痛痒疮皆属于心"，心经火毒可移热于小肠下注膀胱，使膀胱积热，水液黏滞，导致小便短赤，使热水毒邪凝结于内。三焦亦为水之道路，三焦之湿热邪毒也可以注入膀胱，使湿热邪毒蕴结于内。采用不同的利尿方法均可以排除体内的邪毒，此与通便排毒意义同等重要。

由于外感邪毒产生的外科有形之表证可以较长时间存在，而且因为肌表溃破又可不断感染表邪，外科致病因素多为火毒，故传变较为迅速。基于上述原因，决定了解表通里法是治疗外科邪毒的主要法则。

《灵枢·本脏》说："肾合三焦膀胱，三焦膀胱者，腠理毫毛其应。"这说明了人体水脏、水腑、水道三位一体的气化功能，太阳经和皮毛疾病很容易影响肾与膀胱的气化功能，这不仅因为外邪可循经传入本腑，而且还可以表里相传直接入里。另外，太阳传阳明、卫分传气分所致的气热内结都循经而传，故外科表证很可能也很容易出现热结便秘，表里俱实之证发生较多，这就需要表里双解、内外分消，才能干净彻底地驱除毒邪。

三、解表通里法处方举例

《医宗金鉴·外科心法要诀》是一部总结清代以前中医外科经验的典籍，在论述外科的病因方面，认为"痈疽原由火毒生"，意思是火热毒邪为主要的直接病因，其他六淫之开始虽然不呈火象，但蕴久皆可化热化火，这与伤寒寒邪化热是同样的机理；再者，从疮疡的症状来看，大多有红肿热痛和溃腐流脓，而热胜则肉腐，肉腐才为脓，所以从症状上看实际也是火热证候。但由于表邪可不断侵入，因此既有化成火毒传里的里证，又有不断产生的新的表证，形成较为复杂的病因病机，因而《医宗金鉴》中解表通里的方法成为治疗外科疾病的一种法则，清热解毒是重要的环节，解表通里法也不例外，即把排毒与解毒结合起来。

四、注重疏通经络

外科病总的病机是经络阻塞、气血凝滞，这虽然是由于邪毒而引起，但解毒排毒也可以改善经络阻塞，因此在辨证用方中适当加上疏通经络、调和气血的药物，对逆转病机更为有利。

五、注意保胃气和存津液

因为解毒药多为苦寒之剂，久服易于伤败胃气，脾胃为气血化生之源，气血盛衰与否与外科疾病预后的关系极为重要，故解毒药虽能祛邪，亦能伤正，所以应处理好这一对矛盾的关系，做到祛邪而不伤正。解表发汗及通利二便易于耗伤津液，一方面血、汗、津液同源而耗伤气血，损伤正气，另一方面津液一伤则无水制火而使火毒更炽，因此发表通利排毒应预防耗伤津液。

综上所述，应用解表通里法解毒排毒，要把人、病、药三方面的关系摆正，既要解毒祛邪，又要护卫正气，在治疗过程中达到阴阳平衡，则能达到应用解表通里法解毒排毒以治愈外科疾病的目的。

第六节　中国蛇的分布概述

已知世界上现有蛇类3000多种，分别隶属18科，其中有毒蛇

600余种，而对人有致命危险的主要毒蛇有195种。在我国各省都有蛇的分布，但大部分蛇种集中于长江以南、西南各省，已知我国现有蛇类203种，其中毒蛇48种，而危害较大且能致人死亡的毒蛇主要有10种（眼镜蛇、眼镜王蛇、银环蛇、金环蛇、蝮蛇、尖吻蝮蛇、竹叶青、烙铁头、蝰蛇、海蛇）。

毒蛇咬伤在我国南方地区比较常见，但毒蛇在全国范围内均有分布。根据目前已知的毒蛇分布，结合各地蛇伤临床报道，我国各地区造成蛇伤危害的主要毒蛇种类从北到南大致可做如下划分：

①长江以北广大地区：主要毒蛇为蝮蛇，但在湖北北部及河南南部尚有尖吻蝮蛇、烙铁头及竹叶青，新疆西部尚有草原蝰。

②西南地区：指四川盆地及周围山区，云贵高原及横断山脉地区。主要毒蛇为蝮蛇、尖吻蝮蛇及烙铁头。

③华中地区：指长江中下游沿岸，向南达南岭山脉。在平原、丘陵地区主要为蝮蛇、眼镜蛇及银环蛇，在山区主要为尖吻蝮蛇及竹叶青等。

④华南地区：指南岭山脉及以南地区，包括台湾省及海南省，此外尚有云南南部、贵州南部南盘江及红水河流域河谷低地。主要毒蛇有眼镜蛇、银环蛇、金环蛇和眼镜王蛇、蝰蛇、尖吻蝮蛇、烙铁头、竹叶青。

⑤青藏高原及南海诸岛：青藏高原西部羌塘高原没有毒蛇。墨脱县境喜马拉雅山南域曾发现蝮亚科烙铁头属的山烙铁头、墨脱竹叶青等。南海诸岛除沿海有海蛇外，岛屿上没有陆生毒蛇。

第七节 毒蛇咬伤的处理误区

毒蛇咬伤的早期诊断与处理正确与否直接关系着患者的生命

安危。喻老师发现在临床治疗毒蛇咬伤的过程中仍然存在着一些误区，严重影响着患者的预后，值得引起关注。

误区一、一旦呼吸骤停，大剂量应用呼吸兴奋剂

被神经毒类毒蛇咬伤，病情严重的患者往往会出现呼吸浅而慢，甚至呼吸骤停。出现这种情况的主要原因是蛇毒阻断了神经肌肉接头的传递作用。呼吸兴奋剂不仅对此并无拮抗作用，还会增加机体对能量及氧气的消耗。因此，被毒蛇咬伤后出现的呼吸麻痹，主要是要解决呼吸肌的动力问题，应早期给予呼吸机支持。只有在病人的呼吸功能逐渐恢复并出现微弱的呼吸时，适量使用呼吸兴奋剂，才会对病人自主呼吸的恢复有所帮助，否则适得其反。

误区二、抗蛇毒血清用量大抗毒效果好

抗蛇毒血清是目前国内外公认的对抗蛇毒的特效药，其作用机理是中和未与靶器官结合的游离蛇毒，阻止蛇毒继续对人体造成损害。临床实践和动物实验都证实，用抗蛇毒血清治疗越早疗效越好。治疗剂量要足，原则上是指抗蛇毒血清的用量应超过被咬时注入的蛇毒量，才能彻底中和进入体内蛇毒素的毒性。因此，抗蛇毒血清用量应取决于蛇咬伤的注毒量。但实际上这个量难以测定，一般认为一支抗蛇毒血清足以中和一条毒蛇的毒力。国外最近提倡用小剂量抗蛇毒血清，认为剂量过大反而有害。

误区三、孕妇被毒蛇咬伤不能应用抗蛇毒血清

有人害怕抗蛇毒血清对孕妇和胎儿有影响，因而不敢对孕妇应用抗蛇毒血清。蛇毒（神经毒、血循毒、混合毒）和抗蛇毒血清制品对胎儿是否有损害，这是国内外蛇伤防治领域的一个研究热点。目前研究认为，蛇毒中的主要有毒物质不会直接通过胎盘屏障影响胎儿发育，但蛇毒可引起孕妇呼吸衰竭、肾功能衰竭、出血、溶血、DIC等，蛇伤并发症可引起胎儿宫内窘迫，导致流产、

早产、死胎，甚至母婴死亡。研究还证明，抗蛇毒血清制品的纯度高，中和力强，副作用少，是治疗孕妇毒蛇咬伤的安全特效药，关键是要尽早使用足量的有针对性的抗蛇毒血清。

误区四、儿童被毒蛇咬伤使用抗蛇毒血清剂量应比成人少

抗蛇毒血清治疗毒蛇咬伤有特效，其机理就在于抗蛇毒血清能中和未被结合的毒素，早期应用一支抗蛇毒血清就能中和一条相应毒蛇所释放的毒素。因此，老人、小孩、体弱者和健康成年人的抗蛇毒血清使用剂量是相同的，随意减少老人、小孩、体弱者的抗蛇毒血清使用剂量的做法是错误的。

误区五、使用促凝血药物

某些被五步蛇或蝰蛇咬伤的病人，常出现伤口出血不止或全身出血现象，甚至发生失血性休克。这时应用促凝血药，如止血敏、6-氨基己酸（EACA），或输新鲜血，往往难以达到预期的止血目的，甚至加重出血。这是因为这类蛇毒中含有凝血酶样酶成分和出血毒素，其中凝血酶样酶成分可直接作用于纤维蛋白原，使其变成纤维蛋白，进而引发消耗性凝血障碍；出血毒素可破坏毛细血管壁及其细胞间质的黏性物，使毛细血管壁的通透性增加而引起出血。蛇毒毒素未完全清除之前输入新鲜血液同样会被蛇毒破坏，起不到补充血容量的作用。正确的治疗方法是要应用足量抗蛇毒血清、肾上腺皮质激素和维生素C静滴，对流血不止的伤口可用浸有去甲肾上腺素的纱布外敷，外用绷带加压包扎。盲目应用抗凝血药物是无济于事的。

第八节　毒蛇咬伤运用结扎法的商榷

毒蛇咬伤多发生在患者的手足部，临床急救时患者或医师经常对咬伤的患肢进行结扎，如何正确地将这种方法运用于临床中，值得我们进一步商榷。

传统的观点认为局部结扎可以阻止或减慢蛇毒的吸收、扩散，以争取有效排毒或解毒治疗时间。蛇毒注入人体组织大约3分钟已有吸收，故应尽可能在被咬伤后2~3分钟内用手边的草、绳、布带或橡皮筋在伤口近心端结扎。如咬伤指、趾可结扎基节，手背咬伤应结扎前臂，前臂咬伤应结扎上臂，足背咬伤应结扎小腿踝关节上方，小腿咬伤应结扎大腿。结扎的松紧度以能阻断淋巴、静脉回流，但不妨碍动脉血的供应为度，并应每隔15~20分钟放松1~2分钟，以避免肢体因血液循环受阻而坏死。结扎直到获得有效的治疗后才可松解。临床实践证明，用绳结扎在手头上无任何急救设施时进行，可减慢蛇毒的吸收，为下一步有效的治疗和挽救生命赢得时间。

但由于手足部解剖特点为纤维隔样结构，血管细小，局部受伤后肿胀严重，神经、血管容易被压迫，使患肢循环障碍更加严重。此外，由于患者被蛇咬伤后多精神紧张，导致自行结扎时容易太久、太紧。在临床中发现，如果绑扎太紧可引起肢体坏死，特别是局部破坏性蛇毒往往引起绑扎下部大片组织坏死。此外，较大范围的过紧过久的绑扎，由于组织缺氧，局部血管极度扩张，渗透性也大大增加，蛇毒更容易进入血管而加快吸收。一旦松解，循环血量将大量滞留于伤肢局部，同时由于蛇毒及缺氧形成的大量组织破坏产物自伤肢进入血液循环，有引起休克的可能。

因此，目前推荐应用小夹板加弹力绷带固定法对毒蛇咬伤患者进行缚扎。这是一种新的改良的结扎法，其方法是用小夹板固定患肢，再用弹力绷带缠绕。运用这种方法可使患肢在绷带缠压下减慢血液流通，应用得当不会造成患肢缺血坏死。这种方法可应用的时间较长，可为治疗蛇伤争取时间，值得临床推广。

第九节　毒蛇咬伤局部是否都要切开

传统观点认为，被毒蛇咬伤后，都应该局部进行切开清创引流。不同的蛇种咬伤是否都应该千篇一律地无差别化地应用切开法，值得进一步商榷。

笔者认为，被眼镜蛇咬伤后，病人局部深层组织时有出现溶解坏死现象，当出现波动感时，应及时予以切开引流，切开前先做诊断性穿刺，探查是否有稀薄的朱砂色样液体。切开后先用双氧水、生理盐水冲洗，后用雷佛奴尔纱布填入伤口，使坏死组织液向外引流，有利于坏死组织的脱出。而尖吻蝮蛇、蝰蛇咬伤病人的肢体一般不宜切开，以免出血不止。若需切开引流，须待血液失凝控制后方可进行。但尖吻蝮蛇咬伤合并捻发音性蜂窝织炎和气性坏疽等应选择切开，虽然它可引起皮下或肌层下贯通性坏死，但其上部表皮尚完整健康，以往治疗采用纵深切开导致破坏甚大，严重影响愈合，可选择应用小切口开窗造瘘术，对口贯穿引流，不仅可排除坏死组织，而且还保护了大量的皮肤肌肉，大大地提高了康复率，从而有效地降低了伤残率。

蝮蛇咬伤由于局部以肿胀、青紫、疼痛为主，一般不会导致溃疡，因此临床上不必要广泛、过度切开，可选择在伤口周围用针刺数个小孔放出毒血即可，以免产生蛇伤局部肿痛消失而切开伤口仍未愈合的尴尬局面。

第十节　生肌术治疗蛇伤溃疡

蛇毒有关成分可造成组织溃疡，蛇毒破坏了血管，使坏死组织在恢复过程中供血不足，使肌肉、皮肤再生障碍，因此蛇伤的溃疡生肌必须彻底清除蛇毒及坏死组织，此即所谓"毒腐不去，新肉不生"。一般来说，肌肉细胞再生需要具备3个条件——有足够的血液供应，有良好的神经支配，有完好的神经底板。因此要注意改善蛇伤溃疡的微循环，给予一定的能量支持，这对肌肉的再生也非常重要。

中医治疗溃疡也是根据上述原则进行的，如分别针对不同症状，应用解毒排毒、益气补血、活血化瘀、化滞通络的治法，常用药物有党参、黄芪、白术、茯苓、当归、紫草、川芎、红花、厚朴、香附、广木香、砂仁、防风、白芷、金银花、连翘等。

中医外科更重视外用药生肌。配制外用生肌药，古人的原则是：①无皮不生肌，故应用象皮，也可用猪皮代替；②无血不生肌，应用蜂蜡；③用血肉有情之品，如爪甲、毛发之类；④活血生肌，应用乳香、没药、血竭、当归、紫草等；⑤解毒祛腐，用天花粉、连翘、轻粉、甘草等；⑥收敛生肌，用炉甘石、滴乳石等。大致生肌应遵守以上基本原则。

常用的生肌收口药有生肌散和八宝丹（掺药）、生肌玉红油膏和生肌白玉油膏。

应用方法是：待蛇伤溃疡脓腐已尽之时应用，可将掺药直接掺创面，外盖生肌散，或应用消毒纱条粘生肌散贴于溃疡面。

第十一节　蛇毒的用途

近年来，科研工作者对蛇的药用价值做了不断深入的研究，开始是利用蛇制造蛇粉、蛇酒，进而发展到对蛇毒的应用研究。临床证明，蝮蛇的原毒对治疗胃十二指肠溃疡及妇女功能性子宫出血等疾病均有很好的疗效，从蝮蛇原毒中分离提取出来的精氨酸酯酶具有明显的抗癌、抗凝血作用。此外，在治疗血栓闭塞性脉管炎、大动脉炎、高凝血症等疾病方面，也都展现了良好的前景。

1.清除衣服上的血渍

在加利福尼亚州阿拉罕市举行的美国化学学会一次学术会议上，一位化学家发表了一项令许多人惊讶的发现——佛罗里达州内的蝮蛇的唾液可以清除衣服上的血渍。虽然目前研究的结果显示，萃取到的毒蛇唾液中的酶只能清除衣服上部分而非全部的血渍，但是研究人员仍试着利用混合不同的酶，或尝试不同毒蛇的唾液来达到更好的清洁效果。

2.治疗重症急性胰腺炎

利用实验性胰腺炎大鼠胰腺微循环观察方法，有学者在国内外首先提出使用蛇毒抗栓酶与生长抑素联合治疗重症急性胰腺炎，客观评价蛇毒抗栓酶与生长抑素联合应用的疗效，为重症急性胰腺炎的早期保守治疗找到了一条新途径。

3.抗血栓

目前已研制生产出一种新的抗血栓蛇毒制品——注射用降纤酶，这种药品具有独特的降纤抗凝、去纤溶栓、舒张血管、抑制血小板聚集和降低血液黏度等功效，是预防和治疗血管性疾病的理想药品。蛇毒制剂被中国医学界用以治疗急性脑梗死及其恢复期，因为蛇毒制剂的主要作用机理是降低纤维蛋白原，防止血栓进一步加大。此外，蛇毒还有间接的溶栓作用。

4.抗癌

蛇毒抗癌有四方面作用：①镇痛；②提高患者免疫力；③防止癌细胞扩散；④"杀死"癌细胞，不杀伤正常细胞。蛇毒抗人癌裸小鼠移植瘤的初步实验显示它对人肝癌移植瘤有一定的治疗作用，肿瘤抑制率为63.7%。

蛇毒对癌症的治疗机理有以下6个方面：

（1）蛇毒中的蛋白质细胞毒素能对癌细胞产生亲和力，到达癌细胞周围，破坏其结构，直接杀死癌细胞。

（2）蛇毒中的蛇毒肽能使癌细胞的肽键断裂，使癌细胞分解，分解出的细胞因失去营养而死亡，成为死细胞。

（3）蛇毒中的克癌酶达到癌细胞周围后破坏癌细胞，达到阻抑癌细胞繁殖的目的。

（4）癌细胞通过新生血管转移到人体的其他部位，从蝰蛇毒中提炼出的抗凝血酶能固定癌细胞，起到防止癌转移的作用。

（5）疼痛是癌症最常见和最难忍受的症状，从眼镜蛇毒中提炼的神经毒具有较强的止痛效果，它可杀死癌细胞，减少癌肿占位压迫神经及浸润引起的疼痛，用药后既不像吗啡那样成瘾，也不产生耐药性，是止痛的良药。

（6）蛇毒含有大量人体必需的氨基酸、微量元素，用蛇毒后有滋补强壮、舒筋活络、增强免疫力的神奇功效。对身体虚弱的癌症患者来说，增强身体抗病力无疑是最好的营养剂。

第十二节　治蛇不泄，蛇毒内结；二便不通，蛇毒内攻

我国民间有"治蛇不泄，蛇毒内结；二便不通，蛇毒内攻"的治疗毒蛇咬伤利尿通便排毒的经验之谈。在长期的医疗实践中，古人认识到蛇毒在体内的传变和排泄规律，制定出通利二便的排毒方法。《外科证治全书·蛇咬伤》论祛毒散方治疗毒蛇咬伤时提到"毒尽从大小便排出"，说明大量的毒素必须排泄出去，帮助减轻体内的负担，避免蛇毒对人体的危害，所以必须把解毒和利尿通便排毒结合起来。现代研究表明，蛇伤早期蛇毒为游离之毒，70%可以从肾脏排出；蛇伤中后期蛇毒与靶细胞结合后，则须网状内皮系统和肝脏解毒。这更加科学地说明了通利二便可以起到

有效的解毒排毒作用。

因此，治疗毒蛇咬伤在应用清热利湿、泻火解毒的中草药时，需要考虑联合应用具有通利二便作用的药物，如清热利尿的车前草、鱼腥草、苦参、山栀子、滑石、甘草，渗湿利尿的茯苓、泽泻、木通、石韦、海金沙、灯心草，凉血利尿的白茅根、赤小豆、川牛膝、生地黄，化气利尿的制附子、肉桂、槟榔、台乌药，通利大便的大黄、芒硝、厚朴、枳实等。

第十三节 青木香解毒汤等综合治疗神经毒蛇咬伤15例分析

1.临床资料

随机抽取1984~1985年间我院银环蛇咬伤住院病历15例，其中男性11例，女性4例。年龄最大65岁，最小8岁。咬伤时间均在24小时以上，其中24小时5例，30小时5例，36小时3例，40小时2例。15例患者都有瞳孔缩小、眼睑下垂、张口伸舌困难、颈强、胸廓运动障碍或呼吸麻痹及其他并发症。

2.治疗方法

由于1984~1985年间我院尚未引进抗银环蛇毒血清，治疗主要采取内服中药青木香解毒汤及静脉点滴激素为主要方法，并针对不同的并发症对症治疗。

青木香解毒汤由青木香10g，半边莲15g，七叶一枝花15g，防风10g，僵蚕10g，蜈蚣2条，五灵脂10g，川芎10g，制马钱子1.2g，法半夏6g，瓜蒌10g，川黄连10g组成。24小时之内煎服2剂，共煎煮4次，煎出液1500~2000mL。开始每小时服药100mL，连服6次；以后每小时服药50mL，或用胃管点滴。

激素选用氢化可的松200~300mg/d，或地塞米松10~20mg/d，同时应用能量合剂及其他对症处理。

外用采用雄黄、明矾、七叶一枝花、青木香各等分研极细末组成的四味拔毒散，用食醋稀调外搽。

3.疗效观察

15例银环蛇咬伤患者经口服青木香解毒汤等综合治疗后，其神经毒症状一般在治疗1小时即有改善，其改善较快的是瞳孔缩小和张口困难，改善较慢的是眼睑下垂和颈强，胸廓运动障碍一般在5~6小时之后有明显改善，现列表4-1分析如下：

表4-1　15例银环蛇咬伤患者口服青木香解毒汤等疗效观察表

	瞳孔缩小	张口伸舌困难	胸廓运动障碍	颈强	眼睑下垂	
服药1小时后	开始扩大7例	张口扩大半指7例	膈肌、肋间肌运动轻度恢复10例		改善3例	改善3例
服药6次，治疗6小时以后	扩大10例	指5例，1指5例	恢复较好10例，一般性改善5例	改善5例	改善5例	
服药12次，治疗12小时后	全部扩大	全部扩大2指	15例患者胸廓运动基本正常，呼吸困难明显改善	基本改善10例		基本改善10例
服药3天，治疗72小时后	瞳孔全部正常	张口伸舌全部正常	15例患者外周性呼吸运动正常	基本正常10例		基本正常10例

从表中可以看出，青木香解毒汤等综合治疗对于扩瞳和张口

伸舌疗效最为理想，对于恢复外周性呼吸运动有显著疗效；对颈强和眼睑下垂疗效一般，1/3的患者治疗3天后仍不能奏效，有的要经过较长的时间才能恢复，个别患者可留下眼睑下垂的后遗症。

4.讨论

（1）在没有使用抗银环蛇毒血清的条件下，解银环蛇神经毒主要依赖口服或胃管点滴中药青木香解毒汤。通过15例疗效观察可以看出，此汤药具有抗神经毒的特殊功效。其治疗机理可能是：

①青木香古称开眼药，可以治疗蛇伤瞳孔缩小，其药理作用有可能是使神经毒毒性降解，或此汤药可阻止蛇毒对靶细胞的作用，故不仅可扩瞳，同时也可扩口、扩胸，恢复神经与肌肉的运动功能。

②半边莲、七叶一枝花是解蛇毒专药，可降低蛇毒的活性，同时可调动网状内皮系统的吞噬和解毒功能。

③防风、僵蚕、蜈蚣都是祛风解毒药，神经毒相当于中医学的风毒，故以祛风解痉而对抗。

④五灵脂、川芎活血化瘀，"治风先治血，血行风自灭"。

⑤制马钱子含士的宁碱，能兴奋脊神经及骨骼肌，以对抗神经毒对靶细胞的作用。

⑥法半夏、瓜蒌、川黄连为小陷胸汤，可宽胸开结而兴奋外周性呼吸运动，有助于改善外周性呼吸麻痹，恢复胸廓运动。

本方为中西医结合制方，无论从中西医的角度来分析，都符合银环蛇的毒理病理。本方对于神经毒具有解毒和抗毒两个方面的共同作用。

（2）外用药中的雄黄、明矾为二味拔毒散，常用于外搽治嗜神经病毒的带状疱疹，加上七叶一枝花和青木香，合为四味拔毒散，外用于治疗神经蛇毒，使局部的蛇毒得到破坏和清除，这样可以减轻神经毒的全身症状。

第十四节　家有半边莲，可以伴蛇眠

半边莲，又名急解索、细米草、半边花、水仙花草、镰么仔草等，桔梗目、桔梗科、半边莲属多年生小草本植物，生于水田边、沟旁、路边等潮湿之地，产于我国长江中下游及以南各省区。全草入药，具有利尿消肿、清热解毒等功效，能治疗大腹水肿、面足浮肿、痈肿疔疮、蛇虫咬伤等。古语有云："家有半边莲，可以伴蛇眠。"

中医学认为，半边莲味甘辛、性寒，有清热解毒、利水消肿的功能。《本草纲目》曰："治蛇虺伤，捣汁饮，以滓围涂之。"《陆川本草》曰："解毒消炎，利尿，止血生肌。治腹水，小儿惊风，双单乳蛾，漆疮，外伤出血，皮肤疥癣，蛇蜂蝎伤。"现代药理研究显示本品主要含半边莲碱，具有抑菌、抗蛇毒、呼吸兴奋、止血等作用，运用于治疗毒蛇咬伤，可口服及外用，口服常用鲜半边莲50~100g，绞汁或煎汤内服，外用方法是常规清创后用半边莲适量加少许食盐捣烂成泥状，围敷伤口周围，每日换药2次。

第十五节　717解毒合剂和九味消肿拔毒散方解

蝮蛇蛇毒属混合毒，中医学称之为风火毒。蝮蛇咬伤人体后，风火二毒乘隙入侵，壅滞局部使经络闭阻，毒瘀互结患部致肿胀、疼痛、溃烂；风性善行数变，可闭阻经络，深中脏腑；火性生风动血、耗津伤阴；风毒偏盛，每多化火，火毒炽盛，极易生风，风火相煽，使邪毒鸱张。故本病辨证治疗以清热解毒、凉血息风为法。法随证立，方从法出。喻文球教授根据多年的临床实践经验总结出717解毒合剂及九味消肿拔毒散内外合治蝮蛇咬伤，疗效显著。

　　717解毒合剂由七叶一枝花、半边莲、金银花、野菊花、黄连、黄柏、紫花地丁、蒲公英、防风、蝉蜕、白芷、车前草、生大黄等13味药物组成。方中七叶一枝花在《本草纲目》中记载："蛇虫之毒，得此治即休，故又名蚤休。"本品苦辛寒、有毒，功能清热解毒。半边莲气味辛平，无毒，可清热解毒、利尿消肿，《本草纲目》云："治蛇虺伤，捣汁饮，以滓围涂之。"二者是治蛇伤、解蛇毒必用专药。金银花、野菊花、蒲公英、紫花地丁、黄连、黄柏为五味消毒饮和黄连解毒汤加减化裁而来，功能清热泻火、凉血解毒。蝉蜕、防风、白芷能够祛风解毒、通络止痉以对抗神经毒，现代药理研究证实蝉蜕醇提物能使小鼠的自发活动减少，延长戊巴比妥钠睡眠时间，有显著的镇静作用；防风中所含的佛手柑内酯、花椒毒素、异欧前胡素乙对兔回肠具有明显的解痉作用；《本草纲目》中明确记载白芷能治"蛇伤，刀箭金创"。"治蛇不泄，蛇毒内结""二便不通，蛇毒内攻"，故用车前草、生大黄通利二便，排毒外出。

　　风性善行数变，邪毒闭肺致胸廓运动障碍，呼吸困难，可加瓜蒌、法半夏，合方中之黄连为小陷胸汤，以开郁宽胸散结；火毒伤肾致尿少、尿闭、蛋白尿、血尿时，加琥珀、白茅根、益母草、赤小豆、丝瓜子、海金沙等以护肾、利尿、排毒；风火毒邪客入营血，耗血动血时加清营汤、水牛角地黄汤、安宫牛黄丸等以清营凉血解毒。

　　综上所述，717解毒合剂制方思想抓住了解毒和排毒两点，根据风火邪毒的偏重，临床上或侧重祛风，或侧重泻火，或二者同用，予以灵活论治。

　　九味消肿拔毒散是由七叶一枝花、雄黄、黄柏、五灵脂、明矾、川芎、天南星、白芷、芒硝九种药物共研细末而成。七叶一枝花可解毒化瘀，是解蛇毒、治蛇伤必用专药；雄黄和明矾为二味拔毒散的组成，能抗毒、拔毒，上三药共为君药，功能解毒拔毒。方中臣药为白芷、天南星、黄柏、芒硝，功能祛风泻火以解毒。川芎、五灵脂行气活血为佐药，使气血畅行，毒瘀自化。此外，七叶一枝花配伍雄黄能护心平肝、解毒燥湿；雄黄配伍五灵脂可加强解毒化瘀止痛作用；雄黄与川芎相配可解毒、活血、祛风；芒硝配伍黄柏可解毒、散瘀、消肿；白芷可散气分之结，川芎能散血分之瘀，二者配伍可增强行气活血祛风之功效；明矾与芒硝相配还能加强外用药渗透吸收，使药力直达病所。全方共奏祛风泻火、解毒抗毒、消肿定痛之功，制方指导思想抓住了蝮蛇咬伤局部症状的病机是毒、瘀、肿、痛，重视解毒、化瘀、消肿、止痛药物的有机结合和相互协调，故能够有效治疗蝮蛇咬伤的局部症状。

第十六节　箍毒拔毒灸治疗蝮蛇咬伤的疗效观察

　　蝮蛇咬伤是我国南方地区常见的严重影响劳动人民生命的灾害性疾病。蝮蛇的蛇毒是一种复杂的蛋白质混合物，内含神经毒素、血循毒素及各种酶等有毒成分，它进入人体后迅速经淋巴和血液循环吸收。抗蛇毒血清的使用大大降低了蝮蛇咬伤患者的死亡率，但局部肢体伤残率并没有降低。因此，早期及时有效地局部破坏蛇毒、防止其吸收仍然是治疗毒蛇咬伤的关键。本科是国家中医药管理局毒蛇咬伤重点专病建设科室，笔者在临床研究过程中针对上述问题，于2006年3月~2007年8月应用箍毒拔毒灸局部破坏蛇毒治疗蝮蛇咬伤，取得满意疗效，现报道如下。

1. 临床资料

　　70例均为江西省中医院中医外科住院病人，随机分成2组，治疗组35例，男19例，女16例；年龄18~59岁，平均（36.7±14.1）

岁；病程1~6小时，平均（2.66±1.33）小时。对照组35例，男18例，女17例；年龄19~58岁，平均（39.2±13.8）岁；病程1~6小时，平均（2.71±1.37）小时。两组性别、年龄、病程及病情程度经检验差异均无统计学意义，具有可比性。

2. 诊断标准

所选病例均符合蝮蛇咬伤诊断标准。

3. 纳入标准

（1）符合蝮蛇咬伤的诊断标准。

（2）蝮蛇咬伤的早期患者，咬伤时间小于12小时。

（3）年龄在18~60岁。

（4）无严重心、肝、肾、血液系统的损害。

4. 治疗方法

两组均按蝮蛇咬伤的常规处理：

（1）咬伤局部常规消毒，对准咬伤部位做"十"字皮下切开，用双氧水冲洗。

（2）应用抗蝮蛇蛇毒血清6000U加入生理盐水中静滴，如血清过敏则按脱敏法处理。

（3）常规应用激素、抗生素、能量合剂等。

（4）口服季德胜蛇药片，首次服20片，后每隔6小时服10片。

（5）治疗组加用箍毒拔毒灸，具体操作方法为：先用本院院内制剂九味消肿拔毒散（批号：040827）醋调外涂蛇咬伤创口周围及肿胀青紫处，涂药范围超出1~2cm，创口中心用雷佛奴尔纱条保持湿润引流。涂药后认定伤口处及局部肿胀、疼痛、青紫的四周边缘，先行环形箍毒灸，使邪毒箍束在病变范围内，并依次向心性环形走向由外而内数次箍毒至病变中心，再用明火艾条由低至高数次拔引邪毒外出。每日灸3次，连灸3天。

5.观察方法

记录治疗前后患者局部症状（肿胀程度、疼痛程度、瘀斑面积、溃烂程度）及全身体征，设计症状与体征积分表，按4级（0~3）评分记录法。根据治疗前后症状与体征的积分，按下列公式计算积分指数：

症状与体征积分=（治疗前积分-治疗后积分）/治疗前积分×100%。

以3天为1个治疗周期，两组病人在2个周期后进行疗效评价。并对两组病人随访1个月，对疼痛、肿胀及瘀斑消退时间进行比较。

6.疗效评定标准与结果

目前国内对毒蛇咬伤尚未制定统一疗效标准，本科参照中医病证诊断疗效标准（1994年1月国家中医药管理局颁布实施），并适当修改，制定了毒蛇咬伤疗效评定标准。

治愈：全身与局部症状消失，伤口愈合，症状与体征积分指数>90%。

显效：全身与局部症状明显减轻，伤口基本愈合，积分指数>60%。

有效：全身与局部症状减轻，伤口未完全愈合，积分指数>30%。

无效：全身与局部症状无明显改善，积分指数<30%。

总有效率为治愈率加显效率。

7.结果

两组疗效比较，治疗组35例，治愈23例，显效10例，有效2例，无效0例。对照组35例，治愈18例，显效9例，有效7例，无效1例。治疗组总有效率为94.28%，对照组总有效率为77.1%。经X^2检验，两组总有效率比较差异有显著性意义（X^2=4.2，$P<0.05$），

治疗组优于对照组。

两组治疗前后局部症状积分比较见表4-2。经差值t检验，两组治疗前后局部症状积分差异有显著性意义（P<0.05）。

表4-2　两组治疗前后局部症状积分比较（x±s）

组别	n	治疗前	治疗后
治疗组	35	12.94 ± 3.77	3.98+2.64
对照组	35	13.12+3.83	8.76+2.95

注：与本组治疗前比较，*P<0.01；与对照组比较，△P<0.05。

两组病人局部疼痛、肿胀及瘀斑消退时间比较见表4-3。

表4-3　两组疼痛、肿胀及瘀斑消退时间比较（天，x±s）

组别	N	疼痛消退	肿胀消退	瘀斑消退
治疗组	35	1.35 ± 1.57	4.18 ± 1.89	14.26 ± 4.15
对照组	35	4.36 ± 2.03	7.24 ± 2.07	20.07 ± 5.11

8.讨论

蝮蛇咬伤患者经过及时的抗蝮蛇蛇毒血清治疗后多无生命危险，但局部肢体伤残率依然很高，这也是治疗后期困扰医生和患者的常见问题。因此，早期及时有效地局部破坏蛇毒，阻止蛇毒的局部和全身吸收，依然是防止蛇毒对人体产生毒性损害的关键。本科针对上述问题，在治疗蝮蛇咬伤30多年的临床经验中，总结出箍毒拔毒灸疗法能够有效治疗蝮蛇咬伤。

箍毒拔毒灸在明代陈实功的《外科正宗》就有详尽的论述："凡疮初起，惟除项之以上，余皆并用火灸。盖艾火拔引郁毒，透通疮窍，使内毒有路而外发，诚为疮科首节第一法也，贵在乎早灸为佳。"箍毒拔毒灸疗法是先用本院自制的九味消肿拔毒散外涂创口局部，它是由七叶一枝花、雄黄、五灵脂、天南星、川芎、黄柏、白芷、明矾、芒硝等九味药物组成，用醋调外敷局部，首先具有箍围药箍束蛇毒的作用，使蛇毒束于局部，不得扩散；其次，药物本身还具有解毒拔毒、泻火祛风、祛湿化瘀、消肿定痛的作用，能够有效地对抗蝮蛇咬伤之风火二毒。加用艾灸局部治疗，具有宣通毒滞、畅行营卫、拔毒于外的作用，即所谓"散其毒，移重就轻，转深于浅"的作用。此外，热灸还具有令众毒不能行、有效破坏蛇毒而使之失去毒力的作用，这与蛇毒毒蛋白加热可使其凝固而失去毒力的原理基本一致。此外，通过灸法宣通气血，畅行营卫，改善毒瘀互结，终止其化热生风、走窜四注的病理变化，即通过灸法调动全身及局部免疫功能，使网状内皮系统等加强解毒抗毒的作用。

综上所述，箍毒拔毒灸疗法的指导思想是抓住了蝮蛇毒局部症状的病机毒、瘀、肿、痛，重视局部的解毒化瘀、消肿止痛的综合治疗，把消散局部症状与破坏蛇毒作用、箍毒、拔毒、抗毒等有机地结合起来了。箍毒拔毒灸治疗蝮蛇咬伤具有有效改善局部症状、恢复患肢功能、缓解患者病痛、提高治愈率、缩短病程的作用。

第十七节　刺血拔罐配合九味消肿拔毒散治疗蝮蛇咬伤临床体会

抗蛇毒血清是以抗原抗体的原理制备的药物，能专一性结合蛇毒，使之失去毒性，达到清除患者体内蛇毒的目的，目前在治疗蛇伤中还没有其他药物能超过抗蛇毒血清的疗效。但由于蛇毒成分复杂，单一的血清抗体难以治愈蛇毒引发的全部不良反应。蝮蛇蛇毒中的血循环毒素能引起组织水肿、出血和坏死，中毒后期的症状尤其以肿胀为明显表现，一般被咬伤后2~4天为水肿高峰期，瘀肿可向周围扩散，甚至漫及整个伤肢，肿胀过程一般持续4周左右，严重影响患者劳动能力与生活质量。在治疗蝮蛇咬伤后期局部瘀肿中，应用刺血拔罐法配合九味消肿拔毒散疗效确切。兹陈3例，以飨同道。

1.典型病例

【病例1】患儿万某，1岁，因左足被蝮蛇咬伤致肿痛8小时收入住院。来院之前在当地医院予以抗蝮蛇蛇毒血清等常规治疗，病情稳定。但患肢高度肿胀疼痛无好转，入夜尤甚，夜寐欠安，转至我院。在住院当日开始对患儿进行刺血拔罐法治疗，用局部取穴法，以肿胀处作为针刺穴位，用三棱针点刺出血或用皮肤针叩刺出血；其后再将火罐吸拔于点刺的部位，留罐2~5分钟，放血量约5mL。在第一次放血之后，患肢肿胀程度就明显减轻，皮肤光亮度减轻。隔日再行刺血拔罐法，每日2次外敷九味消肿拔毒散。治疗3次后，患儿患肢基本恢复正常。

【病例2】患者赖某，男，30岁，因右足被蝮蛇咬伤致肿痛3天收入住院。入院症见：患者精神疲乏，表情痛苦，右足高度肿胀、青紫、疼痛，肿痛上延至右膝关节，行走不利，无头晕、胸闷、气短、恶寒发热等全身症状，二便正常，舌红，苔黄，脉弦。住院当日开始运用刺血拔罐法联合九味消肿拔毒散治疗，选取穴位为阿是穴和八风穴，刺血拔罐法每日1次；九味消肿拔毒散外敷每日2次。连用5天，患者痊愈。

【病例3】患者杨某，女，68岁，因右手指被蝮蛇咬伤致肿痛14天收入住院。患者在当地予以抗蝮蛇蛇毒血清等常规治疗，并经过民间医生诊治，予以中草药外敷，在当地卫生所进行抗炎治疗后，患者右手肿痛未见好转，来我院求治。入院症见：患者精神一般，右手背红肿、疼痛，皮色光亮，肿痛上延至肩关节，腋窝淋巴结肿大，无头晕、胸闷等症状，二便正常，舌红，苔薄黄，脉弦。治疗方法基本同上，取阿是穴进行刺血拔罐，并在四缝、八邪等穴位放血，此法每日1次；同时每日2次外敷九味消肿拔毒散。7天后症状消失，治愈出院。

2.讨论

（1）蛇毒致肿机理：蝮蛇蛇毒含有血循毒素及多种酶（蛋白水解酶、透明质酸酶、磷脂酶A、三磷酸腺苷酶等），作用于局部组织，导致血管内皮细胞受损，组织水肿、变性、坏死，形成溃疡。其咬伤所致的局部肿胀、疼痛、出血等症状明显，如处理不当，易致患肢伤残等严重后果。抗蝮蛇蛇毒血清在治疗蝮蛇咬伤中有着不可替代的作用，它能最大限度地分离体内的蛇毒。但是在运用了抗蝮蛇蛇毒血清后，患者后期仍会出现局部瘀肿、疼痛等症状，给患者带来巨大痛苦。

（2）疗法操作常规：运用刺血拔罐疗法联合九味消肿拔毒散治疗蝮蛇咬伤患者后期局部瘀肿疼痛症状临床疗效明显。刺血拔罐法又称刺络拔罐法，即在局部皮肤消毒后，用三棱针点刺出血或用皮肤针叩刺出血后，再将火罐吸拔于点刺部位，增加出血量，以加强刺血治疗的作用。一般刺血拔罐留罐时间为2~5分钟。放血前在放血部位用75%酒精棉球进行消毒，观察患者是否有晕针等现象；血流停止后，用生理盐水棉球擦拭针刺局部皮肤以清除血污，其后用碘伏棉球进行擦拭以防感染，最后用小纱布进行包扎。一般一次放血部位以2~3个为宜，主要取穴部位以局部肿胀处为主，上肢肿痛常配合四缝、八邪等穴放血，下肢肿痛常配合八风等经外奇穴放血。使用刺血拔罐法以每日1次为宜。配合外用我院治疗蛇伤经验方九味消肿拔毒散（本院研制，批号：040827；由七叶一枝花30g，雄黄8g，天南星8g，川芎8g，黄柏10g，白芷10g，明矾8g，芒硝10g，五灵脂8g等九种药物组成，具有解毒消肿、活血止痛的功效）适量，加少许食醋以消毒纱布外敷患部，每日早晚各1次。

（3）注意事项：此法适应证为蝮蛇咬伤患者后期的局部肿胀、

疼痛症状。禁忌证为患处有水疱、血疱或者溃烂者。全身症状严重的患者，例如急性肾功能衰竭等，以及糖尿病病人等，皆须慎用。若患者发生晕针现象（出现脸色苍白、大汗淋漓、心慌、头晕、脉速等表现），应立即出针止血，令患者平躺。晕针轻者休息片刻或服用热糖水后可自行恢复；重者当立即给予吸氧，指压刺激水沟穴；若仍不能缓解，应立刻进行急救处理。

3.结语

刺血拔罐疗法具有通经活络、开窍泻热、消肿止痛等作用；九味消肿拔毒散是我院治疗蝮蛇咬伤经验方，具有较好的解毒消肿、活血止痛作用，二者联用治疗蝮蛇咬伤后期局部肿痛疗效确切，值得临床推广应用。

第五章 医案精选

病案1 五步蛇咬伤临床报告

1.临床资料

龙某，男，18岁，学生，吉安峡江马埠镇人。

因"右足后缘被五步蛇咬伤28小时伴出血"，于2006年8月1日00：45以"五步蛇咬伤，失血性休克"急诊入院。

患者于7月30日晚20：30左右，不慎被五步蛇咬伤右足后缘，即在民间医生处外敷草药，约2小时后因胀痛难忍，自己用刀片扩创，导致出血不止，家属述已出新鲜血2500mL。今日入我院前在峡江医院静脉输液，具体药名不详，输血500mL（2袋血，血液成分不详），下午排尿1次，尿量较多。于今中午急送我院求治，以"五步蛇咬伤，失血性休克"急诊入院。入院时症见：右足布条缚扎伤口，布条呈血性，伤口渗血鲜红，创面上亦可见10mL鲜血。无恶寒发热，无自汗盗汗，纳差，小便解1次，量多，大便未解，精神萎靡，睡眠欠佳。

既往身健，否认传染病及心脑血管疾病史，否认药物过敏史。

体征：T36.5℃，P115次/分，R20次/分，BP84/64mmHg。

查体见神志清楚，精神萎靡，形体偏瘦，面色萎黄，贫血貌，活动受限，自动体位，抬入病房，查体合作，语言清晰，呼吸均匀，无呕吐、气喘，无异常气味，舌质红，苔薄，脉数。全身无黄染及淋巴结肿大。心肺听诊无异带，肝脾肋下未触及，神经系统检查无异常。

实验室检查：入院时急查项目：

血Rt：RBC2.68×10^{12}/L，HGB77g/L，PLT67×10^9/L，WBC14.9×10^9/L，N83%，L15%，M2%。

血K$^+$4.9mmol/L，Na$^+$130mmol/L，Cl$^-$88mmol/L，Ca^{2+}2.0mmol/L。

血CO$_2$CP18.0mmol/L，血BUN7.1mmol/L，Cr119.8mmol/L。

心电图示：窦性心动过速。

入院诊断：五步蛇咬伤，失血性休克。

处理：

（1）按中医外科一级护理，软食，病危通知。

（2）卧床休息，饮食清淡。

（3）持续低流量吸氧，心电监护，2小时测BP，P，R1次，记24小时尿量。

（4）止血及支持等常规治疗（止血敏4g，止血芳酸0.3g，VitK$_1$30mg，立止血1kU，能量合剂等）。

（5）输血（同型红细胞悬液2U）。

（6）抗毒、抗炎、护胃（地塞米松10mg，注射用头孢曲松钠1g，替硝唑0.8g，甲氰咪胍1.2g）。

（7）中药治疗以清热解毒为主：龙胆草15g，山栀子15g，黄柏10g，金银花15g，地丁草10g，蒲公英15g，半边莲15g，半枝莲15g。水煎服，日1剂。

【病情演变】

8月2日：患者右足皮肤发黑，渗血基本控制，小腿见十余枚水疱、血疱，24小时尿量3700mL，色淡黄，舌质红，苔薄黄，脉弦数。急查血Rt结果：RBC2.68×10^{12}/L，HGB44g/L，PCT28×10^9/L，WBC25.90×10^9/L，N81.7%，L8.4%，一附院PT系列：PTSEC13.6秒，APTT、TT、Fib2分钟以上，D-Dimer阳性。

病情处于毒素所致的出血，DIC前期，高凝血期。

处理：输"B"型混悬红细胞2U，输"B"型血小板10U，加静注血塞通针400mg，局部用3%双氧水清洗、0.5%甲硝唑湿敷。

8月3日：生命体征平稳，BP109/65mmHg，P79次/分，R22次/分，T36.7℃，血氧饱和度100，右足渗血停止，左上肢见片状瘀斑（针刺处），早6点急查血Rt：RBC1.56×10¹²/L，HGB55g/L，PCT32×10⁹/L，WBC17.7×10⁹/L，N76%，L23%，M1%，血K⁺3.7mmol/L，Na⁺135mmol/L，Cl⁻103mmol/L，Ca²⁺2.0mmol/L。9点查血Rt：RBC1.64×10¹²/L，HGB49g/L，PCT29×10⁹/L，WBC16.40×10⁹/L，N83.8%，L10.2%，肾功能及尿Rt正常。一附院PT系列：PT1分钟以上，APTT、Fbg、TT无结果，D-二聚体阳性，3P试验阳性，心电图正常。DIC，消耗性低凝期。

处理：继续输血（"B"型混悬红细胞2U和"B"型血小板10U），加静注6-氨基乙酸针6g，中药以凉血解毒为主，处方：生地黄20g，丹皮15g，赤芍15g，五味子10g，旱莲草20g，白茅根30g，紫草20g，半边莲20g，石斛20g，西洋参15g，麦冬15g，七叶一枝花15g，金银花15g。水煎服，日1剂。

8月4号：精神有所好转，BP117/50mmHg，P76次/分，R20次/分，T36.5℃，24小时尿量5400mL，色淡黄。急查血Rt：RBC2.01×10¹²/L，HGB60g/L，PCT36×10⁹/L，WBC13.0×10⁹/L，N73%，L25%，M2%，肾功能及电解质正常。一附院PT系列：PTSEC56.8秒，APTT大于2分钟，Fbg、TT无结果，D-二聚体阳性，3P试验阴性。DIC，继发性纤溶期。

处理：停输血小板，改输"B"型新鲜冰冻血浆800mL（分2次）及"B"型洗涤红细胞1U，6-氨基乙酸增加到8g，停止血敏、立止血，将止血芳酸加到0.4g，每8小时1次，甲氰咪胍改为洛赛克40mg静注。

8月5日：患者精神好转，皮肤黏膜未见新发瘀斑及出血点，创面未见出血。BP110/54mmHg，P78次/分，R20次/分，T36.9℃，

24小时尿量5700mL，色淡黄。血Rt：RBC1.71×10^{12}/L，HGB52g/L，PCT29×10^9/L，WBC13.60×10^9/L，N78.2%，L12.4%。一附院PT系列：PTSEC 1分钟以上，APTT大于2分钟，Fbg、TT无结果，D-二聚体阳性，3P试验阴性，尿酸155μmol/L，尿Rt正常，肝功能：TP59g/L，ALT59U/L，AST57U/L。

处理：停纳洛酮，将生脉针40mL每日1次改为每日2次，加5%碳酸氢钠50mL静注。

8月6日：精神继续好转，面色转荣，唇黏膜苍白明显好转，24小时尿量5500mL，色淡黄。BP：103/49mmHg，P77次/分，R18次/分，T36.7℃。血Rt：RBC2.03×10^{12}/L，HGB58g/L，PCT15×10^9/L，WBC14.2×10^9/L，N62%，L30%。一附院PT系列：PTSEC 2分钟以上，APTT大于2分钟，治疗同前。

8月7日：患者24小时尿量5500mL，色淡黄，大便已解，色黄成形。BP115/65mmHg，创口无继续出血现象，肿胀好转，水疱、血疱也已消。复查血Rt：RBC2.45×10^{12}/L，HGB76g/L，PCT32×10^9/L，WBC17.30×10^9/L，N67.3%，L22.8%。一附院PT系列：PTSEC 1分钟以上，APTT大于2分钟，Fbg、TT无结果，D-二聚体阳性，3P试验阴性。肾功能及电解质均正常。

处理：停输"B"型洗涤红细胞，输"B"型新鲜冰冻血浆改为隔日使用400mL。

8月8日：生命体征平稳，创面好转，无新发出血，纳可，二便正常，舌质淡苔薄，脉弦。复查PT>1分钟。

处理：停病危，改病重，停一级护理，给二级护理，停心电监护。

8月10日：精神可，生命体征平稳，创面无出血，愈合良好，左前臂出血斑遗留色素沉着，患肢咬伤处仍肤色发黑，无渗液及异味。24小时尿量3900mL，解大便3次，色黄。复查血Rt：

RBC2.75×10^{12}/L，HGB82g/L，PCT85×10^9/L，WBC19.5×10^9/L，N78.2%，L13.5%。一附院PT系列：PTSEC 1分钟以上，APTT大于2分钟，Fbg、TT无结果。心电图正常。

处理：测BP、P、R，每4小时1次，停替硝唑，地塞米松减量为7.5mg，止血芳酸减量至0.3g，每12小时1次，停输血浆，加血塞通400mg静注，每日1次。

8月11日：复查血Rt：RBC2.87×10^{12}/L，HGB88g/L，PCT90×10^9/L，WBC21.10×10^9/L，N80.4%，L10.0%。肝功能：A/G1.48，ALT152U/L，AST61U/L，GGT52U/L，尿Rt正常。

处理：加护肝片，按说明服用。

8月12日：患者创面干燥、脱屑，无渗血，肿胀继续减退，上见色素沉着，24小时尿量4200mL，解大便500g左右。

处理：将生脉针及泛生舒复改为每日1次。

8月14日：复查血Rt：RBC3.06×10^{12}/L，HGB95g/L，PCT143×10^9/L，WBC25.1×10^9/L，N77%，L20%，M3%。我院PT系列：PTSEC12.80秒，APTT31.50秒，Fib0.82g/L。

处理：将止血芳酸0.3g每12小时1次改为每日1次，停注射用头孢曲松钠。

8月16日：患者创面愈合，肿胀也基本消失，皮肤遗留色素沉着。复查血Rt：RBC4.09×10^{12}/L，HGB110g/L，PCT212×10^9/L，WBC22.5×10^9/L，N75%，L22%，M3%。我院PT系列：PTSEC12.50秒，APTT27.30秒，Fib1.01g/L。心电图正常，胸部正位片示两肺纹理粗乱。

处理：停止血芳酸和VitK$_1$。

8月17日：患者神清，精神佳，24小时尿量3700mL，大便平。BP120/60mmHg，创面痊愈，仅见色素沉着，肿胀消失。

处理：地塞米松减量至5mg，另外早餐后8点加强的松5mg口服，每日1次。洛赛克改为甲氰咪胍0.4g每日2次静注，平衡液加VitC改为平衡液500mL静注，每日1次。

8月19日：复查PT：PTSEC13.40秒，APTT32.00秒，Fib1.08g/L。

处理：停病重，改为病注。

8月22日：患者24小时尿量2900mL，T37℃，P80次/分，R20次/分，纳可，夜寐安，二便平，舌红苔白，脉细。复查血Rt：RBC3.63×10^{12}/L，HGB115g/L，PCT311×10^9/L，WBC22.2×10^9/L，N83.5%，L10.9%。

处理：停能量合剂及生脉针。

8月24日：患者24小时尿量2400mL，饮食及睡眠均正常。

处理：停病注及血塞通，减激素，将地塞米松减至2.5mg，强的松片改为10mg，用法同上。

8月29日痊愈出院。

【本病例的特点】

（1）五步蛇咬伤血循毒中毒严重，以出血毒素表现更为突出。

（2）患者系青少年，未采取正确的自救方法而将患肢划破，导致伤口流血不止。

（3）因流血过多出现了失血性休克，血色素减少，血小板减少。

（4）患者伤肢组织坏死，可能与局部切开后局部毒素随血液外流，而患处毒素蓄积相对较少有关。这里提示我们，减少伤肢的坏死，局部早期排毒很重要，但是伤口切开后可引起流血不止，这是一对儿矛盾体，实践中怎样去把握好，有待今后去研究。

（5）入院后大量补液纠正低血容量休克，输注了混悬红细胞及血小板后，红细胞数和血小板不能上升，8月4日后开始输洗涤红细胞和新鲜冰冻血浆后，红细胞和血小板才缓慢上升。

（6）肾功能、电解质均在正常值范围，肝功能指标4天后开始轻度上升。

（7）病情变化主要表现在出血、贫血，实验室检查主要表现在PT四项及血Rt异常。

2.讨论

（1）患者入院时已经超过24小时使用抗蛇毒血清最佳时机，未用抗五步蛇蛇毒血清是否妥当？

（2）急性DIC患者高凝血期有时无典型DIC表现，持续时间很短，并很快进入消耗性低凝期，故很难发现，现在有了PT四项的检测可以帮助我们发现此期的变化。此期治疗要及时处理原发病——五步蛇咬伤，进行抗毒、解毒等，游离的毒素如未能有效被中和，大量凝血因子会被消耗，DIC很难终止。

有很多的五步蛇咬伤病人，初入院时测PT四项，活化部分凝血活酶时间（APTT）都很高，甚至高到仪器都测不出。我们针对原发病蛇毒素中毒的治疗使用了抗五步蛇蛇毒血清后24小时再去测，活化部分凝血活酶时间（APTT）指标就都可以降至正常。但未使用抗蛇毒血清，PT四项高到仪器都测不出的现象可持续数天。早期是否需要用抗凝药治疗？

（3）本例病人咬伤后28小时入院，大部分蛇毒已和组织等靶器官结合，血中游离蛇毒极少，故使用抗五步蛇蛇毒血清也不能中止DIC的发展。

（4）及时发现、早期诊断蛇伤DIC，及时将治疗方案进行调整，将单一的止血治疗调整为活血止血治疗，避免加重DIC。

（5）五步蛇咬伤患者出现了DIC能否使用促纤维蛋白溶解药物，如尿激酶、链激酶等。但本病例已发生DIC，进入到消耗性低凝血期，凝血时间明显延长，微血管栓塞已发生，这两种药物不好使用，肝素只有预防栓子形成的作用，而对已形成的栓子则无溶解作用。此时我们选用中成药血塞通（田三七提取的注射液），既能活血，又能止血，较好地解决了这个问题。再则可使用新鲜冰冻血浆，其中含有大量凝血因子，及时补充它可以帮助渡过这个难关。

（6）DIC发生后临床上通常分四期进行判断和用药，但毒蛇咬伤（五步蛇）蛇毒中含多种成分，既有出血毒素，又有溶血毒素，高凝状态、消耗性低凝、纤溶及FDP抗凝作用常同时存在，遇上判断困难病例时，可采用活血、止血药同时使用的方法，纠正凝血象的紊乱。

（7）及时纠正微血管栓塞，避免了体内重要器官发生栓塞。本病例无重要器官的栓塞，也无肾功能损害，为挽救患者生命打下了基础。

（8）蛇伤DIC与其他DIC相比要复杂得多，而各种毒蛇咬伤引起的DIC发病机制不尽相同。

病案2　五步蛇咬伤与DIC

1.临床资料

黄某，男，15岁，学生，住院号65164。

因"右脚被蛇咬伤致肿痛渗血48小时"，于2002年7月19日9：40以"毒蛇咬伤"急诊入院。

患者缘于前天晚上约10点钟上山时不慎被蛇咬伤右脚背内缘，当即疼痛甚，并见咬伤处渗血，赶紧跑步约200米回家，用刀划破皮肤并挤出毒血，并到民间医生处求治，口服草药，局部外敷草药，伤口一直渗血不止。昨天上午出现小便带血，大便带鲜血，齿龈出血，四肢皮下大片青紫斑，右脚几十个大小不等的血水疱，患肢疼痛剧烈。今日上午因疼痛昏迷2次，于今晚急送我院求治，以"毒蛇咬伤"急诊入院。入院时症见：面色萎黄，神情萎靡，右脚内缘见一扩创口，创口渗血不止，右脚背整个高度肿胀，一直上延及右大腿。右腹股沟淋巴结痛，患肢上见30多个血水疱，小至黄豆，大至鸡蛋，四肢皮肤下见散在的青紫斑，齿龈出血，两眼眶、皮下瘀斑，结膜出血，伴头昏、乏力、胸闷，患肢疼痛，难以忍受，小便已解为血性尿，大便今日未解。

既往身体一般，否认药物过敏史。

体征：T36.5℃，P104次/分，R20次/分，BP100/55mmHg。

查体见神志清楚，表情淡漠，抬入病房，自动体位，面色萎黄，目光呆滞，右股股沟淋巴结肿痛，心肺听诊无异带，肝脾胁下未触及，神经系统检查无异常。

实验室检查：入院时急查血 Rt：RBC2.35×10^{12}/L，HGB72g/L，PLT25×10^9/L，WBC13.4×10^9/L，N85%，L14%，M1%。血 K^+3.4mmol/L，Na^+121mmol/L，Cl^-92mmol/L，Ca^{2+}1.8mmol/L。血 CO_2CP17.2mmol/L，血 BUN6.3mmol/L，Cr82mmol/L。

入院诊断：毒蛇咬伤；失血性贫血，血小板减少；DIC前期；酸中毒；电解质紊乱。

处理：

（1）按中医外科一级护理，软食，下病危通知。

（2）卧床休息，饮食清淡。

（3）持续低流量吸氧，心电监护。

（4）抗毒、解毒、消炎等常规处理（静注抗五步蛇毒血清2000U，地塞米松10mg等）。

（5）纠正酸中毒、止血、支持治疗。

（6）中医治疗宜清心泻热、凉血止血之剂，用清瘟败毒饮、"717"合剂，处方：银花30g，半边莲15g，半枝莲15g，七叶一枝花15g，生地黄30g，丹皮12g，玄参15g，大黄10g，黄连10g，仙鹤草10g，藕节炭10g，白茅根20g。

【病情演变】

7月20日9时：急查血RT结果：RBC1.95×1012/L，HGB67g/L，PCT28×109/L。PT四项结果：APTT（活化部分凝血活酶时间）27.3秒，Fib（纤维蛋白原）0.83g/L。

处理：输"O"型全血200cc，输"O"型血小板10U，加静注6-氨基已酸6g。

病情处于毒素所致的出血，DIC前期，高凝血期。

7月21日：心电监护显示：BP85/20mmHg，P70次/分，R20次/分。当即给予升压药，静注多巴胺40mg加阿拉明10mg，15滴/分，半小时后血压上升至140/55mmHg。

7月21日9时：牙龈出血已止，皮肤无新的瘀斑。24小时入量2500mL，24小时尿量2700mL，BP105/50mmHg，P75次/分。

化验PT四项：APTT（活化部分凝血活酶时间）28.4秒，TT（凝血酶时间）13.00秒，Fib（纤维蛋白原）2.94g/L。

7月21日12时：急查D二聚体试验阳性，血Rt：RBC2.30×10^{12}/L，HGB76g/L，PCT39×10^9/L。

7月21日14时：停用止血药，改用静注活血化瘀中成药血塞通针剂。患者表情淡漠、嗜睡，但能对答，心率81~92次/分，呼吸22次/分，血压：收缩压108~120mmHg，舒张压极不稳定，在22~45mmHg（在静注多巴胺25~30滴/分的情况下）。

此时病情出现典型的DIC变化，由DIC前期高凝期转向消耗性低凝期，同时微血管栓塞，故舒张压不升，静注多巴胺也无效。

7月22日：继续静注血塞通针。病情已明显好转，T36.5℃，R20次/分，P78~90次/分，BP89~109/40~64mmHg，四肢转温。24小时尿量4152mL，24小时入量4209mL。

化验：血RBC2.14×10^{12}/L，HGB68g/L，PLT68×10^9/L。

PT四项：APTT23.9秒，余均正常。

大便常规潜血试验阴性；小便常规无异常。

已不用多巴胺，改用生脉针静注，血栓开始清除。

7月23日：病情同前，PT四项：APTT24.60秒，TT13.00秒。

加用灯盏细辛针静注，以加强活血化瘀功效。配合生脉针益气行血。

7月24日：已能与家人交谈，能进软食，患肢血水疱大部分干涸。P71~90次/分，R21次/分，BP110~128/50~65mmHg。血RBC2.69×10^{12}/L，HGB85g/L，PLT126×10^9/L，WBC9.7×10^9/L，N59%，L35%，M6%。血栓得到清除，舒张压开始上升。

7月26日：复查PT四项，APTT25.40秒，Fib4.96g/L，TT13.20秒。继续用活血化瘀法治疗，用药同前，眼睑及皮下瘀斑减淡。

7月29日：复查PT四项，APTT31.8秒，已恢复正常；TT13.70秒，已有明显改善，指标接近正常。患儿已能下地站立、床边行走，24小时尿量1800mL。T36.5℃，P78次/分，R20次/分，BP105/65mmHg。

8月1日：复查血RBC4.02×10^{12}/L，HGB104g/L，PLT208×10^9/L，WBC7.1×10^9/L，N56%，L40%，M4%。眼睑及皮下瘀斑大部分已消除。

8月10日痊愈出院。

【本病例的特点】

（1）五步蛇咬伤血循毒中毒严重，以出血毒素表现更为突出。

（2）患者系一青少年，未采取正确的自救方法而将患肢划破，导致伤口流血不止。

（3）因流血过多出现了失血性贫血，血小板减少。

（4）患者伤肢组织坏死，可能与局部切开后局部毒素随血液外流，而患处毒素蓄积相对较少有关。这里提示我们，减少伤肢的坏死，局部早期排毒很重要，但是伤口切开后可引起流血不止，这是一对儿矛盾体，实践中怎样去把握好，有待今后去研究。

（5）入院后使用了特效解毒药，输注了全血及血小板后，血压波动不稳，主要是舒张压下降，静注多巴胺升压药都不能纠正。

（6）肝功能、肾功能均在正常值范围。

（7）病情变化主要表现在出血、贫血、血压舒张压下降、休克，实验室检查主要表现在PT四项异常。

2.讨论

（1）入院时使用6-氨基己酸止血是否妥当？要慎重使用。

（2）急性DIC患者高凝血期有时无典型DIC表现，持续时间很短，并很快进入消耗性低凝期，故很难发现。现在有了PT四项的检测，可以帮助我们发现此期的变化。此期治疗要及时处理原发病毒蛇咬伤，进行中和毒素、解毒等，游离的毒素中和了，或使用有效解毒药后DIC随之终止，凝血象可迅速恢复。

有很多的五步蛇咬伤病人，初入院时测PT四项，活化部分凝血活酶时间（APTT）很高，高到仪器都测不出，我们针对原发病蛇毒素中毒的治疗使用了抗五步蛇蛇毒血清后24小时再去测，活化部分凝血活酶时间（APTT）指标就都可以降至正常。早期不需要用抗凝药治疗，就能解决DIC高凝问题。

（3）本例病人咬伤后48小时入院，大部分蛇毒已和组织等靶器官结合，血中游离蛇毒极少，故使用抗五步蛇蛇毒血清也不能中止DIC的发展。

（4）及时发现、早期诊断蛇伤DIC，及时将治疗方案进行调整，将单一的止血治疗调整为活血止血治疗，避免加重DIC。

（5）五步蛇咬伤患者出现了DIC能否使用促纤维蛋白溶解药物，如尿激酶、链激酶等。但本病例已发生DIC，进入到消耗性低凝血期，微血管栓塞已发生，这两种药物不好使用，肝素只有预防栓子形成的作用，而对已形成的栓子则无溶解作用。此时我们选用血塞通（田三七提取的注射液），既能活血，又能止血，较好地解决了这个问题。

（6）需要研究临床上检测PT四项的意义。

（7）DIC发生后临床上通常分四期进行判断和用药，但毒蛇咬伤（五步蛇）蛇毒中含多种成分，既有出血毒素，又有溶血毒素，高凝状态、消耗性低凝、纤溶及FDP抗凝作用常同时存在，遇上判断困难病例时，可采用活血、止血药同时使用的方法，纠正凝血象的紊乱。西医用硫酸鱼精蛋白、潘生丁、右旋糖酐同时静注，取得了很好的临床疗效。

（8）及时纠正微血管栓塞，可避免体内重要器官发生栓塞。本病例无重要器官的栓塞，也无肾功能损害，为挽救患者生命打下了基础。

（9）蛇伤DIC与其他DIC相比要复杂得多，而各种毒蛇咬伤引起的DIC发病机制不尽相同。

病案3　蝮蛇咬伤致多脏器功能衰竭一例抢救报告

1.临床资料

韩某，女，56岁，农民。

因右足背被蝮蛇咬伤21小时于2003年8月12日8时入院。入院前在当地医院经过清创、排毒和口服中草药治疗。入院时症见：右足背高度肿胀、青紫、疼痛，行走不便，伴有头晕、复视、胸闷、精神不振，张口二指，纳呆，无恶寒发热，无自汗盗汗，大便结，小便呈酱油样，夜寐不安。检查：T36.8℃，P80次/分，R24次/分，BP140/90mmHg，神清，精神不振，双侧瞳孔等大等圆，对光反射存在，颈软，两肺呼吸音表浅，但无干湿性啰音，心浊音界正常，心率80次/分，律齐，各瓣膜区听诊无明显的病理性杂音，腹软平坦，肝脾未触及，双肾叩击痛（－），肠鸣音弱，神经系统检查正常，舌质红苔薄黄，脉弦滑。入院后化验尿RT：PRO（+++），红细胞（+++）；血BUN10.9mmol/L，Cr210μmol/L，CO_2CP18.6mmol/L，血K^+5.6mmol/L，Na^+、Cl^-、Ca^{++}均正常；心电图示：ST段下移。

根据上述症状和化验结果得出诊断：中医诊断：毒蛇咬伤（风火毒）；西医诊断：①蝮蛇咬伤；②肾功能损害。入院后经过抗蛇毒血清、激素、5%$NaHCO_3$、能量合剂、速尿、抗生素及内服717合剂等综合治疗，并给予吸氧。

13日上午患者感胸闷气短加重，呼吸不畅，小便仍呈酱油样，从入院至次日上午8点小便总量约180mL，上午10时复查BUN26.8mmol/L，Cr495μmol/L，CO_2CP20.6mmol/L，血K^+6.1mmol/L，于13日下午2点进行血透治疗。

14日晨化验BUN31.9mmol/L，Cr795μmol/L，血K^+5.6mmol/L，$SPO_2$90%，血气分析提示代谢性酸中毒。病人感胸闷气短、呼吸困难等症状加重，精神不振，24小时尿量约180mL，予以10%GS200mL加纳洛酮1.2mg静滴，5%GNS200mL加清开灵40mL静滴，并继用支持、抗炎治疗，上人工同步呼吸机和血透治疗。

15日上午患者呼吸困难未有改善，胸闷气短、呼吸急促，并出现烦躁，精神恍惚，24小时尿量约为240mL，$SPO_2$90%，血气分析提示代谢性酸中毒，继用人工同步呼吸机，并上肺脑合剂，5%GS250mL＋尼可刹米0.375g×3支＋氨茶碱0.25g×1支＋地塞米松5mg×1支静脉点滴。

患者经过2天治疗，于17日呼吸渐平稳，已无明显胸闷不适，精神好转，神志清楚，24小时尿量为450mL左右，生命体征平稳。$SPO_2$96%，血K^+正常，心电图提示心肌损害，BUN19.6mmol/L，Cr403μmol/L。加用1，6二磷酸果糖50mL静脉点滴，于17日夜晚拆离呼吸机，病人生命体征平稳，尿量渐渐增多，BUN、Cr下降并逐渐正常，电解质正常，肝功能亦渐正常，病人继续调理治疗。

由于经济困难，患者于8月22日出院。出院时患者生命体征平稳，大便可，24小时尿量约为1300mL，化验BUN12.2mmol/L，Cr225μmol/L，血K^+、Na^+、Cl^-、Ca^{2+}正常。随访3个月，患者完全康复。

2.讨论

该患者属蝮蛇咬伤，混合毒，其神经毒素造成外周呼吸麻痹，甚至呼吸衰竭，临床上一旦出现气促、呼吸困难、呼吸浅表而快等症状，应立即给氧气，并可使用呼吸中枢兴奋药；如因缺氧引起脑水肿，可选用20%甘露醇，并可用速尿；肾上腺皮质激素可减轻毛细血管通透性，减少血浆外渗，从而减轻脑肺水肿。

此外，蛇毒导致心肺脑功能衰竭时，机体会释放出大量的内毒素，其中主要是β-内啡肽（β-Ep），β-Ep是应急状态各急症发病过程中重要诱因，可抑制前列腺素（PG），尤其影响PGE（前列腺素E）和儿茶酚胺循环作用。蛇毒致心脑肺功能障碍时β-Ep大量释放，从而损害细胞代谢和血管功能，使心肺脑抑制加重。纳洛酮能拮抗β-Ep的副作用，从而起到解毒作用，能清除内毒素，并针对低血容量而改善组织灌流。

腹蛇毒中的出血毒素、溶血毒素和痉挛毒素能使肾小管阻塞、坏死，引起急性肾功能衰竭。肾衰可致肌酐、尿素氮升高，血K^+升高，尿量减少。一般用多巴胺、利吉定各10mg加入5%的GS250mL中静点，配合使用速尿。其中多巴胺可兴奋多巴胺受体，使血管舒张，血流增加，从而增加肾小球滤过率，并可直接作用于肾小管和干扰醛固酮的合成和释放，产生排钠利尿作用，使肾功能改善。利吉定可舒张血管，改善肾血流灌注，和多巴胺协同作用恢复肾功能。人工肾是治疗蛇伤所致急性肾功能衰竭的有效方法，一般透析5~8次。另外，低分子右旋糖酐、能量合剂等亦有保护和促进肾组织修复的作用。

病案4 毒蛇咬伤致休克并急性肾功能衰竭救治一例报告

1.临床资料

患者周某，女，28岁，因毒蛇咬伤右足背37小时于2003年10月3日下午6时由门诊以"毒蛇咬伤"急诊入院。

患者自诉本月1日晚7时左右在农场劳动时不慎被蛇咬伤右足背，当时感患处疼痛，立即在农场医院求治，但症状无明显改善。当晚10时左右症状逐渐加重，出现全身酸痛，头晕眼花、视物不清，双眼睑下垂，张口不利，胸闷，恶心呕吐，呕吐物为胃内容物，腰部疼痛，小便色如酱油。患者为求更好治疗，于今日中午在某西医院就诊，拟诊为毒蛇咬伤，经抗炎、利尿等治疗（具体用药不详），症状未见好转。遂于今日下午6时来我科求治，收入住院。入院时症见：神清，精神萎靡不振，表情淡漠，头晕，视物不清，复视，双眼睑下垂，张口不利，面色苍白，大汗淋漓，四肢冰冷，颈项及周身关节疼痛，胸闷，气促，呼吸不畅，腰部疼痛，恶心呕吐，右足肿胀疼痛，肿胀蔓延至右膝关节下，小便呈酱油色，纳食不进，夜寐不安，24小时尿量不足100mL。

既往身体健康，否认肝炎、肺结核等传染病史，否认高血压、心脏病史。无药物、食物过敏史。

T36.0℃，P116次/分，R26次/分，BP60/40mmHg。

患者神志清楚，精神不振，发育正常，营养中等，形体适中，表情淡漠，自动体位，背入病房，查体合作，语声低弱、断续，气息不匀，未闻及特殊气味，舌淡苔薄，脉微弱。全身皮肤黏膜无黄染及出血点，右腹股沟淋巴结肿大，头颅五官端正，眼睑下垂，双侧瞳孔等大等圆，对光反射存在，口唇苍白，颈部稍有抵抗，但无强硬，气管居中，双侧甲状腺不肿大，胸廓对称，无畸形，语言正常，双肺呼吸音清，无闻及干湿啰音。心前区无隆起，心率116次/分，律齐，各瓣膜听诊区无明显病理性杂音。腹平软，有压痛，无反跳痛，肝脾肋下未触及。双肾叩击痛（+）。肠鸣音正常，脊柱无畸形。右小腿及足部肿痛。生理反射存在，病理反射未引出。

专科情况：右足背可见一清创后伤口，少许血性分泌物渗出。伤口周围大片皮肤青紫，肿胀至小腿中部，触之疼痛。

入院诊断：中医诊断：毒蛇咬伤（风火毒型）。西医诊断：①毒蛇咬伤（混合毒）；②中毒性休克；③急性肾功能衰竭。

实验室检查：CO_2CP 19mmol/L。肝功能：ALT226U/L，AST825U/L。肾功能：BUN28mmol/L，Cr820μmol/L。血常规：WBC29.4×10^9/L，N86%。血电解质：K^+4.7mmol/L，Na^+136mmol/L，Ca^{2+}2.1mmol/L，Cl^-98mmol/L。尿常规：RBC（+++）、PRO（++）。

入院后给予抗蝮蛇蛇毒血清6000U静滴，地塞米松10mg静滴，三磷酸腺苷40mg，辅酶A100U静滴，生脉针40mL、速尿40mg静注，青霉素钠盐320万U静滴，每8小时1次。中药治以清热解毒、活血祛风、通利二便，处方：七叶一枝花15g，半边莲15g，半枝莲15g，青木香10g，防风10g，生地黄15g，蝉蜕6g，白茅根15g，白芷10g，黄芩10g，车前草10g，生大黄6g，僵蚕10g，生甘草6g，淡竹叶10g。同时配合低流量吸氧。

10月2日：晨起患者四肢转温，出汗停止，胸闷气促缓解，但仍全身关节疼痛，恶心，呕吐不能进食，腰酸胀不适，24小时尿量不足30mL。血化验检查BUN上升至42mmol/L，Cr1020μmol/L，血K^+6.3mmol/L，提示急性肾功能衰竭加重，高血钾。于当日上午10时行血透治疗，抗毒、解毒、营养支持和利尿排毒、预防感染治疗不变，同时口服降血钾树脂，中药照原方继服。

10月3日：患者自觉恶心、呕吐减轻，但仍腰部酸胀，小便量少，24小时尿量为50mL。治疗方案不变。

10月4日：化验检查尿中蛋白、红细胞消失。血K^+5.2mmol/L，血BUN40mmol/L，Cr980μmol/L。再次行第二次血透，其他治疗不变。

10月7日：血BUN、Cr值仍高，尿量24小时增加至150mL，又行第三次血透。虽无恶心、呕吐，但食欲差，进食量少，配合营养支持疗法。

10月10日：患者感腰酸胀明显减轻，有食欲，尿量增多，24小时尿量达300mL。复查血BUN20.5mmol/L，Cr530μmol/L。继续以上方案治疗，中药处方调整如下：丹参15g，当归12g，川芎10g，黄柏10g，知母10g，党参15g，薏米仁20g，云茯苓10g，白术10g，太子参10g，黄芪20g。

10月11日：患者精神明显好转，饮食增加，尿量增多，24小时尿量500mL，血BUN降至18mmol/L，Cr350μmol/L。

10月13日：患者24时尿量增至1000mL左右，再查血BUN15.2mmol/L，Cr230μmol/L。

因个人原因，患者要求出院在当地医院巩固治疗。出院时患者生命体征平稳，BUN12mmol/L，Cr200μmol/L，血K^+、Na^+、Cl^-、Ca^{2+}正常。出院后随访病人3个月，身体恢复正常。

2.讨论

该患者属蝮蛇咬伤，为混合毒素中毒，其神经毒素影响运动神经肌肉接头的传导，故造成胸闷、气促、视物不清、复视、眼睑下垂、张口不利。出血毒素、溶血毒素破坏血管的致密性及破坏凝血因子，并使红细胞溶解，故出现血液外渗，血浆胶体渗透压降低，有效血容量减少，症见低血压。毛细血管灌注量不足，故四肢冰冷，大汗淋漓，面色苍白。蛇毒中的出血毒素、溶血毒素及痉挛毒素使肾小管坏死并阻塞，引起急性肾功能衰竭。肾衰可引起血中肌酐、尿素氮升高，血K^+升高，尿量减少。由于蛇毒对胃肠的损害，以及肌酐、尿素氮对胃肠的刺激，故引起恶心、呕吐、纳食不进。由于溶血及组织分解代谢亢进，使钾离子自血细胞内释出增速，故出现高血钾。溶血毒素可致血红蛋白尿，尿中有红细胞及各种管型。氮质潴留及酸性物质的积聚，使血中CO_2CP下降。

本病治疗重在早期解毒，抗毒使用抗蛇毒血清及地塞米松，在少尿期使用血液透析以利患者度过少尿期，减轻中毒症状，等待肾小管功能的恢复。三磷酸腺苷、辅酶A加强营养以保护心肌，生脉针对蛇毒所致低血压有明显升高作用。初期配合中药清热解毒、活血祛风、通利二便，起到解毒排毒的作用。进入多尿期后，用中药健脾益气、养阴活血，有利于肾小管早日修复，对恢复肾功能起到良好的促进作用。

总之，中西医结合对毒蛇咬伤早期休克并急性肾功能衰竭的治疗具有显著效果。

病案5　蝮蛇咬伤致急性肾衰一例报告

1.临床资料

陈某，男性，42岁，农民，于2004年9月某日入院。

主诉：左足外踝被蛇咬伤32小时。

现病史：患者自述9月14日晚8点左右，在上厕所的路上被蛇咬伤左足外踝，当时感觉麻木、疼痛，咬伤处立即肿胀、青紫。

到当地民间医生处求治，给予清创及外敷中草药治疗，症状不见改善，患肢肿胀、疼痛加剧，出现眼睑下垂、视物模糊、全身肌肉酸痛、张口不利、颈项强直，急诊送至九四医院，九四医院马上转送到本院。

入院时症见：神清，精神极差，呈急性痛苦面容，双眼睑下垂，视物模糊，复视，张口不利，颈项强直，开口一指，全身肌肉酸痛，呼吸急促，左足肿胀至左膝关节下，咬伤附近大片青紫，小便少，呈茶色。

体格检查：T36.5℃，R30次/分，P79次/分，BP160/100mmHg。神清，精神差，呈急性痛苦面容，抬入病房，发育正常，营养一般，自动体位，检查合作，语声低微，呼吸急促，全身皮肤及黏膜无黄染，五官端正，双眼睑下垂，复视，双侧瞳孔等大等圆，对光反射灵敏，张口不利，开口一指，颈项强，胸廓对称无畸形，双肺呼吸音弱，未闻及明显的干湿性啰音，心率79次/分，律齐，心脏各瓣膜区听诊无明显病理性杂音。

实验室检查：肌酐347mmol/L，尿素氮16mmol/L，K^+8.4mmol/L，Na^+134mmol/L，Ca^{2+}1.9mmol/L。

心电图检查：室内Ⅰ度传导阻滞，T波高尖，提示高血钾。

入院诊断：

中医诊断：毒蛇咬伤（风火毒）。

西医诊断：①蝮蛇咬伤（混合毒）；②急性肾功能衰竭，少尿期，高血钾。

2.讨论

（一）毒蛇咬伤致急性肾衰的机制

（1）蛇毒的直接作用

蛇毒可直接作用于肾小管，引起肾小管损害或坏死、功能障碍，使近曲小管对Na^+重吸收障碍，远曲小管腔内的Na^+浓度增高，通过致密斑刺激肾小球旁器释放肾素，激活肾素–血管紧张素系统，作用于肾小球，使肾脏的血流动力学发生急剧变化，引起入球小动脉痉挛，肾皮质缺血，肾小球滤过率下降，发生急性肾功能衰竭。

（2）肾脏严重缺血缺氧

毒蛇咬伤所致的急性循环衰竭，引起有效循环血量减少，尤其在长期休克时和大量应用血管收缩剂后更是如此，此时肾小动脉痉挛，肾血流量减少，肾内血流重新分配，肾皮质缺血，肾小球滤过率下降，发生急性肾功能衰竭。

（3）急性血管内溶血

毒蛇的溶血毒素能直接破坏红细胞，引起急性血管内溶血，不仅使肾脏缺血缺氧，血红蛋白也可阻塞损伤肾小管，肾小球滤过率下降，发生急性肾功能衰竭。

（二）高血钾产生的原因

（1）细胞内钾外逸

血循毒的种类很多，成分复杂，具有强烈的溶组织、溶血和抗凝作用，其中溶血毒素有直接和间接溶血因子，间接溶血因子为磷脂酶A，可把卵磷脂水解分出脂肪酸而成溶血卵磷脂；直接溶血因子能直接溶解红细胞，使细胞内钾移出。直接与间接溶血因子有协同作用，近年来研究证明，直接溶血因子与心脏毒素是同一物质。

（2）肾排泄钾的功能减退

①肾功能衰竭：在少尿期肾小管的流量减少，引起钾的排泄减少；另外，酸中毒可以加重高钾血症。

②有效血容量减少：重度失水、休克、血液浓缩时，由于细

胞外液容量减少，钾离子从细胞内移出，钠离子则进入细胞；以及肾血流量减少、肾功能损害及少尿，进入肾远曲小管的Na^+减少，K^+、Na^+交换减少；加之周围循环衰竭、组织缺氧和酸中毒，亦促进K^+从细胞内释出，从而加重高钾血症。

（三）高血钾的临床表现

（1）心血管症状

血钾浓度增高对心肌有抑制作用，可使心脏停搏于舒张期，病人心音减弱，心率缓慢，发生心律失常如室性期前收缩、房室传导阻滞及心搏骤停。

（2）神经–肌肉症状

血钾浓度增高尤其是急性者能影响神经–肌肉复极过程，使应激性减弱，病人早期即有肢体异常感觉、麻木、四肢乏力，多呈上升性肌无力及麻痹、肌腱反射消失、弛缓性瘫痪等，常出现于下肢，逐渐发展至躯干和上肢，然后侵袭面部及呼吸肌，通常不累及颅神经支配的肌肉，肌肉虽无力，但易应激。中枢神经系统可表现为烦躁不安、昏厥及神志障碍。

（3）泌尿、消化及呼吸系统症状

高血钾者多有少尿及（或）尿毒症，也可促使乙酰胆碱释放增加，引起恶心、呕吐、腹痛，也可抑制呼吸肌而导致呼吸停止。

（四）高血钾治疗

（1）对抗高钾血症对心肌的毒性作用

采用的方法是静脉注射钙剂。钙离子能使高血钾影响的细胞膜兴奋性恢复正常，直接对抗高血钾对心肌的毒性影响，因而可保护心脏，以免发生致死的心律失常。注射钙剂后，心律失常可望于数分钟内改善，但疗效很短暂。注射钙剂是急救的第一步措施，可以赢得时间，待其他药物发挥作用。

（2）促进钾离子进入细胞内

①纠正酸中毒：这是抢救的第一步措施之一，纠正酸中毒后，可使钾离子转移入细胞内。纵使没有酸中毒，注射碳酸氢钠造成细胞外液暂时性碱中毒，亦可使钾离子转移入细胞内。

②注射葡萄糖和胰岛素：静脉注射50%葡萄糖50mL，同时皮下或静脉注射胰岛素8~10U。在注射30分钟后，血钾会降低1~2mmol/L，其疗效可维持数小时，并可重复使用。

（3）促进钾离子的排泄

①使用阳离子交换树脂：阳离子交换树脂能在肠道内吸附钾离子而释放钠离子，可口服或灌肠，每克树脂含钠离子1mmol/L，可除去钾离子1mmol/L。

②透析疗法：可选用腹膜透析或血液透析。

病案6　银环蛇咬伤致呼吸衰竭一例报告

1.临床资料

患者巫某，男性，41岁，工人。因右手指被蛇咬伤4小时，于2005年10月5日晚11时左右，以"毒蛇咬伤"急诊收治入院。患者家属诉患者在抓蛇时不慎被银环蛇咬伤右手食指，当时局部未出现不适，后渐渐出现胸闷、呼吸困难等症，在当地医院治疗无效，由120急送我院治疗，途中胸闷、呼吸困难症状加重，于入院前1小时进行气管插管，并用气囊加压给氧。入院时症见：患者胸闷，呼吸困难，呼吸表浅，四肢肌肉无力，双眼睑下垂，精神差，神志欠清，大便未解，小便正常。

查体：T36.3℃，P126次/分，R15次/分，BP150/89mmHg。神志欠清，精神不振，被动体位，查体不合作，呼之不应，瞳孔散大，对光反射迟钝，颈软，呼吸表浅，双肺呼吸音清，未闻及干湿啰音，心率120次/分，律齐，各瓣膜听诊区未闻及明显的病理性杂音，腹平软，肝脾未触及，肠鸣音减弱。神经系统检查：生理反射消失，病理反射未引出。

实验室检查：血常规WBC26.3×10^9/L，中性93.5%，电解质、肾功能均正常。血气分析pH值7.32，PCO$_2$31.2mmHg，PO$_2$94mmHg。

中医诊断：毒蛇咬伤（风毒型）。

西医诊断：①银环蛇咬伤；②外周性呼吸麻痹；③缺氧性脑病。

入院后立即给予抗银环蛇毒血清10000U静脉点滴、地塞米松10mg以抗毒解毒；气管插管，人工呼吸机辅助呼吸，持续中流量给氧以纠正呼吸衰竭；纳洛酮1.2mg静脉点滴，醒脑静20mL、清开灵40mL静脉点滴以开窍醒脑；并配合20%甘露醇、甘油果糖脱水以减轻脑水肿，三磷酸胞苷二钠营养脑组织，头孢尼西钠抗炎。

10月6日患者症状未见明显改善，停用地塞米松，改用甲基强的松龙40mg静脉点滴，每天2次；停用头孢尼西钠，改用海舒必、奥硝唑抗炎；加用弥可保500μg静脉推注以营养神经，沐舒坦30mg静脉推注以化痰。经过上述处理后患者意识见恢复，肢体渐渐恢复活动，于10月7日拔气管插管，改用人工同步呼吸机辅助呼吸，加强化痰，口腔护理。10月8日患者神志清楚，意识正常，精神疲乏，喉中痰鸣，咯痰困难，不能进食，故停用甲基强的松龙以及甘露醇、甘油果糖等脱水剂，续用抗炎、营养脑神经等药治疗，后配合中药益气活血法及对症治疗。治疗2周后症状完全消失，痊愈出院。

2.讨论

银环蛇毒为神经毒，被其咬伤后早期足量使用抗银环蛇毒血清是最有效的救治措施之一。银环蛇毒素易造成外周呼吸麻痹，甚至呼吸衰竭，临床上一旦出现气促、呼吸困难、呼吸浅表而快等症状，应立即给氧，并使用呼吸中枢兴奋药。如因缺氧引起脑水肿，可选用20%甘露醇或甘油果糖，还可并用速尿、肾上腺皮质激素以减轻毛细血管通透性，减少血浆外渗，从而减轻脑、肺水肿；三磷酸胞苷二钠可稳定脑细胞膜，保护脑细胞；1，6二磷酸果糖可保护心肌细胞；清开灵、醒脑静等可促进脑细胞苏醒。此外，蛇毒导致心、肺、脑功能衰竭时，机体释放大量的内毒素，其中主要是β-内啡肽（β-Ep），它是应激状态各急症发病过程中的重要诱因，可抑制前列腺素（PG），尤其影响PGE（前列腺素E）和儿茶酚胺循环作用，从而损害细胞代谢和血管功能，使心肺抑制加重。纳洛酮具有拮抗β-内啡肽的作用，可逆转应激状态恶性循环，清除内毒素。

银环蛇咬伤中医学认为属风毒所伤，风毒入侵人体，初期或中毒轻微者先中经络，风毒之邪痹阻经络，则肌肉失去气血濡养而产生系列病理变化。风邪善行数变，若未及时处理，势必导致风毒之邪深传而中脏腑；或因风毒之邪严重，中经络的同时就兼中脏腑。故中药以开窍祛风解毒为治则，辅以通利二便，所用方中石菖蒲有开窍醒脑作用，七叶一枝花、半边莲、半枝莲、地丁、青木香可抗毒解毒，僵蚕、防风可祛风邪，虎杖、云苓、车前草可通利二便。

银环蛇咬伤局部伤口稍肿，不红不痛，仅有皮肤麻木感，由于局部症状轻微，容易忽视而延误病情，应特别加以注意。

病案7　五步蛇咬伤致DIC 1例抢救报告

1.临床资料

刘某，男，18岁，因"左足被蛇咬伤致肿痛渗血28小时"于2013年4月20日18：00以"毒蛇咬伤"急诊入院。患者家属代诉于4月19日14：00在山间砍柴时不慎被蛇咬伤左足背，自行用刀划破伤口，并挤出毒血及局部外敷草药，伤口一直渗血不止，并于次日上午出现小便带血，左足相继出现十几个大小不等的血水疱，疼痛难忍，遂急送至我院求治。

入院时症见：患者神志清楚，精神萎靡，面色萎黄，抬入病房，左足见布条缚扎伤口，掀开可见一扩创口，创口渗血不止，左足背高度肿胀，并上延至大腿，患肢可见十几个小如黄豆、大若鸡蛋的血水疱，四肢皮肤下见散在青紫斑，牙龈出血，伴头昏、乏力、胸闷，小便为血性尿，大便未解。

体征：T36.5℃，P100次/分，R20次/分，BP100/60mmHg。左侧腹股沟淋巴结肿痛，心肺听诊无异常，肝脾肋下未触及，生理反射存在，病理反射未引出。

血常规示：RBC2.35×10^{12}/L，HGB72g/L，PLT25×10^9/L，WBC13.4×10^9/L；肾功能电解质示：血BUN6.3mmol/L，Cr82mmol/L，血K$^+$3.4mmol/L，Na$^+$121mmol/L，Cl$^-$92mmol/L，Ca^{2+}1.8mmol/L；尿液分析：血（+++）。

中医诊断：①毒蛇咬伤（火毒型）；②失血证。

西医诊断：①五步蛇咬伤；②失血性贫血；③DIC前期；④电解质紊乱。

立即通知病危，持续低流量吸氧，上心电监护，测BP、P、R、T每2小时1次，记24小时尿量。予抗五步蛇蛇毒血清、地塞米松、抗生素、5%碳酸氢钠、止血敏、甲氰咪胍等解毒、抗毒、抗炎、纠酸、止血、护胃等治疗。

中药予泻火解毒、凉血止血之剂，方用：金银花30g，半边莲15g，半枝莲15g，七叶一枝花15g，生地黄30g，丹皮12g，玄参15g，大黄10g，黄连10g，仙鹤草10g，藕节炭10g，白茅根20g。

常规煎汁200mL，分2次温服。

4月21日9时：查血RT：RBC1.95×10^{12}/L，HGB67g/L，PLT28×10^9/L，PT四项：APTT27.30秒，Fib0.83g/L。此时病情处于DIC前期（高凝血期），予输血（"O"型全血200cc，"O"型血小板10U），加静注6-氨基乙酸止血、防继发性纤溶亢进症。

4月22日8时：心电监护示BP85/20mmHg，P70次/分，R20次/分。当即静注多巴胺以升压，半小时后血压上升至120/75mmHg。9：00时牙龈出血已止，皮肤无新的瘀斑，24小时尿量2400mL。查PT四项：APTT28.4秒，TT13.00秒，Fib2.94g/L。11：00急查D2聚体实验阳性。13：00停用止血药，改用静注活血化瘀血塞通针，此时患者收缩压105~130mmHg，舒张压极不稳定，在20~60mmHg（在静注多巴胺的情况下）。此时病情出现典型的DIC变化，由DIC前期高凝血期转向消耗性低凝期，同时微血管栓塞，故舒张压不升，静注多巴胺也无效。

4月23日9时：患处创面已无出血，愈合良好，无渗液及异味；BP90~110/50~70mmHg；血RT：RBC2.14×10^{12}/L，HGB70g/L，PLT68×10^9/L；PT四项：APTT23.9秒；大便常规潜血试验阴性，小便常规无异常。此时停用多巴胺，改用生脉针静注以益气行血（血栓开始清除），同时继续静注血塞通针。

4月24日9时：患者精神好转，能进软食，患肢血水疱大部分干涸，P75~90次/分，R20次/分，T36.5 ℃，BP110~128/60~80mmHg；血RT：RBC2.69×10^{12}/L，HGB85g/L，PLT126×10^9/L，WBC9.7×10^9/L，N59%，L35%，M6%；PT四项：APTT24.60秒，TT13.00秒。此时血栓得到清除，舒张压开始上升。

4月26日9时：患者眼睑及皮下瘀斑渐消；查PT四项：APTT25.40秒，Fib4.96g/L，TT13.20秒。加用灯盏细辛针加强活血化瘀功效。

4月29日9时：查PT四项：APTT31.8秒，已恢复正常；TT13.70秒，已有明显改善，指标接近正常。患者已能下床行走，T36.4℃，P78次/分，R20次/分，BP100/70mmHg。

5月1日9时：患者生命体征平稳，纳可。查血RT：RBC4.02×10¹²/L，HGB120g/L，PLT208×10⁹/L，WBC7.1×10⁹/L，N56%，L40%，M4%。眼睑及皮下瘀斑已大部分消除。

于5月7日痊愈出院。随访1个月，恢复良好。

2. 讨论

五步蛇是我国分布较广的常见毒蛇之一，中医学认为此蛇毒属火毒，具有迫血妄行、耗血动血等病理特性。火毒耗散血中营阴物质，对血液煎熬与浓缩，激活凝血因子，使血液处于高凝状态，产生广泛性血管内凝血，即发生DIC。由于消耗了大量凝血因子，可继发凝血功能障碍，并且DIC的发生激发抗凝系统活跃、产生继发性纤溶亢进均可发生出血倾向，此过程即中医的"耗血动血"。

本患者未采取正确的自救方法而将患处划破致失血过多，且咬伤后28小时入院，大部分蛇毒已和组织等靶器官结合，血中游离蛇毒极少，故使用抗五步蛇毒血清也不能中止DIC的发展。

治疗方面，根据"治蛇不泄，蛇毒内结；二便不通，蛇毒内攻"的原则，治以泻火解毒、凉血止血之法。金银花、半枝莲、半边莲、七叶一枝花清热解毒；生地黄、丹皮凉血活血；玄参生津止渴；大黄泻下热结；黄连泻火解毒；藕节炭、白茅根、仙鹤草清热止血。

西医学认为五步蛇蛇毒属血循毒，具有凝血酶样作用，可使血中纤维蛋白原转变为纤维蛋白而发生凝血，造成DIC的发生，并引起消耗性凝血功能障碍和继发纤维蛋白溶解症，以致血液失凝及广泛的内外出血。入院后及时处理原发病，使用了抗五步蛇蛇毒血清中和毒素、解毒等。因五步蛇蛇毒的凝血酶样作用几乎不需任何其他凝血因子就能使血浆中纤维蛋白原直接转化为纤维蛋白，能使肝素化的血液凝固，且最新研究及临床实践也证明，绝大多数止血药物对五步蛇蛇毒引起的出血无效，因此根据患者的PT四项检查结果，及时将单一的止血药调整为活血止血治疗，避免了加重DIC。

而对于五步蛇咬伤患者的输血，笔者认为其凝血机制尚未恢复正常以前，输血徒增凝血素的作用底物，使休克更难纠正，故早期不宜输血，应在凝血机制恢复正常后采取少量多次输血原则。同时在治疗过程中要注意纠正微血管栓塞，避免体内重要器官发生栓塞，本患者无重要的器官栓塞，也无肾功能损害，为挽救患者生命打下了基础。

总之，五步蛇伤DIC患者临床情况较为复杂，而预防和去除引起DIC的病因是防治DIC的根本措施。同时，采用中西医结合治疗可有效提高抢救的成功率。

病案8　综合治疗蛇伤肾衰无尿

1.临床资料

肖某，56岁，男，农民。

患者被蝮蛇咬伤左外踝部，很快局部肿胀、疼痛，数小时后眼花、视物不清、胸闷，小便短少如红茶水色，即在当地行局部扩创处理等，症状进一步加重而入我院治疗。入院时患肢高度肿胀，创口溃烂，伴复视、视物模糊、张口困难、胸闷、腹胀、大便秘结。腰部隐痛，小便8小时未解（导尿仅为30mL）。入院后给抗蝮蛇蛇毒血清、地塞米松、纠酸、抗感染、速尿大剂量推注、口服解蛇毒中草药等。经治疗10小时后小便仍然不通，诸症不能缓解。血液生化等检查支持诊断蝮蛇咬伤急性肾功能衰竭。

2.**处理方法**

口服疏凿利尿汤，每4小时服1次，每次服200mL。静注地塞米松10mg，抗蝮蛇蛇毒血清10mL，低分子右旋糖酐500mL加丹参注射液10mL，速尿320mg加入液体中点滴等。

经综合治疗2小时后利出酱油样尿约100mL，通下大便约300g，其余症状随之改善。4小时后又服下疏凿利尿汤200mL（其余西药已用完），1小时后利出红茶水样尿200mL，以后多次有些尿液。服药3次后排尿次数增多，尿液转清。第2日改服五苓散加减，并继续用激素、低分子右旋糖酐和丹参注射液等。持续用药5天，排尿正常，尿比重、尿常规及血液生化检查基本正常。局部与全身症状大部分消失或显著改善，调治数日痊愈出院。

3.**讨论**

蝮蛇毒可引起溶血，溶解的血细胞残骸可阻塞肾小管，从而导致滤过停止。此外，蛇毒中的透明质酸酶、蛋白质水解酶及其他细胞毒素可破坏肌肉，致使肌球蛋白释放，并经血循环流到肾脏，破坏和阻塞肾小管。肾小管及肾组织损害后，肾小管腔原尿返流扩散到肾间质，造成间质水肿，加重肾功能损害，导致尿少、无尿。

蛇之风火毒夹有湿邪，火毒可煎熬营阴使尿液无源；湿热之邪阻滞气机，影响三焦和肾的气化功能，使湿毒瘀结于内而致尿少、无尿。

疏凿利尿汤由疏凿饮子演化而来。疏凿饮子功效为泻下逐水、疏风发表，主治水湿壅盛之遍身水肿、气喘、口渴、二便不利。疏凿利尿汤取疏凿饮子通利二便之峻猛疏凿之功效，因蛇毒内攻不在表，故去其解表药而加重行气逐水、化瘀利尿之药，故能取得强力利尿的显著疗效。方中赤小豆、益母草、水蛭活血化瘀利尿；槟榔、青皮行气破滞、利尿通便；商陆、黑丑、牵牛破结逐水、利尿通便；泽泻、木通渗湿利尿；半边莲解毒利尿。但由于本方逐瘀通利过于峻猛，故只宜使用1~2剂，小便通利后即改五苓散化气利尿。

与抗蛇毒血清、激素、低分子右旋糖酐和丹参注射液、速尿等联合使用，可加强解毒、化瘀、利尿之功效，使疗效相得益彰。

病案9 银环蛇咬伤致昏迷抢救1例

1.临床资料

刘某，男性，50岁，因"左足背被蛇咬伤致肿痛14小时"于2012年7月21日上午10点以毒蛇咬伤急诊收治入院。患者家属代诉缘于7月20日20时在田地劳作时患者左足背被蛇咬伤，局部无明显红肿疼痛，当晚即赴当地诊所诊治，予草药外敷患部及头部（具体药物不详），不效，凌晨4点出现头晕眼花、浑身僵硬、四肢抽搐等，由120急送至我院。

入院时症见：患者神昏，呼之不应，牙关紧闭，呼吸困难，四肢僵硬，抽搐，口吐白沫。左足背咬伤处无明显红肿，齿印不清，小便已解。查体：体温36.8℃，脉搏67次/分，呼吸28次/分，血压120/69mmHg。神志不清，精神不振，营养中等，形体适中，被动体位，抬入病房，查体欠合作。全身皮肤黏膜未见黄染及出血点，无肝掌及蜘蛛痣，全身浅表淋巴结未触及肿大。眼睑无水肿，结膜无充血，巩膜无黄染，双侧瞳孔等大等圆，对光反射存在，角膜反射微弱。口唇暗红，牙关紧闭，扁桃体未见。颈项强直，气管居中，呼吸快而表浅，腹式呼吸为主。双侧语颤一致，未触及胸膜摩擦感或皮下捻发感，叩诊呈清音，双肺呼吸音尚清，未闻及明显干湿性啰音及胸膜摩擦音。压眶反射、角膜反射减弱，Babinski 征阳性。

中医诊断：毒蛇咬伤（风毒证）。

西医诊断：①银环蛇咬伤；②周围性呼吸麻痹；③中毒性脑病。

2.诊治经过

入院后立即通知病危，积极完善相关检查，吸氧，上心电监护监测血压、脉搏、呼吸、血氧，上呼吸机辅助呼吸，动静脉置管护理，留管导尿，监测24小时尿量。予中药解毒凉血祛风、通络止痛解痉，方用717合剂一号方加减内服：七叶一枝花30g，半边莲15g，金银花20g，野菊花15g，车前草10g，大黄10g，紫花地丁15g，白芷10g，防风10g，僵蚕6g，蝉蜕10g，天麻10g，全蝎3g，蜈蚣2条，生甘草5g。常规煎汁每次200mL，每日2次鼻饲。配合抗银环蛇蛇毒血清、地塞米松、抗生素以解毒、抗毒、抗炎，以及5%碳酸氢钠纠酸、奥美拉唑护胃、醒脑静开窍醒脑等综合治疗。

经抢救，次日虽烦躁及抽搐症状减轻，但仍处于昏迷状态，其血氧饱和度（SO$_2$）92%，神志不清，时有躁动，痰多，呼吸机辅助呼吸。双侧瞳孔对光反射、压眶反射灵敏，颈软，两肺呼吸音粗，未闻及明显啰音，病理反射未引出。复查电解质及血气分析：K$^+$2.9mmol/L，Na$^+$120mmol/L，pH值7.47，PCO$_2$25mmHg，PO$_2$20.9mmHg。调整治疗方案为：①地塞米松针加量至15mg入液静滴；②化痰解痉：0.9%氯化钠注射液100mL加沐舒坦针30mg静脉注射，每8小时1次；③醒神开窍：5%葡萄糖注射液250mL加醒脑静针30mL静滴，每日1次；④脱水防治脑水肿：甘油果糖静滴，每日2次；⑤维持水、电解质平衡；⑥抗生素治疗；⑦咪达唑仑针8mL/h泵入维持，鲁米那针0.2g即刻肌肉注射。根据病情及血气分析变化调整呼吸机参数。

第3日，患者生命体征平稳，神志欠清醒，喉间痰多，两肺呼吸音粗，生化检查回报：ALT68U/L，AST229U/L，TP52g/L，BUN4.9mmol/L，Cr103.5mmol/L，CK3399U/L，GLU5.8mmol/L，K^+3.9mmol/L，Na^+132mmol/L。继予二羟丙茶碱针0.25g入液静滴解痉平喘，洛安命250mL加丙氨酰谷氨酰胺针50mL静滴护肝补充能量，予咪达唑仑针5mL/h泵入，痰多予以及时吸痰，对症处理。中药调整加黄芪、五味子、南沙参、麦冬等以健脾益气养阴、扶正祛邪。

经过以上治疗，患者病情逐渐平稳，神志清楚，呼吸平稳，两肺呼吸音清，少量进食，24小时尿量增至约1700mL，尿色清亮。于24天后撤除人工同步呼吸机，给予患者低流量吸氧，继续调理治疗。

患者于9月25日出院，出院时症见：神清，精神可，生命体征平稳，未诉特殊不适，纳可，眠安。随访3个月，完全康复。

3.讨论

银环蛇蛇毒为神经毒，被其咬伤后早期足量使用抗银环蛇毒血清是目前最有效的救治措施之一。中医学认为银环蛇蛇毒属风毒，风者善行数变，每多化火，风火相煽，蛇毒鸱张，正不胜邪，毒邪内陷，内陷厥阴可致毒邪蒙蔽心包的闭证，或邪热耗伤心阳的脱证。治疗上，根据"治蛇不泄，蛇毒内结；二便不通，蛇毒内攻""治风先治血，血行风自灭"的治则，采用利尿通便排毒的方法，以解毒凉血祛风、通络止痛解痉为原则，用七叶一枝花、半边莲、金银花、野菊花、紫花地丁清热凉血解毒；白芷、防风、僵蚕、蝉蜕、天麻、全蝎、蜈蚣祛风解痉止痛；车前草清热渗湿利水；大黄通里攻下，通泻阳明腑实而宣降肺气；甘草调和药性。早期用中药干预以解毒凉血祛风、通络止痛解痉，后期使用中药以健脾益气、活血养阴，促进机体康复。

西医学认为银环蛇蛇毒为神经毒，其毒素可造成外周呼吸麻痹甚至呼吸衰竭，出现气促、呼吸困难、呼吸浅表而快等症状，应立即给予呼吸机辅助呼吸、吸氧，帮助患者平稳度过危险期，配合使用呼吸中枢兴奋剂、镇静剂；呼吸麻痹或衰竭可致脑组织缺血缺氧水肿，需配合呋塞米静推利尿，同时要防治肺部感染，监测血气分析，纠正酸碱平衡失调。

总之，中西医在银环蛇咬伤救治上各有所长，有机结合，采取综合抢救措施，方可减少并发症和提高抢救成功率。

病案10 蝮蛇咬伤致多器官功能障碍综合征

1.临床资料

患者万某，女性，56岁，南昌市新建县常丰镇人。因右足踇趾被蛇咬伤致肿痛65小时，昏迷5小时，于2010年10月23日13时入我院治疗。

患者家属代诉缘于10月20日晚8时许，患者在家中抓小鸡回笼时不慎被蛇咬伤（认出是蝮蛇），即起肿胀疼痛不适，急至当地民间医生处予中草药外敷处理，局部肿痛不减，伴胸闷气短、恶心呕吐、纳呆腹胀等症。23日上午8时许患者突然出现神志不清、昏迷，遂由家属急送至当地医院救治，测血压为零，作对症处理，并由120转送至我院求治。

查体：T36.1℃，P120次/分，R20次/分，BP70/20mmHg；神志不清，昏迷，形体适中，抬入病房，呼之不应；双侧瞳孔等大等圆，对光反射迟钝，压眶反射不灵敏；心音低钝，律不齐，无杂音；呼吸气微，两肺呼吸音弱，未闻及干湿性啰音；四肢厥冷，右足大趾及右足背肿胀，肿胀延至右膝关节附近，脉细沉微。

实验室及辅助检查示：血氧饱和度78%；血常规：RBC4.98×10^9/L，WBC16.76×10^{12}/L；血气分析：pH值7.09，PCO$_2$103.6mmHg，PO$_2$75.2mmHg，HCO$_3$$^-$31.4mmol/L，TCO$_2$34.6mmol/L；肾功能：BUN13.40mmol/L，Cr242.4μmol/L；电解质：K$^+$4.60mmol/L，Ca^{2+}1.90mmol/L，Na$^+$129.40mmol/L，Cl$^-$95.2mmol/L。尿常规：红细胞（+++），白细胞（+），蛋白质（+++）。心电图：（1）窦性心动过速；（2）顺钟向转位；（3）ST段改变。胸片：支气管炎改变。

中医诊断：①毒蛇咬伤（风火毒）；②厥证（阳虚证）。

西医诊断：①蝮蛇咬伤（混合毒）；②中毒性休克；③多脏器功能衰竭。

立即给予吸氧，心电监护，血氧测定，留置导尿，用5%葡萄糖注射液250mL加多巴胺100mg静脉滴注，5%葡萄糖注射液250mL加醒脑静20mL静脉滴注，5%NaHCO$_3$100mL静脉滴注，0.9%氯化钠注射液100mL加头孢替安2g静脉滴注。中医治疗急予阴阳双补以固脱，选用参附汤合生脉饮加减：人参10g，附子10g，麦冬10g，五味子10g，水煎后鼻饲。

经上诉处理1小时后，患者呼吸困难症状改善，渐渐清醒，自诉欲解小便。测血压150/90mmHg，心率88次/分。复查血气分析：pH值7.33，PCO$_2$61.1mmHg，PO$_2$75.8mmHg，HCO$_3$$^-$32.2mmol/L，TCO$_2$34.1mmol/L。期间严密观察神志、呼吸、血压和心率等。

次日，患者症见浮肿，呼吸困难，端坐呼吸，尿少，大便未解，舌淡苔白，脉沉细。致病机理为肾虚水泛，水泛化痰，痰阻气机，肺气郁闭。治宜温阳利水，方用真武汤合金匮肾气丸加减：

附子10g，桂枝6g，熟地黄20g，山药15g，山茱萸10g，白术10g，茯苓10g，泽泻10g，车前子6g，白芍10g，生姜6g，炙甘草6g。结合中药汤剂灌肠（处方：生大黄、生槐花、虎杖、芒硝各30g，黄连10g，煎汤为400mL分4次灌肠）以助蛇毒外出，正应"治蛇不泄，蛇毒内结；二便不通，蛇毒内攻"之中医理论，并配合西药消炎对症处理。

10天后浮肿消，呼吸平稳。诉头晕乏力，心悸胸闷，夜难成寐，食少腹胀，舌质淡，脉细弱。治宜益气补血、健脾养心，方用归脾汤加减：黄芪10g，人参10g，白术10g，当归10g，龙眼肉8g，茯神8g，酸枣仁8g，远志8g，甘草6g，木香6g。

7天后痊愈出院，随访1个月情况良好。

2.讨论

蝮蛇咬伤致多器官功能障碍综合征（MODS）救治难度大，死亡率高，其关键因素是蛇毒。蛇毒素是一种复杂的蛋白质，分为神经毒、血循毒和混合毒，蝮蛇主要含混合毒，混合毒具有致多器官损害的特点，其中有心脏毒素、出血毒素、溶血毒素和神经毒素以及多种酶（蛋白质水解酶、磷脂酶A等），可引起肺、心、肾、肝、脑等脏器发生出血、坏死等病理改变，甚至出现MOD或MODS。

蝮蛇咬伤MODS的诊断主要依据临床表现和实验室辅助检查等。笔者的体会是：只要各项检验或监测结果有客观数据上的异常，结合临床表现，即可诊断蝮蛇咬伤致某器官功能障碍或衰竭。

中西医结合治疗毒蛇咬伤多器官功能障碍有其独特的优势。抗蛇毒血清特异性较高，效果确切，但须在24小时之内使用，对心、脑、肾等实质性器官已发生器质性改变者难以奏效。中医药治疗能弥补抗蛇毒血清的不足，但应根据中医辨证施治的原则进行辨证加减用药，不能口服者改用浓缩煎液鼻饲或保留灌肠，对促进排解蛇毒、保护内脏功能可起到较好作用，不失为一种有效的治疗措施。

病案11 蛇伤致呼吸麻痹

1.临床资料

谢某，男性，41岁，工人。因右手食指被银环蛇咬伤4小时，于2013年10月5日晚11时许由120急送我院治疗。途中因胸闷、呼吸困难已进行气管插管，并用气囊加压给氧。入院时症见：患者神志欠清，被动体位，呼之不应，呼吸困难，呼吸表浅，四肢痿软无力，二便未解。查体：T36.3℃，P126次/分，R15次/分，BP150/89mmHg。颈软，生理反射消失，病理反射未引出。血常规：WBC26.3×10^9/L，中性93.5%；电解质、肾功能均正常；血气分析：pH值7.32，$PCO_2$31.2mmHg，$PO_2$94mmHg。

入院诊断：①毒蛇咬伤（风毒型）；②外周性呼吸麻痹。

综合处置：通知病危，气管插管，人工呼吸机辅助呼吸，持续中流量给氧。青木香解毒汤加减口服，处方：青木香10g，半边莲15g，七叶一枝花15g，防风10g，僵蚕10g，蜈蚣2条，川芎10g，石菖蒲15g，瓜蒌10g，车前草15g。煎汁100mL/h经胃管而下，6小时后改为50mL/h，并予抗银环蛇毒血清10000U、甲基强的松龙针80mg及头孢哌酮钠、纳洛酮、甘油果糖、速尿等静点。10月6日加用弥可保500μg和沐舒坦30mg静脉推注以营养神经、化痰。

经过上述处理后患者意识、肢体活动渐渐恢复，10月8日神志清楚，拔除气管插管，改用人工同步呼吸机辅助呼吸，加强化痰、口腔护理。第5日患者精神萎靡，喉中痰鸣，咯痰困难，仍不能进食，故中药改用益气活血剂，停用甲基强的松龙、甘露醇、甘油果糖，续用抗炎、营养脑神经等药对症治疗。治疗2周，症状完全消失，痊愈出院。

2.讨论

风毒入侵人体，初期或中毒轻微者先中经络，见眼睑下垂、头晕胸闷；风邪善行数变，深传脏腑，或因风毒之邪严重，中经络的同时就兼中脏腑，故见神昏、呼吸困难等症。青木香解毒汤以祛风通络、解毒开窍为法，七叶一枝花、半边莲功善抗毒解毒，青木香、瓜蒌、川芎可行气宽胸开结，僵蚕、防风、蜈蚣祛风通络解痉，石菖蒲、车前草开窍醒脑、通利二便。

喻师认为银环蛇咬伤后早期足量使用抗蛇毒血清是最有效的救治措施之一。一旦出现气促咽痒、呼吸困难、呼吸浅表而快等症，应及时给氧，予气管插管、人工呼吸机辅助呼吸，并可酌情使用呼吸中枢兴奋药。严重者如因缺氧引起脑水肿，可对症选用甘油果糖、速尿、激素等治疗，以改善毛细血管通透性，减少血浆外渗。蛇毒内攻脏腑，机体可释放大量的内毒素，β-内啡肽（β-Ep）为其中之一，β-Ep是应激状态下各种急症发病过程中的重要诱因，其能抑制前列腺素（PG），尤其是对PGE（前列腺素E）和儿茶酚胺的影响，使得细胞代谢和血管功能受到损害。纳洛酮具有拮抗β-内啡肽的作用，故可以清除内毒素，逆转应激状态下的恶性循环。

除此之外，银环蛇咬伤患部不红不肿不痛，或仅有轻微麻木感，很容易被人们忽视而延误病情，这方面应特别加以重视。

病案12　蛇伤致DIC案

1.临床资料

黄某，男性，15岁，学生。因"左脚被五步蛇咬伤致肿痛渗血49小时"于2013年7月19日急诊入院。

入院时见：神情萎靡，头昏、胸闷，面色萎黄，左脚内踝下见一扩创口，渗血不止，患肢高度肿胀，疼痛剧烈，其上满布数十个大小不等的血水疱，四肢皮肤可见散在的青紫斑，左侧腹股沟淋巴结触痛，齿龈出血，肉眼血尿，大便未解。神经系统检查无异常。T36.3℃，P126次/分，R25次/分，BP100/69mmHg。急查血常规：RBC2.34×10^{12}/L，HGB74g/L，PLT26×10^9/L，WBC13.6×10^9/L，N85.8%，血K$^+$3.41mmol/L，Ca^{2+}1.8mmol/L，CO$_2$CP17.3mmol/L，血BUN6.43mmol/L，Cr82.9mmol/L。PT四项结果：APTT（活化部分凝血活酶时间）27.37秒，Fib（纤维蛋白原）0.836g/L。

入院诊断：①毒蛇咬伤；②失血性贫血；③DIC。

综合处置：告病危，吸氧，输同型全血及血小板。口服中药汤剂：金银花30g，半边莲15g，半枝莲15g，七叶一枝花15g，生地黄30g，丹皮12g，玄参15g，大黄10g，黄连10g，仙鹤草10g，藕节炭10g，白茅根20g，煎汁内服。静点血清、激素、6-氨基己酸等解毒抗毒、抗炎止血，进行患肢清创换药等综合处理。

第3日血压下降，BP89/20mmHg，P70次/分，R20次/分，牙龈出血已止，皮肤无新出瘀斑。PT四项：APTT（活化部分凝血活酶时间）28.42秒，TT（凝血酶时间）13.10秒，Fib（纤维蛋白原）2.97g/L，D2聚体试验阳性。血常规：RBC2.33×10^{12}/L，HGB76g/L，PCT39.6×10^9/L。立予多巴胺40mg加阿拉明10mg静注升压，15滴/分，停用止血药，改用血塞通针静点活血化瘀。

第4日病情出现好转，四肢转温，T36.5℃，R20次/分，P79次/分，BP波动于89~109/40~64mmHg。停用多巴胺，改用生脉针、灯盏花素针静点益气行血。

1周后复查PT四项：APTT25.30秒，Fib4.86g/L，TT13.28秒，病情明显好转，继续活血化瘀等对症治疗，半月后出院。

2.讨论

五步蛇毒属火毒，火热邪毒内陷营血，毒攻脏腑，热毒伤阴，耗血动血，导致患肢肿痛、血疱、瘀斑、出血，甚则神昏、血压下降、DIC等，故中药汤剂我们选用的是一派泻火解毒、凉血活血之品。本例病人因咬伤49小时入院，五步蛇毒大部分已和组织、靶器官结合，血中游离蛇毒极少，即使使用抗五步蛇毒血清，也不能阻止DIC的发展。急性DIC患者高凝血期可无典型DIC表现，且持续时间很短，很快会进入消耗性低凝期，我们可以借助PT四项的检测来发现此期的变化并及时处理。消耗性低凝期的凝血时间明显延长，微血管栓塞已发生，促纤维蛋白溶解药物如尿激酶、链激酶等不宜使用，肝素也只有预防栓子形成的作用，而对已形成的栓子则无溶解作用。喻文球教授使用中成药血塞通针静点，本品既能活血，又能止血，可以较好地解决这个问题。

病案13　中西医结合治疗儿童毒蛇咬伤临床体会

【案1】

1.临床资料

王某，男，6岁，南昌县蒋巷镇人，因右手被蛇咬伤伴头晕眼花5.6小时，于2010年9月1日入院。患者家属代诉缘于今日午间在稻草堆中玩耍时不慎被蛇咬伤右手食指端，渐出现胸闷、四肢无力等症，遂急至本院。症见：神志清，精神疲乏，头晕眼花，胸闷气急，眼睑下垂，呼吸浅表，二便未解。查体：T36.2℃，P98次/分，R20次/分，BP110/80mmHg。抱入病房，右手食指端可见2个清晰牙印，局部伤口不红不肿不痛，仅有皮肤麻木感。呼吸浅表，双肺呼吸音减弱，未闻及干湿性啰音，肝脾肋下未及，舌质红，舌苔薄白，脉弦数。实验室检查：WBC16.3×10⁹/L，中性

83.3%，电解质、肾功能正常。

中医诊断：毒蛇咬伤（风毒证）。

西医诊断：银环蛇咬伤（神经毒）。

治疗：①静注抗银环蛇蛇毒血清6000U。②内服中药，治以活血通络、驱风解毒，方用活血驱风解毒汤：当归6g，川芎6g，威灵仙6g，白芷6g，防风6g，僵蚕6g，红花6g，七叶一枝花6g，半边莲6g，紫花地丁6g，羌活6g。水煎日1剂，分2次服。③外用四味拔毒散（用雄黄、明矾、七叶一枝花、青木香各等分研成细末）食醋稀调局部外搽。

患儿用药1天后头晕、眼花、胸闷等明显减轻，3天后痊愈出院。

2.讨论

本患儿为银环蛇咬伤，其证属风毒证（神经毒），病在卫分和气分。风毒之邪蕴于肌肤，阻滞经络，故肌肤有麻木感，并有肌肉麻痹、眼睑下垂；风毒上扰，故有头昏、眼花。治当以活血通络、驱风解毒为法。方取本院之经验方活血驱风解毒汤，方中当归、川芎、红花活血通络，"治风先治血，血行风自灭"；威灵仙、白芷、防风、僵蚕祛风通络；七叶一枝花、半边莲、紫花地丁解毒通络；羌活引药上行，加强祛风通络之效。外用药雄黄、明矾为二味拔毒散，常用于治疗嗜神经病毒之带状疱疹，加上七叶一枝花和青木香，合为四味拔毒散，外搽可破坏局部蛇毒，以减轻神经毒的全身症状。内外兼顾，故得佳效。

【案2】

1.临床资料

蒋某，男，6岁，江西吉安人，因右足踇趾及左大腿被蛇咬伤致肿痛12小时，于2010年7月13日入院。患者家属代诉缘于今日上午在山间玩耍时不慎踩到蛇后被咬伤右脚趾，随即又被咬伤左大腿，立即出现肿痛，头晕眼花，家属自予吸血，遂急至本院。

症见：神志清，精神萎靡，啼哭不止，头晕眼花，胸闷不适，腹胀纳差，二便不利，夜寐欠安。查体：T36.1℃，P90次/分，R30次/分，BP88/60mmHg。抱入病房，右足蹬趾可见2个清晰牙印，局部青紫，肿痛延及小腿，左大腿背侧中段有一3cm×4cm的瘀黑青紫肿块，质地稍硬，肿胀疼痛，痛不可触。心肺检查未见异常，舌质红，苔黄白相间，脉弦数。实验室检查：WBC20.6×10^9/L，N76%，HGB11g/L，BUN6.70μmol/L，Cr91.2μmol/L，K$^+$5.52mmol/L。

中医诊断：毒蛇咬伤（风火毒证）。

西医诊断：蝮蛇咬伤（混合毒）。

治疗：①静注抗蝮蛇蛇毒血清6000U。②内服中药，治以清热解毒、凉血息风，方用黄连解毒汤加减：黄连4g，黄芩6g，栀子4g，黄柏4g，防风6g，蝉蜕4g，僵蚕6g，生地黄6g，丹皮6g，七叶一枝花6g，半边莲6g，生甘草2g。水煎日1剂，分2次服。③蛇伤外敷散醋调外搽肿胀疼痛部位，日2次。④箍毒拔毒灸，日2次，连用3天。

2天后患者精神好转，患肢青紫肿痛减，无胸闷不适，二便平。6天后痊愈出院。

2.讨论

该患儿为蝮蛇咬伤，其证属风火毒证（混合毒），病在气分和营分。致病机理为风火之毒蕴滞肌肤，故局部青紫肿痛；风毒闭肺，阻滞经络，故胸闷不适，呼吸浅促；风火之毒上蒙，故头昏眼花；邪毒充斥三焦，故胸闷、腹胀、二便不利。治当以清热解毒、凉血息风为法，方取清气分之热、解三焦火毒之方黄连解毒汤加减，方中黄连、黄芩、黄柏、栀子清热解毒；防风、蝉蜕、僵蚕驱风通络；生地黄、丹皮凉血活血；半边莲、七叶一枝花为解蛇毒之要药；生甘草调和诸药。外用九味消肿拔毒散（用雄黄、明矾、七叶一枝花、青木香、川芎、天南星、白芷、黄柏、芒硝9味药物各等分研成细末食醋稀调，局部外搽蛇伤创口周围及肿胀青紫处，涂药范围超出1~2cm）以解毒抗毒、消肿定痛，外置箍毒拔毒灸更增其效。配合静注抗蝮蛇蛇毒血清，三管齐下，疗效显著。

【案3】

1.临床资料

刘某，女，10岁，江西修水人，因左足背被蛇咬伤致肿痛9.5小时，于2010年7月5号入院。患者家属代诉缘于今日凌晨1时许在家中不慎被蛇咬伤左足背，急至民间医生处予针刺、草药外敷，不效，左足青紫肿痛逐渐加重，面色发青，故急至本院。

症见：神志尚清，头晕胸闷，哭闹烦躁，口渴，面色发青，四肢皮肤下见散在青紫斑，齿龈出血，纳差，小便量少，血尿，大便未解，夜寐欠安。查体：T36.6℃，P84次/分，R20次/分，BP90/65mmHg。背入病房，左足背青紫，肿痛上延至大腿，足底血疱，肿胀，疼痛，渗血水。心肺检查未见异常，肝脾肋下未及，左侧腹股沟淋巴结肿痛，神经系统检查正常，舌质红，苔黄，脉滑数。实验室检查：WBC12.4×10⁹/L，N85%，L14%，M1%，RBC2.28×10¹²/L，HGB90g/L，PLT43×10⁹/L。

中医诊断：毒蛇咬伤（火毒证）。

西医诊断：五步蛇咬伤（血循毒）。

治疗：①静注抗五步蛇蛇毒血清6000U。②内服中药，治以泻火解毒、凉血散瘀，方用水牛角地黄汤加减：水牛角15g，生地黄

10g, 赤芍 10g, 丹皮 6g, 墨旱莲 10g, 白茅根 12g, 半边莲 10g, 七叶一枝花 10g, 生大黄 3g, 车前草 10g, 当归 6g, 玄参 10g, 金银花 10g, 生甘草 3g。水煎日 1 剂，分 2 次服。③蛇伤外敷散醋调外搽肿胀疼痛部位，日 2 次。④常规清理伤口。

次日牙龈出血已止，皮肤无新瘀斑，二便平。3 天后皮下青紫斑消退，患处青紫肿痛明显缓解，患者已能下地站立，辅助行走。继用上方，去车前草、生大黄。5 天后血常规正常。1 周后痊愈出院。

患儿为五步蛇咬伤，其证属火毒证（血循毒），病在营分和血分，致病机理为热毒壅滞，腐败肌肉，火热邪毒内陷营血，毒攻脏腑，热毒伤阴，耗血动血。治当以泻火解毒、凉血散瘀为法，方取清营凉血专方水牛角地黄汤，水牛角、生地黄、赤芍、丹皮清热解毒、凉血散瘀；加墨旱莲、白茅根凉血止血；半边莲、七叶一枝花解蛇伤之毒；生大黄、车前草通利二便，以助邪毒外出，正应"治蛇不泄，蛇毒内结；二便不通，蛇毒内攻"之中医理论；加四妙勇安汤之当归、玄参、金银花、生甘草解毒扶正，防止坏疽产生。外用蛇伤外敷散以促消散患肢的肿胀、青紫、疼痛。诸药共用，各证兼顾，故疗效显著。

2. 讨论

儿童毒蛇咬伤多不能描述蛇的外观，也很难打死或捕获蛇，给鉴别诊断带来困难。齿痕是早期判断毒虫咬伤、有毒或无毒蛇咬伤的依据，有毒蛇咬伤局部可见两个粗大而深的牙痕；无毒蛇咬伤局部牙痕排列细小而整齐，呈弧形；毒虫咬伤局部牙痕一般不明显。综合齿痕、临床表现及受伤地点的地理环境进行判断，可为早期诊断和治疗毒蛇咬伤提供依据。

小儿皮肤肌肉幼嫩，形体娇小，同种蛇毒侵袭更易发生严重的中毒症状，因此早期诊断和治疗尤为重要。我们认为解毒消肿、解毒排毒是早期治疗毒蛇咬伤的核心技术，局部有效的解毒消肿不仅可有效地预防肢体伤残，而且可减少蛇毒对全身组织器官的损害；内服中药排毒解毒可避免或减轻蛇毒对全身脏器的损害。二者有机结合，可提高治愈率和抢救成功率，减少和避免肢体伤残。

第六章　毒蛇咬伤的临床急救

第一节　毒蛇咬伤致急性呼吸衰竭的急救

　　急性呼吸衰竭是指既往无气道和肺部疾病者，由于突发情况致使呼吸系统不能充分氧合血液，发生低氧血症，伴或不伴有二氧化碳排出障碍，导致机体急性缺氧或二氧化碳潴留（$PaO_2 \leqslant 60mmHg$ 和/或 $PaCO_2 \geqslant 50mmHg$）而产生一系列生理功能紊乱及代谢障碍的临床综合征。急性呼吸衰竭常在数小时至数天内发生，是重症监护治疗病房（ICU）最常见的器官衰竭。

　　毒蛇咬伤尤其是神经毒类毒蛇咬伤，如金环蛇、银环蛇、海蛇，以及混合毒类毒蛇咬伤，如蝮蛇、眼镜蛇、眼镜王蛇，其神经毒素作用于中毒机体的神经–肌肉接头处，阻断神经冲动传导，使呼吸麻痹导致自主呼吸停止。1963年Lee等人分离出 α–毒素（α–BTX）后发现其阻断神经–肌肉传递是由该毒素与终极区胆碱能受体结合，使运动神经末梢释放的递质——乙酰胆碱不能作用于 N_2 受体，从而产生了非去极化型神经–肌肉阻断作用，引起骨骼肌麻痹等一系列中毒症状，是导致死亡的主要原因。

　　临床上蝮亚科的蝮蛇和海蛇科的海蛇及眼镜蛇科的金环蛇、银环蛇、眼镜王蛇咬伤中毒，一般规律是中毒愈重，其呼吸衰竭发生愈早；呼吸停止时间愈长，自主呼吸功能恢复愈慢。导致呼吸麻痹的时间因蛇种而不同，如银环蛇和海蛇常在咬伤后1~6小时出现，蝮蛇一般在咬伤后20~48小时出现，眼镜蛇咬伤中毒后在36~50小时出现；而眼镜王蛇出现较早，可在咬伤后几十分钟内发生。病人早期先有呼吸紧促，继而出现呼吸困难、缺氧、发绀，最后呼吸完全停止。

一、毒蛇咬伤致急性呼吸衰竭的病因和发病机制

（一）病因

1.呼吸中枢抑制

常见于神经毒类和混合毒类毒蛇咬伤。蛇毒能直接抑制呼吸中枢。

2.神经－肌肉病变

蛇毒通过箭毒样作用阻断神经－肌肉接头的冲动传导，引起呼吸肌麻痹。

3.肺组织病变

由于毒蛇咬伤后导致急性心力衰竭产生肺水肿而使肺容量、肺通气量和有效呼吸面积急剧减少。

（二）发病机制

肺泡与外界进行气体交换称为通气，肺泡内气体与血液之间的交换过程称为换气，通气功能障碍和（或）换气功能障碍均可导致呼吸衰竭。急性呼吸衰竭的发生主要有以下四种机制：

1.肺泡通气不足

静息状态呼吸空气时，肺泡通气量在4L/min以上才能维持正常动脉血氧分压（PaO_2）和二氧化碳分压（$PaCO_2$）。有效肺泡通气压需要完整的解剖－生理链，包括脑桥和延髓呼吸中枢、呼吸中枢与胸部神经－肌肉的有机连接、胸廓和呼吸肌状态、气道通畅和肺泡完整性。上述任何一环节损害即会导致肺泡通气不足，肺泡通气量减少会引起PaO_2下降和$PaCO_2$升高。

通气功能障碍有两种：

（1）限制性通气障碍：一方面蛇毒引起呼吸中枢抑制，使呼吸驱动力减弱；另一方面蛇毒引起呼吸肌麻痹，呼吸运动障碍，导致肺容量减少和肺泡通气不足。

（2）阻塞性通气障碍：毒蛇咬伤有危重并发症的病人，会引起呼吸道的分泌物增多，由于呼吸肌麻痹导致分泌物难以咳出，使气道阻力增加，则气流速度变慢，肺泡通气量减小，发生缺氧和二氧化碳潴留。

2.通气/血流比例失调

有效气体交换主要取决于肺内通气/血流保持适当比例。正常人肺泡通气量约为4L/min，流经肺泡的血流为5L/min，通气/血流比例约为0.8。部分肺泡血流不足（如肺动脉栓塞、弥散性血管内凝血、肺血管收缩或肺毛细血管床破坏等），通气/血流比例大于0.8，肺泡气体不能与血液进行充分的气体交换，生理死腔增加，即死腔样通气。通气不足、血流过剩时，肺动脉内混合静脉血未经充分氧合即进入肺静脉，发生肺内动静脉样分流，通气/血流比例小于0.8。肺炎、肺水肿、急性呼吸窘迫综合征（ARDS）或肺不张时，血液灌注区域通气不良，通气/血流比例降低；心排血量减少和肺动脉栓塞时，通气/血流比例升高。正常人肺脏各部分通气和血流分布并不均匀一致，直立位时肺尖部比值最大，通气/血流比例可为3；肺下部比值减小，通气/血流比例为0.6。由于呼吸膜面积远远超过气体交换的实际需要，故可维持总体PaO_2在正常生理范围。通气/血流比例失调表现为低氧血症，而无二氧化碳潴留。

3.肺内分流

肺内分流是指混合静脉血未与肺泡气体接触而直接进入动脉循环。分流的血液与动脉血混合，使动脉平均血氧含量和PaO_2降低，肺泡-动脉血氧分压差（$Pa-AO_2$）增加。肺不张、肺炎及

ARDS时，肺泡毛细血管通透性增加，导致肺泡和间质水肿；气胸、血胸或胸膜渗出使肺泡萎陷，血液流经无通气肺泡，未氧合血液进入左心和体循环，发生肺内动静脉样分流，引起$PaCO_2$降低。分流量超过30%时，吸入氧浓度增加到100%也不能缓解低氧血症。

4.气体弥散障碍

肺泡和肺毛细血管间气体交换通过肺泡毛细血管膜进行。肺泡毛细血管膜极薄，氧和二氧化碳可自由通过。肺充血、肺水肿、特发性肺纤维化和胶原性血管病等可使肺泡毛细血管膜增厚，气体弥散距离加大。氧弥散迅速，单纯弥散障碍很少引起低氧血症。危重病人多同时存在通气障碍、通气/血流比例失调和弥散障碍。

二、毒蛇咬伤致急性呼吸衰竭的临床表现

急性呼吸衰竭主要表现为缺氧，部分有二氧化碳潴留，对机体威胁程度前者比后者更高。临床表现与缺氧发生速度、持续时间和严重程度密切相关，而心、脑、肺对缺氧极为敏感。临床上缺氧和二氧化碳潴留的表现许多是相似的，两者常同时存在。

1.缺氧

（1）中枢神经系统：大脑耗氧量较大，为30mL/（min·kg），停止供氧达6分钟即可发生脑组织不可逆损伤。轻度缺氧表现为烦躁，中度缺氧表现为谵妄，重度缺氧表现为昏迷。

（2）心血管系统：心肌耗氧量为70~90mL/（min·kg）。一般缺氧使心、脑血管扩张，其他内脏血管收缩，回心血量增多，心排量增大；而肺部小动脉与微动脉收缩，肺动脉压升高，右心负荷加重。缺氧可诱发各类心律失常。

（3）呼吸系统：缺氧使PaO_2下降，通过刺激外周化学感受器（主动脉体、颈动脉体）和对呼吸中枢的直接作用使呼吸加深加

快来加强代偿。在出现脑部疾患、心力衰竭、尿毒症、代谢性酸中毒等时，患者呼吸加强加快和减慢减弱交替周期出现，即出现潮式呼吸以及间歇停顿呼吸。

（4）血液系统：慢性缺氧可刺激造血，而急性缺氧常无此代偿，反而可造成凝血机制障碍、造血系统衰竭、DIC。

（5）消化系统：呼吸衰竭引起缺氧以及脑反射性的微血管痉挛，加重胃肠道组织缺血、缺氧，常发生应激性溃疡出血及肝细胞功能损害。

（6）肾脏：缺氧使肾血管收缩，血流量减少，再加上缺氧所致心衰、DIC等因素，易发生肾功能不全，导致尿素氮、肌酐增高以及代谢性酸中毒等。

（7）细胞代谢及电解质：缺氧时线粒体代谢转为无氧代谢，其效率只是有氧代谢的1/20，出现能量供应不足，产生大量乳酸，导致代谢性酸中毒；继而钠泵功能受损，K^+向细胞外溢，Na^+、H^+进入细胞内，从而产生高钾血症和细胞内酸中毒。

（8）多器官功能障碍综合征（MODS）：由于低氧血症和高碳酸血症引起人体多个器官发生病理生理改变，最终可导致MODS，成为呼吸功能衰竭的死亡原因之一。

2.二氧化碳潴留

（1）中枢神经系统：一般急性二氧化碳潴留可使脑血管扩张，血流量增加，颅内压升高，因而出现头痛、扑翼样震颤、嗜睡、昏迷等表现。

（2）酸碱失衡和电解质紊乱：血中二氧化碳潴留产生呼吸性酸中毒，导致细胞外液H^+与细胞内K^+互换，使血清K^+升高，细胞内H^+、Na^+增加。过量补充碱性药物和应用呼吸兴奋剂或机械辅助呼吸以及激素、利尿剂，可引起血K^+和Cl^-降低，此时易发生呼吸性酸中毒和代谢性酸中毒。

（3）心血管系统：当缺氧合并二氧化碳潴留时，肺动脉收缩导致肺动脉高压，右心室肥厚、扩大，可出现心率快、血压上升、外周血管扩张，导致皮肤潮红、出汗、心衰等表现。

（4）呼吸系统：吸入浓度小于15%的二氧化碳时，二氧化碳分压每升高1mmHg，则每分通气量可升高2L。中枢对二氧化碳刺激常呈抑制状态，而呼吸兴奋性主要靠缺氧维持。

三、毒蛇咬伤致急性呼吸衰竭的诊断

（一）毒蛇咬伤致急性呼吸衰竭的临床诊断

呼吸麻痹的临床表现可因蛇毒中毒程度、年龄、病程及并发症存在而不同，如蝮蛇、眼镜蛇咬伤者病程较长，而海蛇咬伤者起病急、病程短，症状与体征同时出现。早期代偿以低氧血症为主，失代偿后因高碳酸血症引起脑水肿、心肺衰竭，直至呼吸停止。

1. 临床诊断

（1）有毒蛇咬伤病史或特征性的症状。

（2）早期出现嗜睡、头晕、眼花，继则吞咽有异物感，再发展则出现声音嘶哑。

（3）很快出现双眼睑下垂。

（4）呼吸费力，呼吸频率加快，继而减慢。

（5）血压改变，收缩压早期由于受缺氧影响出现短暂的升高，心率亦同时会加快。

2. 症状和体征

（1）局部症状：有神经毒类或混合毒类毒蛇咬伤的毒牙痕及其特殊的局部表现。

（2）全身症状

①横纹肌症状：患者先感觉精神不振，肌肉无力，眼睑下垂，

视物模糊，继之言语不清，吞咽困难，有胸闷感，呼吸变慢、变浅，呈腹式呼吸，直至呼吸停止；眼球固定，瞳孔散大，口唇、指甲发绀，最后瘫痪的是踇趾活动的肌肉；膝反射随肌肉瘫痪逐渐减弱直至消失，最后全身处于瘫痪状态。

②胃肠道症状：中毒早期常有呕吐。肠鸣音有短暂的增强，随着呼吸抑制而逐渐减弱至消失。唾液腺分泌增多而出现流涎。

③神志与感觉：如果呼吸刚停止时能及时地维持良好的通气功能，保证氧的良好供给，即使患者自主呼吸停止后，意识仍可存在，神志始终清醒。患者的意识是否丧失，取决于抢救过程中气管插管是否及时和有无缺氧或二氧化碳潴留。如患者的神志始终清醒时其听觉仍正常，痊愈后往往能回忆起抢救期间的谈话内容。

④循环系统：呼吸抑制时因缺氧而心跳加速，血压升高。病情严重时心电图出现S-T段下移，T波变平，甚至倒置，以及束支传导阻滞等。

3.实验室检查

（1）心电图改变：可有S-T段下移或变平，甚至倒置。

（2）血象：白细胞可增高。

（3）水、电解质紊乱。

（4）微循环血流不畅至Ⅲ级Ⅲ度。

（二）与ARDS的鉴别

急性呼吸窘迫综合征（ARDS）是指肺内、外严重疾病导致以肺毛细血管弥漫性损伤、通透性增强为基础，以肺水肿、透明膜形成和肺不张为主要病理变化，以进行性呼吸窘迫和难治性低氧血症为临床特征的急性呼吸衰竭综合征。其病因常与创伤、休克、感染、误吸、氧中毒等因素引起急性肺损伤有关，是急性呼吸衰竭中较为严重、处理棘手、死亡率高的临床综合征。

1.ARDS临床表现

早期因肺间质水肿引起反射性呼吸深快，造成过度通气，出现呼吸性碱中毒，可形成无发绀性缺氧。随着病情进展，呼吸困难加剧而有紫绀，气道分泌物增加，出现代谢性酸中毒合并高碳酸血症，血压下降、少尿、心肌缺氧乃至昏迷、死亡。

2.ARDS诊断标准

（1）具有引起ARDS的原发疾病：①蛇伤病人出现误吸、重症肺部感染等；②肺外疾病，如严重蛇伤、脓毒血症、休克、DIC，以及输入大量库存血等。

（2）呼吸频率>30次/分，喜平卧，不愿端坐。

（3）低氧血症：$PaO_2 < 50mmHg$，一般吸氧不能改善，需要机械通气。$PaO_2/FiO_2 \leq 26.6kPa$（200mmHg）。

（4）胸部X线片征象：肺纹理增多、边缘模糊、斑片状阴影或大片阴影等肺间质或肺泡性病变。

（5）$PAWP \leq 2.39kPa$（18mmHg）或临床排除左心衰竭。

（三）呼吸衰竭的分度

表6-1　急性呼吸衰竭临床分度（按病情）

指标	轻度	中度	重度
SaO_2（%）	>80	60~80	<60
PaO_2（mmHg）	55~60	45~55	<40
$PaCO_2$（mmHg）	>50	>70	>90
发　绀	无	轻或明显	明显或严重
神　志	清醒	嗜睡、谵妄、半昏迷	昏迷至死亡

四、毒蛇咬伤致急性呼吸衰竭的治疗

由于毒蛇咬伤致急性呼吸衰竭是由神经毒素引起的呼吸肌麻

痪，出现周围型呼吸衰竭或外周型呼吸麻痹，此时给予中枢性呼吸兴奋剂无效，易导致合并中枢性呼衰，我们主张早期气管切开。

一旦发生呼吸麻痹，必须维持有效的人工呼吸，做到保持呼吸道通畅，维持有效的肺通气量，正确处理患者缺氧和二氧化碳潴留的情况，促使自主呼吸恢复，并预防并发症的发生。通过保持气道通畅、氧疗、机械通气、药物治疗、营养支持和治疗原发病，恢复正常气体交换，维持正常血 pH 值、PaO_2 和 $PaCO_2$。

大量的临床实践证明，毒蛇咬伤的呼吸麻痹是完全可以恢复的。根据临床观察，蛇伤呼吸麻痹的恢复较慢，一般要 3~5 天，也有持续十多天或更长时间者。如在早期就应用了抗蛇毒血清，则可在较短时间逐渐恢复自主呼吸。

（一）清除气道分泌物，维持气道完整性

1.咽部气道处理

口咽气道和鼻咽气道能支撑舌体，使其离开咽后壁，主要用于昏迷病人发生舌后坠时的短期气道处理。吸引导管可经该气道到达咽部进行分泌物和痰液抽吸。

2.气管内插管

气管内插管是一种带有可充气气囊、可弯曲的圆柱状中空导管，可经鼻或经口插入。经鼻气管内插管易于固定，不易脱出，清醒病人易于耐受，用于需气管内插管时间较长者；缺点是管径小，增加气道阻力。经口气管内插管管径较大，便于自主呼吸和机械通气，常用于紧急情况时。经气管内插管放置大孔吸引管能有效吸出气道分泌物，尤其适用于气道分泌物量大、黏稠者。气管内插管的常见并发症是声门下区和喉部压力性创伤。经鼻气管内插管易引起鼻出血、鼻窦炎、鼻软骨压迫性坏死。插管过程中可诱发喉或支气管痉挛、心律失常和血压变化。

3.气管造口

需长期机械通气者，应行气管造口。上呼吸道阻塞时，可经气管造口建立旁路气道。气管造口较为舒适，便于清除气道内黏稠分泌物，病人可进食和说话。手术应在手术室进行，紧急情况下在床旁进行，须严格无菌操作。最常见的即刻并发症是伤口出血进入气管和支气管，阻塞气道，引起窒息或肺不张。

（二）氧疗

氧疗是急性呼吸衰竭的重要治疗措施。$PaO_2<60mmHg$、动脉血氧饱和度（SaO_2）低于90%时应给予氧疗。有鼻导管、双孔鼻氧管、氧气面罩、氧帐等方法。

（三）机械通气

机械通气是急性呼吸衰竭病人重要、有效的治疗措施，主要生理学效应是改善通气功能、维持适当肺泡通气、改善气体交换和减少呼吸肌做功。

1.机械通气的指征

通过病史、体检、自主呼吸能力和动脉血气测定对病人进行评价，根据病理生理过程对心肺储备能力的破坏程度确定机械通气的时机。以往常因考虑是否能保留自主呼吸而迟至自主呼吸几乎完全停止时才开始机械通气，现在强调对急性呼吸衰竭病人应早期开始机械通气。

2.适应证

①急性呼吸衰竭，呼吸频率>40次/分或<5次/分。

②心源性或非心源性肺水肿。

③ARDS。

④呼吸中枢控制失调，神经-肌肉疾患。

⑤低氧血症，鼻导管吸氧后PaO_2仍<60mmHg。

⑥虽SaO_2达95%，但有点头样潮式呼吸等呼吸困难。

3.机械通气方式

（1）控制指令通气（CMV）：呼吸频率、潮气量和吸入氧浓度完全由呼吸机控制。呼吸机工作由预置时间间隔指令触发，属完全性呼吸支持。CMV适用于自主呼吸消失或有严重呼吸抑制者。当自主呼吸过快引发人机对抗时，为保证通气量稳定，也可用肌松药和镇静药阻断自主呼吸后采用CMV。

（2）辅助/控制通气：呼吸机提供部分通气支持，自主呼吸引起气道内压力降低，触发呼吸机送气过程。触发呼吸机送气的气道内压力降低幅度称触发敏感度，触发敏感度可调节。该通气方式允许病人建立自主呼吸频率，可在自主呼吸频率低于预置频率、不能维持每分通气量时自动提供补充。

（3）间歇指令通气（IMV）/同步间歇指令通气（SIMV）：机械通气由时间触发或由病人呼吸触发，由时间触发时称IMV，由病人呼吸触发时称SIMV。这两种通气方式允许病人在两次机械通气间有自主呼吸，主要用于呼吸机撤离和部分呼吸衰竭的病人。

（4）压力支持通气（PSV）：在预置触发敏感度和吸气气道压力支持水平，由病人控制呼吸频率和呼吸时间。该通气方式的特点一是减少呼吸功；二是易与呼吸机同步，病人较舒适；三是呼吸支持建立在自主呼吸的基础上，病人可通过自主呼吸和调节压力支持水平锻炼呼吸肌。该方式主要用于呼吸机撤离前过渡。PSV可与其他通气方式结合使用，与SIMV结合效果更好。

（5）呼气末正压通气（PEEP）和持续气道正压（CPAP）：PEEP是于病人呼气末增加气道压力，使气道和肺泡压保持在高于大气压的水平。CPAP是在自主呼吸条件下，整个呼吸周期中的气道内压力高于大气压水平。两者的主要生理学效应有以下几方面：①增加功能残气量，防止肺泡萎陷或使萎陷肺泡、小气道重新开放，减少肺不张。②减轻肺内分流，改善通气/血流比例和气体弥散。③提高肺顺应性。④影响肺血管外水分布，减轻肺水肿。主要用于ARDS、严重支气管哮喘或呼吸衰竭合并肺水肿时。最初设置PEEP水平为3~5cmH$_2$O，以后逐渐增加，直至达到预期组织氧合水平（PaO$_2$>60mmHg），PEEP过高会减少回心血量和心排血量。

（6）压力控制反比通气：反比通气是指吸呼比（I∶E）大于1∶1的通气方式。有压力控制和容量控制两种，以压力控制反比通气更为常用。反比通气延长吸气时间，使呼气时间相对缩短，平均气道压升高和产生内源性呼气末气道正压。压力控制反比通气能延长正压吸气时间，使萎陷的肺泡复张，增加功能残气量，改善气体交换，主要用于ARDS和严重支气管哮喘者增加吸入氧浓度和呼气末气道正压治疗仍不能纠正低氧血症时。

4.机械通气参数的设置与调节

应遵循下列原则：①维持有效肺泡通气。②改善通气/血流比例和氧合水平。③减少副作用，防止并发症。

（1）呼吸频率：设置为10~16次/分能获得预期PaCO$_2$。总呼吸频率等于自主呼吸频率与机械通气频率之和。

（2）潮气量：在机械通气期间，正常潮气量为5~15mL/kg。

（3）呼吸比：由吸气流速和定容呼吸机潮气量决定。吸气流速越快，吸气时间越短。通常吸呼比为1∶（1.5~2）。需要反比通气时，吸呼比可为1∶1或2∶1等。

（4）触发辅助呼吸的敏感度：自主呼吸不能维持足够通气时，可通过机械辅助通气方式增加通气量。辅助通气需病人用力呼吸来触发，呼吸机通过特定的传感器来感知吸气回路中的压力和流速变化，发出信号启动辅助通气。调节传感器对压力或流速变化的敏感度即可控制触发机械通气，使通气频率增加。敏感度过低、呼吸肌无力时难以触发机械通气，自主呼吸与机械通气不协调，可加重呼吸肌疲劳。除触发敏感度外，呼吸机应答时间也很重要，成人应小于0.1秒。

（5）压力限度：设定呼吸机释放潮气量的最高压力界限，一旦压力达到最高限度，呼吸机将未释放的容量排入大气，防止气压伤。

（6）系统报警：常设定压力和容量上、下限报警。高级呼吸机尚有吸呼比、吸入氧浓度、窒息和气道口温度过高报警等。有声、光信号两种报警方式。

5.机械通气并发症

机械通气常见并发症包括：①气压或容积损伤导致肺泡破裂、气胸、纵隔气肿、皮下气肿和心包积气等。②静脉回心血量减少导致心排血量减少和低血压。③心律失常。④急性上消化道出血、胃扩张、肠麻痹、胃内容物吸入、肺感染、肺不张、氧中毒和气道阻塞。⑤电解质、酸碱平衡失常。⑥呼吸肌疲劳和营养不良。

6.呼吸机撤离

呼吸机撤离是使病人逐渐脱离呼吸机支持的过程，主要由病人生理状态（包括呼吸肌张力状态）、机械通气时间长短、营养状态、原发疾病和精神状态决定。

（1）撤机指征：①原发病控制。②神志清醒并能咳嗽、排痰。③呼吸频率低于35次/分，潮气量大于300mL；营养状态及呼吸肌肌力良好；停机1~2小时后动脉血气检查指标稳定，PaO_2在60mmHg以上，$PaCO_2$在可接受范围，pH值为7.35~7.45。

（2）撤机方法

①T型管撤机试验：病人与呼吸机断离，将T型管一端连接湿化氧气，另一端连接气管内插管或气管切开导管。撤机期间自主呼吸与机械通气交替进行。开始可让病人经T型管自主呼吸5~10分钟，反复试验数次后，逐渐延长自主呼吸时间。密切观察病人

呼吸、心率及有无出汗、呼吸困难、发绀等，并监测动脉血气和脉搏、血氧饱和度等。T型管与CPAP合用能增加功能残气量，通过开放小气道和维持肺泡稳定性来改善通气分布。

②IMV：IMV或SIMV是较安全的撤机方式，通过减少IMV频率，逐渐增加自主呼吸能力。通常每天或每次减少IMV频率1~3次/分，30分钟后检查动脉血气，如果pH值在7.30~7.35，PaO_2和$PaCO_2$在适当水平，可进一步降低IMV频率，直至能完全自主呼吸。SIMV方式需病人吸气产生负压来开启呼吸机吸气按需阀，吸气开始后吸气按需阀开启滞后可导致病人不适、呼吸肌疲劳。目前，许多先进的呼吸机设置连续流量系统，使呼吸机在呼吸环路中维持一定量的持续气流。机械通气的触发敏感度为吸气流量变化，而非压力改变。撤机过程中采用连续流量系统可减少呼吸功，增加病人舒适感。

③PSV：PSV是近年来最常用的撤机技术。吸气时呼吸机提供一恒定正压，以帮助病人克服吸气阻力和扩张肺脏；吸气停止时正压消失，允许病人自主呼吸。撤机过程中逐渐减小压力支持水平，增加呼吸肌负荷，当压力支持水平降至5~8cmH$_2$O时，如无呼吸困难，动脉血气基本正常，即可认为具备撤机条件。PSV主要用于长期接受机械通气、肺动力学和呼吸中枢驱动力功能稳定的病人。PSV可单独或与IMV或CPAP联合应用。

撤机过程中应进行严密监测，病人一旦出现以下情况，应终止撤机或重新开始机械通气：①意识水平下降。②pH值低于7.35。③舒张压高于100mmHg。④$PaCO_2$升高8mmHg以上，收缩压下降。⑤室性早搏超过6次/分或呈联律。⑥心率大于110次/分或较基础心率增加20次/分。⑦心电图ST段改变（通常升高）。⑧呼吸频率大于30次/分或较基础频率增加10次/分。⑨潮气量小于250~300mL。

（四）药物治疗

对呼吸兴奋剂的应用一直有争议，多数意见为弊多利少，尤其在心功能不全、ARDS 等急性呼吸衰竭情况下不宜使用。随着呼吸机广泛使用，合理解决了缺氧和二氧化碳潴留及酸碱紊乱等，故呼吸兴奋药渐被其代替。

（五）营养支持

呼吸衰竭者因进食困难和高分解代谢，常存在负氮平衡。长期机械通气治疗后能否撤机与其营养状态密切相关。严重营养不良可导致呼吸肌疲劳、免疫功能低下、组织修复不良、多器官功能障碍和撤机困难。为保证正氮平衡，营养支持应达到基础能量消耗。

通常，碳水化合物占总热能的 50%~60%，脂肪占 20%~30%，蛋白质占 10%~20%。碳水化合物摄入过多可产生大量二氧化碳，加重二氧化碳潴留。人体利用葡萄糖的最高限度为 5mg/（kg·min），24 小时内的摄入量不得超过 400g。Ⅱ型呼吸衰竭病人可用脂类物质代替部分碳水化合物供能。蛋白质为 1~2.5g/（kg·d）。低钾血症和低钙血症易加重呼吸肌疲劳，应注意补充钾和钙。静脉输注葡萄糖溶液数天后可发生低磷血症，影响氧合血红蛋白解离曲线，损害组织氧合，并能降低多形核白细胞的吞噬、趋化和细菌杀伤作用，增加感染机会，尽早开始胃肠营养可预防低磷血症。此外，尚应注意补充人体必需维生素和微量元素。

（六）治疗原发病

治疗毒蛇咬伤的原发病至关重要。有些病例在去除病因后可逆转呼吸衰竭，如急性上呼吸道阻塞、呼吸中枢抑制和呼吸肌麻痹时，治疗关键是建立人工气道；严重肺部感染或全身感染所致者，应尽早给予有效抗生素治疗。此外还可进行高压氧、膜肺治疗，但必须监测血气分析，以指导临床处理。

（七）中医中药治疗

中医学认为蛇毒内窜可逆传心包，内阻于肺，使气阴两竭，导致肺气被夺。治宜理气化痰泄毒、益气救阴、降气定喘，治疗包括：控涎丹加减；独参汤、生脉散加减；安宫牛黄丸、至宝丹、紫雪丹吞服；或人参针每次10~20mL，溶于等渗葡萄糖注射液100mL滴注，每日1~2次；生脉针（或参麦针）每次10~20mL，加入50%葡萄糖注射液20mL静脉注射；参附针每次10~20mL，加入50%葡萄糖注射液40mL静脉注射。

第二节　毒蛇咬伤致急性循环衰竭的急救

一、毒蛇咬伤致急性循环衰竭的病因和发病机制

引起急性循环衰竭的病因是多种因素造成的，并可互为因果。毒蛇咬伤致急性循环衰竭的主要因素是蛇毒对血液、循环系统的影响，可能与下列几个方面有关：

1.血管活性物质大量释放

蛇毒中毒后，蛇毒中的卵磷脂酶A作用于肥大细胞，导致细胞膜的破裂，促使具有生理活性的物质如组胺、5-羟色胺的大量释放；蛇毒中的蛋白水解酶对组织进行破坏，当组织坏死时也释放出组胺、缓激肽等物质。血管活性物质大量释放导致血管扩张、通透性增加，引起局部肢体高度肿胀，使相当部分血液分布到末梢血管床，导致血容量相对不足，引起血压下降。

2.血容量改变

血循毒还可使毛细血管壁损害，发生凝血障碍，引起局部及全身反复出血。当失血过多时，可导致有效循环血容量骤减，引

起血压下降、循环障碍。被血循毒毒蛇咬伤的病人，由于破坏机体凝血机制导致凝血因子及血小板大量消耗，造成广泛性出血。这类病人可发生多器官的内出血和外出血，可有呕血、黑便、阴道流血、创伤出血、呕吐、腹泻等失血、失液的病史。严重者先咯血、衄血，继而大小便带血，七窍流血（内部出血），周身发黄或青紫，四肢厥冷，血压下降，神志模糊，后期可有抽搐。这类病人可考虑是低血容量性循环衰竭。

3.神经体液因素

由于蛇毒的作用，伤口剧痛及精神紧张，导致血管运动中枢迅速由兴奋转为抑制，使血管紧张性下降，引起血压下降。多数是发生在被蛇突然咬伤，平素身体虚弱，或对蛇过度恐惧，或由于毒蛇咬伤后剧烈疼痛致使蛇伤后虚脱。出现症状比较突然，意识消失或模糊，脸色苍白，出汗，四肢及皮肤发冷，心搏快弱，呼吸浅表，没有瘫痪。如抢救及时则恢复较快，如因抢救不及时造成死亡的，多死于循环衰竭。

4.心肌损害

蛇毒中的心脏毒素对心肌可直接作用，造成心肌损害，导致心功能不全和心肌中毒性损害，使心肌收缩力减弱，心输出量减少，或心律不齐，血压持续下降。常见于眼镜蛇和蝮蛇咬伤的病例，也见于血循毒类其他毒蛇咬伤的病人。

由于蛇毒中的心脏毒素造成心肌出血性坏死、变性及断裂，使心脏出现广泛性出血、细胞肿胀、灶性坏死和细胞浸润，从而使心脏射血或充盈障碍，引起心排血量减少而致循环衰竭。眼镜蛇咬伤中毒病人在呼吸抑制时，循环系统出现中毒症状，表现为血压先上升后逐渐下降，心跳慢而弱，心律不齐，传导阻滞等。如对混合毒毒蛇咬伤病人在呼吸麻痹时只注意人工呼吸，未同时注意循环衰竭的预防和处理，则病人最后仍会死于心力衰竭。临床上也见到，被银环蛇咬伤的病人出现了呼吸停止，用人工呼吸器维持，后来恢复了自主呼吸，但由于病人长期使用呼吸器，或使用不当，增加了心脏负担，因长期受累而出现心力衰竭，血压不稳，最后仍然死于循环衰竭。

因此，对严重蛇伤病人的处理，维持呼吸功能的同时，防止心源性循环衰竭是不可缺少的重要环节。

5.急性呼吸衰竭

因呼吸肌麻痹，严重影响气体交换，导致组织缺氧和血中二氧化碳潴留，发生呼吸性酸中毒，进而加重了循环障碍。

6.其他因素

毒蛇咬伤后病人如不注意抗感染治疗，可发生严重感染，如败血症，病人可因细菌以及细菌内外毒素引起循环衰竭。蛇毒对人体来说是一种异性蛋白，临床上因毒蛇咬伤出现过敏性循环衰竭仍是有可能的。并且，由于生物制品抗蛇毒血清过敏也使血管壁通透性增加，循环血量减少，导致过敏性循环衰竭发生。过敏性循环衰竭由于发病急骤，被毒蛇咬后可迅速出现，严重者往往来不及抢救，病人多死于急性呼吸、循环衰竭，其稍轻者经抢救后或可幸免，此类病人可能有过敏病史。

二、毒蛇咬伤致急性循环衰竭的临床表现

1.神志

反映神经中枢血流灌注和缺氧情况。如循环衰竭早期病人可表现为兴奋状态，烦躁不安、焦虑激动；随着循环衰竭程度的加重，可由神志清晰转为表情淡漠、意识模糊、反应迟钝，甚至昏迷。

2.脉搏

循环衰竭代偿期周围血管收缩，心率加快，可达120~140次/

分或更多，脉搏细快，出现在血压下降之前，是判断早期循环衰竭血压下降的可靠依据。

3. 血压

血压是重要的监测项目。在循环衰竭早期，由于周围血管代偿性收缩，阻力增高，可有短暂的血压升高，但此时舒张压增高明显，因而脉压减小（小于4kPa即30mmHg），当代偿不全时出现血压下降。因此，多次测量血压有助于病情判断。

4. 呼吸

呼吸早期增快，后期抑制。无呼吸道梗阻时，循环衰竭病人呼吸浅而促。代谢性酸中毒时，呼吸深而快，严重时呼吸深而慢。发生循环衰竭和心衰时，呼吸困难加重。

5. 体温

大多偏低（小于37℃）或体温不升，伴畏寒。感染性循环衰竭者体温可高达39℃以上。

6. 尿量

尿量是观察毛细血管灌流的简单而有效的指标，尤其能说明肾脏血液灌注情况。对疑有循环衰竭或已确诊为循环衰竭的病人均应插入留置尿管，监测每小时尿量，每小时尿量少于30mL即表明循环血量不足。

7. 皮肤和肢端温度

循环衰竭时病人的皮肤和黏膜苍白、潮湿，四肢冰凉，毛细血管充盈时间延长，但在早期循环衰竭仅有手足发凉。如果温度降低，范围扩大，延及肘和膝部以上，表示循环衰竭加重。当病人皮肤苍白转为发绀时，提示进入严重循环衰竭。毒蛇咬伤病人皮肤黏膜出现广泛瘀点或瘀斑，直径达3~5mm，或融合成大片瘀血块，注射部位渗血，输液针头易于堵塞，则提示有DIC的可能。

三、毒蛇咬伤致急性循环衰竭的诊断

1.根据毒蛇咬伤史仔细检查受伤部位有关的组织及脏器有无内、外出血及液体渗出。

2.根据患者血压、脉搏、呼吸、体温变化，估计循环衰竭严重程度。

3.患者出现呼吸困难、发绀及静脉瘀血等心衰症状。

4.患者出现脱水、酸中毒等水、电解质代谢失调表现。

5.患者如出现腹胀、腹肌紧张、触痛，应考虑并发急腹症；肠鸣音消失应考虑到肠麻痹；有移动性浊音可能有腹腔内出血发生。

6.收集实验室检查数据。

（1）血液：疑有大出血者，应反复检查血红细胞及血红蛋白。在检查中可发现血红蛋白及红细胞数随时间的推移而呈进行性下降；蛇伤出血病人合并脱水者可有血液浓缩，红细胞及血红蛋白增高。此外，根据病情需要做血糖、钾、钠、二氧化碳结合力等测定，肾上腺皮质功能不全者可见低钠、高钾；疑有严重感染或败血症时，应做血培养；疑有弥散性血管内凝血（DIC）应做血小板计数、纤维蛋白原（Fib）测定及凝血酶原时间（PT）测定。血钾浓度及黄疸指数上升，出凝血时间可能延长，肝肾功能多见损害。

（2）呕吐物及分泌物：应注意内容、量、次数及是否有血。疑有感染时应做伤口分泌物培养。

（3）其他检查：导尿并保留导尿管以监测尿量。血气分析监测PaO_2、$PaCO_2$、pH值及BE变化，有助于病情判断和指导碳酸氢钠的用量。肝肾功能检测可了解肝肾功能损伤程度。心电图监测可判断有无心源性循环衰竭发生。

四、毒蛇咬伤致急性循环衰竭的治疗

当发现病人有面色苍白，口唇发绀，皮肤冷而干燥，尿少，体温升高或不升，烦躁不安，心率快，呼吸深快，血压低，脉细微弱或昏迷时，应立即选用下列方法处理：

1. **紧急处理**

（1）体位平卧位或头部及下肢各抬高20度，有利于静脉回流和改善呼吸，尽量少搬动病人，注意四肢保暖，改善末梢循环。

（2）建立通畅的静脉通道，必要时静脉切开或中心静脉插管。在抢救循环衰竭病人，特别是低血容量性循环衰竭的病人时，当务之急是迅速建立静脉通路。所用静脉穿刺针头口径应较大。遇静脉萎缩穿刺时，应及早行颈内静脉穿刺或静脉切开，同时监测中心静脉（CVP）。对于严重的病人，应建立2~3条静脉通路。

（3）鼻导管或面罩给氧，2~4L/min，以增加动脉血氧含量，减轻组织缺氧状态。

（4）维持呼吸道通畅，通过吸痰及时清理气道分泌物，帮助翻身、拍背，鼓励深呼吸和咳嗽，呼吸肌麻痹时应及时行气管插管或气管切开。严重低氧血症（$PaO_2<8~9.3kPa$）、高碳酸血症（$PaCO_2>6.6kPa$），病人宜及早在血气分析监护下应用机械辅助呼吸，应调整好呼吸机各参数。

2. **病情观察**

进行严密的意识、瞳孔、皮肤色泽、肢体温度、血压、脉搏、呼吸、尿量监测。详细记录病情变化及液体出入量，每30分钟测量生命体征1次。如病人出现由烦躁转为抑制，表示脑缺氧加重；如皮肤有广泛性出血点或瘀斑，提示可能进入弥散性血管内凝血阶段，应及时抢救。

3.改善微循环

根据缺什么补什么、缺多少补多少的原则，选择输液种类及掌握输入量，早期少用糖（因循环衰竭早期儿茶酚胺使糖原分解增多，导致血糖升高）而多用右旋糖酐扩容。晚期血容量已纠正，微循环已改善，若病人不能进食，鼻饲营养有困难，可用静脉高能营养输入，应掌握输入量，可根据尿量或中心静脉压测定仔细判断。除液体的选择原则上应根据失液的性质决定外，一般是先晶体后胶体，胶体与电解质溶液的比例可按1∶3或1∶4输注，电解质溶液中宜选用平衡液，既可补充血容量又可降低血液黏滞度，改善血液状况，预防酸中毒；在血压突然下降的紧急情况下，可选用50%葡萄糖60~100mL静脉注射。全血或浓缩红细胞有携氧能力，对失血性循环衰竭改善贫血和组织缺氧特别重要。

（1）适量应用低分子右旋糖酐每日1000~1500mL。治疗时首选低分子右旋醣酐，它具有抗凝血、防止血小板凝集、改善微循环的作用，还可补充血容量。高度溶血、出血、中毒严重或肝脏、肾上腺功能不全和贫血患者，可输入新鲜全血、血浆及其他血液制品。

（2）必要时可用血管解痉药，前提是血容量足够。如α-受体阻滞剂（苯苄胺、苄胺唑啉）或β-受体兴奋剂（异丙基肾上腺素、甲苯丁胺）或对胃肠道血管有选择性扩张作用的多巴胺，以及抗乙酰胆碱药物，如阿托品、山莨菪碱等，或给予氢化可的松（1~2g/4h）。

4.激素的应用

（1）应用原理：肾上腺皮质激素一般用于治疗过敏性循环衰竭、感染性循环衰竭和严重循环衰竭。其主要作用有：降低外周血管阻力，改善微循环，增强心肌收缩力，增加心排血量，中和毒素，减轻毒素对身体的损害，减少毒素进入细胞内，减轻酸中毒。

（2）应用原则：早期用，大剂量，短疗程。

（3）应用期间密切观察血压、脉搏情况，如有好转即可停用，同时注意观察有无消化道出血等不良反应。

（4）循环衰竭病人的机体抵抗力降低，采取适当的抗生素可预防和控制局部感染的发生，对毒蛇咬伤感染的病人更应及时使用有效而足量的抗生素以控制感染，可先用广谱抗生素，以后根据细菌培养和药敏试验结果予以调整。

（5）注意事项：①所用抗生素必须静脉给药；②计划安排给药时间、液体种类、给药顺序；③尿少或肾功能不全时，抗生素剂量应调整，以防蓄积中毒。

5. 纠正酸中毒

组织器官的低灌流状态是酸中毒的基本原因，而应激反应所释放的儿茶酚胺也促进其发展。纠正酸中毒是必要的治疗措施之一，循环衰竭必有代谢性酸中毒，且循环衰竭时间越长，酸中毒越严重。可使用林格液纠正酸中毒，补充电解质，一般在应用平衡盐液后，酸中毒即消失。必要时可用5%碳酸氢钠150~200mL静脉滴注，以后根据病情及化验结果决定用量，使血浆二氧化碳结合力保持在20mmol/L左右，并根据电解质测定结果补充钾、钠、钙、镁等。

据文献报道，若血液pH值<7.0，心输出量下降50%，则纠正酸中毒是抗循环衰竭的必要措施。酸中毒的危害可导致DIC，使肝素不能发挥抗凝作用。常用5%碳酸氢钠每日300mL静滴，根据二氧化碳结合力而定，以血液pH值不超过7.8为限。

6. 提高心输出量

应用蛇药积极纠正蛇毒对心肌的损害的同时，可用各种治疗方法以提高心输出量，促使蛇毒加速排泄。在纠正酸中毒的同时，适当选用西地兰每次0.2~0.4mg或毒毛旋花子苷0.25~0.5mg，同时可选用下列治疗措施：

（1）氧气疗法：可用面罩或鼻导管法，有条件者可用高压氧舱疗法，但最重要的是保持呼吸道畅通，以利于充分呼吸，两者不可缺一，必要时气管切开。

（2）50%葡萄糖液50~100mL股动脉注射，暂时有效。

（3）根据辨证口服或鼻饲中药，可用以下方剂：

①参附汤：人参10g或党参30g，附子10g。适用于血压、体温下降，颜面苍白，大汗淋漓，四肢厥冷，脉细沉微等阳气衰微的病人。

②加味稳压汤：黄精30g，甘草30g，羊乳15g，附子10g。适用于阴阳两虚而血压不稳的病人。

③生脉散加减：人参10g或党参30g，麦冬15g，五味子10g。适用于蛇毒攻心，耗损元气，导致气少神疲、多汗口渴、脉微欲绝的患者。并可随证加减。

（4）针刺疗法：针刺涌泉、内关、足三里、素髎、合谷等穴。

（5）应用肾上腺皮质激素、能量合剂。

（6）应用麝香、安宫牛黄丸等，有强心抗循环衰竭的作用。

7.处理出血

出血者按实际情况选用下药：

（1）6-氨基己酸2~4g静滴。

（2）抗血纤溶芳酸（对羧基苄胺）200~400mg静滴。

（3）其他中药止血剂，如田七、云南白药、红皮藤等。

（4）大出血者紧急使用垂体后叶素20U、50%葡萄糖40mL先静脉推注，再用垂体后叶素20U、10%葡萄糖500mL静脉慢滴以维持。

五步蛇咬伤早期应少量输血，若大量输血会出现溶血现象，对肾功能有损害，须注意。

8.治疗评价

抢救成功标准为：

（1）面色红润，四肢转温，神志清楚。

（2）撤除升压药后血压维持正常或接近正常，微循环改善。

（3）成人尿量>30mL/h或>500mL/d，小儿每小时尿量>1mL/kg。

第三节　毒蛇咬伤致急性肾功能衰竭的急救

肾脏是排出体内终末性代谢产物，调节机体酸碱平衡、血压、钙磷代谢、电解质平衡和产生红细胞生成素的重要器官，在维持细胞内环境稳定和正常代谢方面有重要作用。急性肾功能衰竭是多种原因使肾排泄功能在数小时至数周内发生急剧减退的一种状态，使肾小球滤过功能（以肌酐清除率表示）下降达正常值的50%以下，导致水钠潴留、血肌酐（Cr）和尿素氮（BUN）升高、电解质和酸碱平衡紊乱，以及全身各系统并发症，常伴有少尿（小于400mL/d），但也可无少尿表现。与慢性肾功能衰竭比较，大多数急性肾功能衰竭是一个可逆过程，如能早期诊断和及时治疗，多数可逆转。急性肾功能衰竭由于病因、严重性和并发症的不同，预后不同。急性肾功能衰竭的病死率高达49%~71%，病情复杂的、危重的、老年患者及并发多脏器功能衰竭者的病死率则更高，合并3个脏器衰竭患者的死亡率高达79%~85%，累及4个脏器者死亡率为100%。

混合毒和血循毒类毒蛇咬伤，急性肾功能衰竭是死亡的原因之一。但这种急性肾脏损害大多数是可逆的，只要度过危险期，绝大多数病人肾功能可以完全恢复。

一、毒蛇咬伤致急性肾功能衰竭的病因和发病机制

（一）病因

1.肾前性急性肾功能衰竭

肾脏损害继发于毒蛇咬伤后引起的休克、循环衰竭、过敏反应等，引起肾脏血流量急剧减少，肾脏严重缺血而导致急性肾功能衰竭。

（1）急性低血容量：毒蛇咬伤后引起局部剧烈疼痛诱发神经性休克，蛇毒入侵机体引起广泛的内出血及外出血导致失血性休克，致使有效循环血量减少。

（2）心排血量减少：毒蛇咬伤后由于心脏毒性而出现心力衰竭，导致心排血量急剧减少。

（3）周围血管扩张：蛇毒入侵机体早期可引起外周血管扩张导致血压下降，严重时导致休克。

2.肾实质性急性肾功能衰竭

急性肾小管坏死（ATN）是肾实质性急性肾功能衰竭最常见的原因，常由于肾脏灌注不足或肾毒性因素所致。蛇毒中的出血毒素可引起各器官广泛内出血和外出血，肾灌注减少导致血流动力学介导的肾小球滤过率（GFR）降低，但不存在肾实质损伤，如果能及时纠正肾灌注减少，则能扭转血流动力学损害，会使肾功能迅速恢复。但若低灌注持续，可发生细胞明显损伤，从肾前性转向ATN。蝰蛇毒和五步蛇毒等都能引起溶血，产生大量的血红蛋白，海蛇毒中的肌肉毒能引起横纹肌坏死，产生大量的肌红蛋白，两者均可在肾单位中沉积，导致肾小管堵塞、坏死。

根据尿量减少与否可将急性肾小管坏死所致的急性肾衰竭分

为少尿（无尿）型及非少尿型两大类。少尿是指尿量低于400mL/d；无尿是指尿量低于100mL/d；非少尿型是指尿量大于500mL/d，有时可超过1000mL/d。临床上以少尿（无尿）型急性肾衰竭多见。

（二）发病机制

1.肾前性急性肾功能衰竭

危重症病人肾前性急性肾功能衰竭较常见，多为可逆性。细胞外液大量丢失（出血）、体液转移、严重心力衰竭等血流动力学改变，引起肾血流减少、入球小动脉收缩或出球小动脉扩张，肾小球毛细血管灌注减少和充盈压下降，导致肾小球滤过率降低和肾小管重吸收代偿性增强，发生少尿型急性肾功能衰竭。

2.肾实质性急性肾功能衰竭

急性肾小管坏死是肾实质性急性肾功能衰竭最常见的原因，其主要机制是各种原因引起的肾小管堵塞、肾血管收缩和细胞代谢障碍等。持续肾前性因素引起的肾髓质缺血亦可导致急性肾小管坏死。

（1）肾小管堵塞：毒素和缺血等导致肾小管损伤，损伤的肾小管上皮细胞碎片在管腔与肾小管内蛋白质混合形成管型，阻塞肾小管，使肾小管腔内压升高，抵消肾小球滤过压，使肾小球滤过率降低。如果肾小管腔内压进一步升高，肾小管破裂，肾小管内物质反漏到周围间质中引起间质水肿；肾间质压升高，压迫肾小管及其周围的毛细血管，阻碍原尿通过肾小管，使肾小球滤过率进一步降低。

（2）肾血管收缩：缺血引起的急性肾小管坏死与肾血流动力学变化有关。休克或肾毒性药物等引起急性肾小管坏死时，机体交感-肾上腺髓质兴奋性增高，儿茶酚胺分泌增多，肾皮质外1/3肾小球的入球小动脉对儿茶酚胺敏感，首先发生缺血。此外，部分病人肾组织中肾素血管紧张素水平升高，肾皮质中肾素含量高，因而主要发生肾皮质缺血，但抑制肾素活性仍可发生急性肾小管坏死，说明其并非决定性因素。前列腺素也参与急性肾小管坏死的发生。

（3）细胞代谢障碍：肾缺血时肾皮质线粒体功能降低，腺苷三磷酸合成减少，Ca^+泵和Na^+-K^+泵运转受阻，细胞内水、钠和钙积聚，水钠潴留导致细胞水肿，加重肾缺血；细胞内钙聚积引起线粒体钙摄取增加，导致细胞死亡。

二、毒蛇咬伤致急性肾功能衰竭的临床表现

急性肾功能衰竭的病因不同，临床表现也不同。

（一）肾前性急性肾功能衰竭

主要表现为低血容量的症状和体征，如口渴、黏膜干燥、直立性低血压、心动过速、水肿等。肾小球滤过率下降，出现少尿及血尿素氮升高。此外，尚有引起血容量减少或休克的原发疾病的症状和体征。当立即恢复肾血流后，病情迅速好转，尿量增多，血尿素氮下降。

（二）肾实质性急性肾功能衰竭

90%的肾实质性急性肾功能衰竭病人是由肾缺血和肾毒性因素所致，其中以急性肾小管坏死最多见。急性肾小管坏死病因不同，起始表现不同，一般起病急，症状严重。临床上分少尿（无尿）型和非少尿型。

1.少尿（无尿）型急性肾功能衰竭

少尿（无尿）型急性肾功能衰竭一般可分为3个阶段——少尿期、多尿期和恢复期。

（1）少尿期主要临床表现

①尿量减少：蛇伤后1~2天出现少尿（尿量少于400mL/d）或

无尿（尿量少于100mL/d），持续无尿者预后差。少尿一般持续数天到数周，少数病人可持续3个月以上。肾中毒者少尿持续时间较短，肾缺血者少尿持续时间较长。少尿期长者肾损害重，超过1个月以上提示有广泛的肾皮质损害。

②进行性氮质血症：肾小球滤过率降低引起少尿和无尿，使氮质和其他废物排出减少，血浆肌酐和尿素氮升高，血浆肌酐的上升速度为每天44.2~88.4mmol/L，血尿素氮的上升速度为每天3.6~7.1mmol/L。高分解状态时，如横纹肌溶解症、脓毒症等，血浆肌酐的升高可达每天176.8mmol/L，血尿素氮的升高速度达每天10.1~17.9mmol/L或以上。

③水、电解质和酸碱平衡失常：急性肾功能衰竭时常伴有血容量增多、低钠血症、高钾血症、高磷血症、低钙血症、高镁血症和代谢性酸中毒等。

a.水过多：轻者可表现体重增加、双肺底湿性啰音、颈静脉充盈和下垂部位水肿；严重者可发生急性肺水肿。此外，静脉大量补充低渗盐水或等渗葡萄糖液及过度肠内外营养会引起水过多，甚至引起脑水肿，出现神经系统症状（如惊厥）。

b.高钾血症：少尿期钾排出减少致使血钾升高，或因少尿病人输注含钾液体时发生高钾血症；如合并感染、溶血及大量组织破坏，均可使钾由细胞内释放至细胞外液；同时合并酸中毒者可加重高钾血症；横纹肌溶解症、溶血病人可出现严重高钾血症。此为少尿期的首位死因。轻度高钾血症（低于6.0mmol/L）可无症状，严重者可出现典型的高钾血症症状和心电图表现。

c.代谢性酸中毒：正常人每天蛋白质代谢产生50~100mmol/L非挥发性酸。急性肾功能衰竭病人由于酸性代谢产物排出减少、肾小管酸化功能降低等，每天碳酸氢根（HCO_3^-）下降1~2mmol/L，出现进行性、不易纠正的高阴离子间隙（AC）代谢性酸中毒。酸中毒时，病人常出现恶心、呕吐、乏力、淡漠、嗜睡、血压降低、心率减慢，甚至发生心室颤动。

d.高磷血症和低钙血症：急性肾功能衰竭病人常合并轻度高磷血症，明显升高者罕见。在急性肾功能衰竭后2天即可发生低钙血症，这可能与骨骼对甲状旁腺激素（PTH）反应不敏感、1，25-二羟胆钙化醇［1，25-（OH）$_2$D$_3$］水平降低有关。由于急性肾功能衰竭常合并酸中毒，细胞外液钙离子（Ca^{++}）增多，所以大多数病人不出现低钙血症的症状和体征。

e.低钠血症和低氯血症：低钠血症主要是水过多引起的稀释性低钠血症或呕吐、腹泻所致的失钠性低钠血症。低氯血症常与低钠血症同时存在。严重低钠血症可导致血渗透压降低，导致细胞水肿，表现为急性水中毒症状。低氯血症者可出现腹胀、呼吸表浅、抽搐等代谢性碱中毒表现。

f.高镁血症：正常人摄入的镁40%由尿排出。急性肾功能衰竭时可出现高镁血症，肌肉损伤时高镁血症更为严重。严重高镁血症可出现呼吸抑制和心肌抑制，呼吸频率减慢。

g.心血管系统表现：由于肾缺血、肾素分泌及水过多等因素引起血压升高。急性肾小管坏死早期血压正常，持续少尿可出现轻度或中度高血压（140~180/90~110mmHg），部分病人可高于此值。水过多等因素可引起心力衰竭。电解质和酸碱平衡紊乱易诱发各种心律失常。严重氮质血症可导致心包炎。随着早期透析治疗的开展，尿毒症性心包炎的发生率明显降低。

h.血液系统表现：部分急性肾功能衰竭病人早期即可出现轻度或中度贫血，其程度与原发病、病程及有无合并出血等有密切关系。此外，血小板减少、凝血因子Ⅷ功能异常、毛细血管脆性增加等，常可导致皮下、黏膜、牙龈和消化道出血。

i.消化系统表现：急性肾小管坏死早期表现为食欲降低、恶心、呕吐、腹胀或腹泻等。10%~30%的病人会出现消化道出血。

（2）多尿期急性肾功能衰竭：病人尿量大于500mL/d提示已脱离少尿期。进行性尿量增多是肾功能开始恢复的标志，尿量增多可逐渐增加或突然增加。多尿期早期肾功能并未恢复，有时尿量达3000mL/d，但肾小球滤过率低于10mL/min，仍有发生高钾血症的可能。随着肾小球滤过率增加，血尿素氮、肌酐、血清钾迅速下降。一般多尿期持续1~3周。持续多尿可出现低血钾症、低钠血症和失水。因此，在多尿期应密切监测水、电解质和酸碱平衡，防止出现各种并发症。约1/4的急性肾功能衰竭病人死于多尿期。

（3）恢复期：此期病人的血尿素氮、肌酐和尿量逐渐恢复正常，临床症状逐渐消失。多数病人的肾小球滤过率在3~6个月内恢复。某些病人的肾小球滤过率在1年或1年以后仍低于正常，少数可发展成慢性肾功能衰竭。

2.非少尿型急性肾功能衰竭

非少尿型急性肾功能衰竭病人在氮质血症期尿量大于500mL/d，甚至达1000~2000mL/d。该型急性肾功能衰竭病人的肾小管重吸收功能明显受损，尿量正常或增多，但实际上病人的肾小球滤过率仍降低，尿素氮等代谢产物仍然聚积，产生氮质血症。一般认为，非少尿型急性肾功能衰竭病人的病情较轻，并发症少。

（三）辅助检查

1.实验室检查

（1）血尿素氮和肌酐：急性肾功能衰竭时血肌酐、尿素氮增高，但在肾损害早期，血肌酐不是反映肾功能的敏感指标，肾小球滤过率下降30%时血肌酐可无明显变化，血肌酐清除率更能敏感地反映肾功能变化。血尿素氮受多种因素（饮食、机体分解状态、糖皮质激素和消化道出血等）影响，不是反映肾功能的特异性指标。但血肌酐和尿素氮在临床上仍作为监测肾功能和决定透析与否的常用指标。

（2）血清电解质和酸碱平衡：急性肾功能衰竭时应常规检查血清电解质和酸碱平衡状态。血清钾、磷升高及代谢性酸中毒不是诊断急性肾功能衰竭的敏感和特异性指标，而是用于监测急性肾功能衰竭的并发症。

（3）尿液分析：急性肾功能衰竭病人的尿液检查有助于诊断和鉴别诊断。

①尿常规：外观多混浊，尿色深，尿蛋白多为+~++。尿沉渣检查出现不同程度的血尿，以镜下血尿较多见。此外，可见肾小管上皮细胞、管型、颗粒管型和少许红细胞、白细胞等。

②尿比重和尿渗透压：尿比重降低，多在1.015以下，且较固定。尿渗透压低于350mOsm/kg·H_2O。肾前性氮质血症尿比重可大于1.020，尿渗透压高于500mOsm/kg·H_2O。

③尿钠：尿钠含量增高，多在40~60mmol/L。肾前性氮质血症可低于20mmol/L。

④肾衰指数：肾衰指数=尿钠/（尿肌酐/血肌酐），常大于2。肾前性氮质血症可小于1。

2. 心电图检查

少尿型急性肾功能衰竭病人常出现高钾血症的心电图表现，严重电解质和酸碱平衡失常者可发生各种心律失常。

3. X线检查

腹部平片能反映肾脏大小和肾实质有无钙化情况。肾脏大小情况能鉴别急性或慢性肾功能衰竭，体积缩小提示慢性肾功能衰竭。胸片能观察心脏大小和肺部情况。

4. 超声检查

超声检查是诊断尿路梗阻的主要手段，所有急性肾功能衰竭病人均应进行肾脏超声检查。肾盂积水和肾结石是肾后性急性肾功能衰竭的特征性证据，但有8%~20%的病人可出现假阴性，7%~10%的病人出现假阳性。诊断不明者可行CT检查，必要时行逆行或静脉肾盂造影。

三、毒蛇咬伤致急性肾功能衰竭的诊断

1.有毒蛇咬伤病史及导致肾前性及肾性损伤而引起急性肾小管坏死的病因。

2.突然出现少尿或无尿（部分为非少尿型）。

3.尿检异常，尿蛋白++~+++；镜检有红细胞、白细胞、肾小管上皮细胞管型和（或）粗大管型；尿比重低，等渗尿，尿钠含量增加。

4.血尿素氮、肌酐进行性升高，Cr绝对值每日平均增加44.2μmol/L或88.4μmol/L；每日血尿素氮升高>10.71mmol/L。

5.有尿毒症症状。

6.B超显示肾脏体积增大或呈正常大小。

7.肾活检。凡诊断不明者均应作肾活检，以明确诊断、决定治疗方案及估计预后。

四、毒蛇咬伤致急性肾功能衰竭的治疗

急性肾功能衰竭的治疗原则主要为：病因和诱因治疗，控制发病环节，纠正严重代谢失常等并发症，血液净化，对症支持治疗。

1.消除病因，积极治疗蛇伤原发病

针对病因，加速毒素的排泄，减轻肾脏中毒的发生。

2.常规治疗措施

针对发病机制的主要环节采取治疗措施是预防ATN发生的关

键。包括有效地纠正水、电解质和酸碱平衡失调，恢复有效循环血容量；积极地抗休克治疗；有效地抗感染治疗；预防弥散性血管内凝血（DIC）。

（1）及时纠正血容量、改善微循环：疑有血容量不足者，常用等渗盐水1000mL在4小时内静滴，直至尿量达40mL/h以上。补液量应注意个体化，同时根据病人尿量和实验室参数每8小时调整1次，以免引起肺水肿。有水肿和腹水者不主张输注等渗盐水，否则会加重水肿。

（2）肾脏保护：血容量恢复、血流动力学稳定后，应用以下药物可解除肾血管痉挛或肾小管阻塞，缩短急性肾功能衰竭病程或加快肾功能恢复。此外，可使少尿型急性肾功能衰竭转化为非少尿型急性肾功能衰竭，改善病人预后。

①解除肾血管痉挛药：血管活性药多巴胺60~80mg加入5%葡萄糖溶液中静滴。多巴胺2~5μg/kg可扩张肾小动脉，增加肾血流。如24小时内尿量增加，可继续应用，否则应停用。

②解除肾小管阻塞药：应用利尿药，包括甘露醇和呋塞米。20%甘露醇10~20g于10~20分钟内静滴，必要时2~3小时后再重复使用；呋塞米40~100mg，每4~6小时静注1次，能增加尿量，有利尿、冲刷肾小管及解除肾小管阻塞的作用。此外，甘露醇有减轻肾小管上皮细胞肿胀和清除氧自由基的作用。

（3）伴DIC早期（高凝血期）可应用肝素6250~12500U加入10%葡萄糖溶液500mL中静滴，监测凝血时间，不宜超过20分钟。后期（消耗性低凝血期）应用适量的纤维蛋白原及输注血小板可使DIC减轻。

3.特殊治疗措施

（1）对于肾前性急性肾功能衰竭，积极纠正低血容量是主要治疗措施。肾前性急性肾功能衰竭的补液种类应根据丢失液成分而定，大失血病人以补充全血和生理盐水为主，补液过程中应根据所测定的血清电解质含量和酸碱平衡状态进行调整。

（2）对心力衰竭，可应用正性肌力药改善心脏功能，应用血管扩张药降低前、后负荷。肝肾综合征病人血容量不足或大量利尿引起的急性肾功能衰竭病人，应在严密监测（腹围、尿量、血压、颈静脉压、中心静脉压、肺毛细血管楔压）下缓慢补液。腹水增多时应进行腹腔穿刺，降低腹膜腔内压，改善肾静脉血流，增加肾小球滤过率。

（3）肾实质性急性肾功能衰竭缺血或直接肾毒性引起的急性肾功能衰竭无特效治疗方法，主要是治疗并发症。急性肾小球肾炎、血管炎或急性过敏性肾间质肾炎引起的急性肾功能衰竭可试用糖皮质激素。

4.营养支持

肾功能衰竭病人常处于高分解代谢状态，特别是严重蛇伤、脓毒症等伴有高分解代谢状态者。为减少体内蛋白质分解，应保证热量供应，减慢氮质血症进展，以降低病死率。对需要进行全胃肠外营养的病人，必须进行连续性动–静脉血液滤过，才能保证每天的液体出入量的平衡。

5.并发症治疗

（1）少尿期：少尿期的主要并发症为水过多、低钠血症、低氯血症和高钾血症等。

①水过多：必须严格控制液体的摄入，量出为入，防止中毒。每日入量不超过前一天液体排出量（包括尿、大便、呕吐物、创口渗出液等）加500mL（为不显性失水减去代谢内生水量）。必要时应用利尿药（如呋塞米），常规剂量无效时可加大剂量，有时可用到每天200~400mg，分次静注。

②高钾血症：含钾高的食物、药物和库血均应列为严格控制

的项目。当出现高钾血症时，可用10%葡萄糖酸钙20mL、5%碳酸氢钠（按5mL/kg可提高CO_2结合力4.5mmol/L计算患者所需补充量）静滴；或用10%葡萄糖溶液500mL加胰岛素10U静滴，疗效可维持4~6小时，必要时可重复应用。严重高血钾应作血液透析或腹膜透析治疗。

③代谢性酸中毒：轻度或中度酸中毒一般无需特殊处理。严重者（pH值低于7.2，HCO_3^-低于15mmol/L）应静滴5%碳酸氢钠，监测动脉血气以调整剂量。

④感染：常见有呼吸系统、泌尿系统、胆道和血液系统感染，应根据细菌培养和药物敏感试验结果选择无肾毒性的抗菌药物。

（2）多尿期：多尿期的主要并发症仍然是水电解质代谢、酸碱平衡失常和感染。应严密监测，加强营养，积极维持水盐代谢和酸碱平衡，防治感染。

①水代谢失常：尿量大于4000mL/d时，应注意补充过多丢失量，保证有效循环容量。尽可能经胃肠道补液，补液量按排出量的2/3或1/2给予即可。补液过少会影响肾功能恢复。

②低钾血症：多尿期尿量增多，高钾血症很快转为低钾血症。尿量超过2000mL/d时应补充钾盐，并根据血钾测定结果计算补钾量。

（3）恢复期：此期无特殊处理，注意监测肾功能，避免使用肾毒性药物。

6.血液净化

目前主张早期预防性透析，即在并发症出现前开始透析，以尽早清除体内代谢废物，预防和治疗高钾血症、代谢性酸中毒，降低病死率，改善预后。

（1）适应证：急性肾功能衰竭合并下列情况时应进行透析：有急性肺水肿、脑水肿等先兆者；血钾大于6.5mmol/L；严重代谢性酸中毒，其他治疗无效；血尿素氮大于21.4mmol/L，血肌酐大于

442μmol/L；高分解代谢状态，无尿2天或少尿4天以上者。

（2）透析方法：透析方法包括血液透析和腹膜透析，两者对急性肾功能衰竭的疗效相近，临床主要根据病情、医疗单位条件和操作者技术熟练程度选择。血流动力学不稳定者选择腹膜透析；腹部手术特别是有引流的病人，应选择血液透析。高分解代谢病人常需每天透析；非高分解代谢病人可能仅需隔天或3天透析1次；传统间断血液透析不能控制高血压和症状性尿毒症的病人，或血流动力学不稳定且又不宜进行腹膜透析的病人，可选择连续性肾脏替代治疗（CRRT），如连续动-静脉血液滤过（CAVH）或缓慢连续超滤（SCUF）等。连续性肾脏替代治疗对伴有多器官功能障碍综合征、高分解代谢需要全胃肠外营养的病人较有效，但此种方法需要24小时连续治疗和监护。若伴有心功能不全和出血倾向者，不宜采用血液透析，此时腹膜透析明显优于血液透析。

7. 中医药治疗

（1）中药内服：毒蛇咬伤后发生尿少、尿闭而出现急性肾功能衰竭与肾阴肾阳衰微有关，常见有以下证型：

①肾阴偏虚：症见失眠，健忘，耳鸣，或潮热盗汗，腰腿酸软，舌红少苔，脉细数。治宜滋阴降火，用知柏地黄丸加味。

②肾虚水泛：由于肾脏受损，气化失常，排泄障碍而尿少，水邪泛入肌肤则周身浮肿；另一方面肾阳虚衰，无以温化水液，水聚为痰，痰阻气机，肺失宣降，症见浮肿，呼吸困难，尿少甚至尿闭，舌淡苔白，脉沉细。治宜温阳利水，用真武汤加减，同时温肾阳、育肾阴，用金匮肾气丸加减。

（2）中药结肠灌肠法：危重病人口服中药比较困难，急性肾衰病人可用中药结肠灌肠法治疗。部分中药可以通过结肠壁迅速吸收而起全身治疗作用，同时又通过结肠黏膜的透析作用，达到排除机体部分代谢物的目的。此外，本病少尿期用结肠给药法还能更好地掌握出入液量的平衡。

第四节 毒蛇咬伤致弥散性血管内凝血（DIC）的急救

DIC是指被毒蛇咬伤和在某些致病因素作用下，循环血流中凝血酶增加，引起毛细血管、小静脉、小动脉内广泛的纤维蛋白沉积和血小板凝集，形成弥散性血栓，故称为"弥散性血管内凝血"。随着凝血过程的进展导致凝血因子及血小板大量消耗，造成广泛性出血，故又称"消耗性凝血障碍"；当微血栓形成后可产生继发性纤维蛋白溶解，简称"纤溶"，使出血加重，有人称为"血管内凝血合并纤维蛋白溶解综合征"；由于纤维蛋白大量被消耗而减少，故又称"去纤维蛋白综合征"。近年由于强调微循环存在广泛血栓，故统称"弥散性血管内凝血"。

毒蛇咬伤后的危重病人，DIC是常见并发症之一，发生率高达24.3%。过去认为，DIC在血循毒类毒蛇咬伤出现较多，但实际上各种毒蛇咬伤均可出现，其原因不仅是由于蛇毒直接损害组织器官及血管内壁，以及对红细胞、血小板的影响，而且蛇伤后出现休克、感染和水、电解质紊乱等都可以出现DIC，它是多种疾病病理变化的一个重要的中间环节，既可以在蛇伤后因除严重出血和细菌败血症外的多个因素导致休克的发生，也会以发生于休克时而加重休克，另外，它有时以症状轻微的亚急性或慢性的形式而存在。在治疗毒蛇咬伤上，防治DIC问题越来越被人们所重视。

一、蛇伤 DIC 的病因和发病机制

（一）病因

1.血管内皮广泛损伤

当蛇毒进入血液循环后，血管内皮受到广泛损伤时，即会暴露内皮细胞下的胶原纤维，血液一旦接触到损伤的内皮细胞或暴

露的胶原纤维，第Ⅻ因子即被激活，激活内凝系统而形成血栓。另一方面又使胰舒血管素原变为胰舒血管素，同时胰舒血管素作用于纤溶酶原使其变为纤溶酶，促发纤溶过程。蛇毒中毒、感染、休克及严重缺氧，都可引起血管内皮损伤而导致DIC。

2.组织损伤

被毒蛇咬伤，组织损伤后，组织凝血因子进入血流，由于各种组织内含有不同程度的组织凝血活酶即Ⅲ因子，因此各种原因引起的严重组织损伤或坏死，皆可由于组织凝血活酶进入血液内而激活了外在凝血系统，从而导致DIC发生。

3.血小板、红细胞的损伤

蛇毒及其他毒素进入血流后，造成血小板与红细胞损伤，血小板凝集释放血小板脂蛋白即血小板第Ⅲ因子，红细胞大量破坏而释放红细胞素（其作用相当于血小板第Ⅲ因子），这些凝血物质进入血流时可造成DIC。由于纤维蛋白作用于红细胞，损伤红细胞造成溶血，同时释放凝血物质而加重DIC。

4.网状内皮损伤

网状内皮系统正常时可清除凝血酶、纤溶酶、纤维蛋白（原）降解产物（FDP），当发生损伤时其功能下降，故易引起DIC。

5.微循环阻滞

由于前述种种原因，引起微循环血液淤滞，因血液流速减慢使血液的黏稠度增加。相反，如血流增快则血黏稠度降低，这和细胞表面受电荷相互吸引和排斥有关。其他如血细胞压积增高也可降低微循环内灌注压，增加血液黏稠度。

6.高凝血状态

微血管内血流愈慢，酸中毒也愈重，特别是微血管静脉端的血pH值很低，用高浓度去甲肾上腺素治疗败血性休克会发生这种情况，引起严重酸中毒。动物实验显示血pH值降至7.2以下就会加速凝血，这时体内释放出肝素协助调节，使血流保持在液流状态。防治酸中毒不但可预防高凝血状态，也在一定程度上防止DIC发生。

7.促凝因素

前面已经提到，某些蛇毒中含有促凝物质，中毒后就可以出现高凝血状态。

8.血小板凝聚和黏附

血流减慢是促成血小板黏附的重要条件，蛇毒和细菌的内毒素与外毒素都可使血小板凝聚，形成血小板栓子和消耗凝血因子。

以上八个原因不是孤立的，可以同时存在，并互相影响。

（二）发病机制

1.DIC的发病原理

毒蛇咬伤后发生DIC的机理尚未完全清楚，但除蛇毒的直接作用外，与伤后引起的肺、心、脑、肾、肝等重要器官的损害，特别是发生呼吸麻痹、心肌损害及心功能不全、急性肾功能衰竭和广泛组织损伤，继发感染、休克、水电解质紊乱、缺氧等有密切的关系。据研究，蛇毒有促进血液凝固的作用，促使血纤维蛋白原变为纤维蛋白，形成血凝块。蛇毒又可溶解血凝块，使血中纤维蛋白原耗竭而使血液丧失凝固性能。蛇毒破坏毛细血管内皮，使血管壁受到损害引起内出血或外出血。

以上多见于五步蛇及蝰蛇咬伤的病人。另外，眼镜蛇毒含有40%以上的心脏毒，小剂量可兴奋心脏，大剂量能抑制心脏功能。血循毒类的蛇毒能促使红细胞溶解及促使组织细胞溶解，在局部引起炎症反应，甚至使组织发生坏死。海蛇毒有选择性破坏横纹肌细胞的作用。神经毒类蛇毒对神经肌肉接头有阻断传导作用，并对颈动脉体化学感受器和中枢神经均有一定的影响。

蛇毒经过蛇的口腔排出，故常含多种致病菌，主要有葡萄球菌、链球菌、破伤风杆菌及气性坏疽杆菌等，还有含脑炎病毒的记载。危重病人机体抵抗力下降，更易发生感染。再加上病人胃肠功能障碍、饮食困难，一旦出现脑水肿时又需加强利尿脱水治疗等原因，常易发生水、电解质紊乱。

上述种种因素均易导致休克，休克不能及时解除则易发生DIC，主要是因为休克时微血管痉挛，血流淤滞，血管通透性增加，血浆外渗，毛细血管内血液浓缩，血液黏滞性增加，红细胞聚集。缺氧和酸中毒可加重血液的黏稠度，如当微循环内血液 pH 值从 7.4 降至 6.9 时，血液黏稠度可增加 6 倍。毛细血管内皮细胞由于缺氧及其他毒素损害，激活 XII 因子，同时毒素作用于血小板，使其凝聚、破坏而释出血小板凝血因子。毒素除引起血小板损害外，还可引起溶血而释放红细胞素，加之其他凝血活性物质的作用使血液呈高凝状态，从而引起血管内一系列凝血反应，以致在毛细血管及小静脉内形成广泛的血栓，此即所谓"弥散性血管内凝血"形成。

DIC 发生后，由于微循环通路受阻，使组织缺氧，内脏组织灌流量及有效循环量、心输出量均更加减少，休克状态更趋严重。加之在 XII a 因子作用下，所产生的胰舒血管素可引起小动脉扩张，胰舒血管素又可使激肽原水解成为激肽，其中缓激肽可引起毛细血管通透性增高与血液淤滞。DIC 后出现的继发性纤溶所造成的出血，使血容量进一步减少，血压将进一步下降。由此可见，DIC 常为休克发展过程中的一种严重的病理改变，可导致或加重休克，而休克又可导致 DIC，两者相互影响，形成恶性循环。

综合文献所述，毒蛇咬伤后 DIC 的形成机理复杂，在蛇毒及其他致病因子作用下引起微循环淤滞及一系列血流动力学变化，在微血管后小静脉内广泛的微血栓形成，并由此引起凝血因子消耗，导致继发性纤溶、渗血、出血、溶血及组织坏死。有人认为，微循环内血液淤滞常是血管内凝血的前驱；有人通过试验认为内毒素可引起微循环淤滞，但如无促凝因子参与，还不致引起DIC。

当内毒素进入血液，其大部分为血小板所吸附，一部分则被网状内皮系统所清除。一次内毒素注射在5分钟内可使血小板凝聚，使血小板计数下降，血小板凝聚破坏之后释放出血清素，又加重了血管痉挛。

纤维蛋白原转化为纤维蛋白过程中的裂解产物肽A和肽B也作用于血管平滑肌，使血管收缩加重。狗在静脉注射内毒素后，其结局是典型的播散性血管内凝血，血小板很快凝聚成为血小板栓子，血小板计数立即减少，血管痉挛和血小板栓子阻塞微循环，血压即时下降，周围和内脏血管阻力增加，心排血量降低，同时腔静脉压降低，肺动脉压及门脉压升高，腹腔内脏显著充血，微血管床开放，血容量呈现不足等。

由于血小板的凝聚，凝血活酶的释出，凝血因子第Ⅰ到第Ⅻ因子都显著减少，这种情况与注射凝血活酶和凝血酶所引起的一系列变化相似；所不同的是，内毒素产生播散性血管内凝血可不依赖血小板，通过第Ⅻ因子的激活也可引起血管内凝血。

纤维蛋白、血小板及红细胞血栓常见于肺、肾、肝、胃肠道黏膜及其他器官的微循环内，最后引起局灶性组织坏死。

细菌的外毒素也可导致血管内凝血，例如凝固酶阳性葡萄球菌的外毒素可使血小板凝聚，形成血小板栓子。文献上也有报道，个别肺炎球菌引起类似华-佛综合征的表现，但认为是血管内皮受损所致。凝固酶现被认为有类似凝血酶的作用。细菌的内毒素和外毒素都可产生不等程度的溶血，这对产生播散性血管内凝血也有影响。

蛇毒与内毒素、外毒素的凝血作用并不完全一样。不同种类的毒蛇咬伤，其凝血作用表现也不一样，一般金环蛇、银环蛇咬伤要在出现严重缺氧和休克后才会有凝血障碍的表现，眼镜蛇科的其他毒蛇咬伤则伤口及患肢会有瘀斑，但以蝰科的毒蛇更为明显。五步蛇与蝰蛇咬伤后，伤口可以出血不止，血液呈失凝现象，纤维蛋白原可以下降至0，全身及内脏出血，并有广泛性瘀斑。蛇毒中虽然促凝、抗凝成分均有，但以促凝成分占主导地位。实验证明，在动物身上注射抗凝成分并不引起血液失凝，而注射凝血成分却可引起血液失凝。另外，给动物注射蝰蛇毒后数分钟立即杀死动物，可发现在血管内有大量的血凝块；但使用的蛇毒剂量小时，动物的死亡时间相对延缓，死后立即进行解剖，血管内却找不到血凝块，而看到的是血液失凝现象。一般来说，在蛇毒中毒半小时后开始出现血凝障碍，可持续达1~2周。蝰蛇毒和五步蛇毒等血循毒对血液的原发作用是促进纤维蛋白原转化为纤维蛋白，形成微血块沉积于血管内，引起局部血循障碍、组织缺氧，刺激了机体的抗损害力，体内纤维蛋白溶酶受激后而使微血块溶解，或被吞噬细胞所吞噬，由于血液中纤维蛋白原的耗竭，血液因此丧失了它的凝固能力。

蝰蛇毒的作用在于激活X因子，当X因子与蝰蛇毒接触1分钟后立即加入适量的抗蝰蛇毒血清，这时蝰蛇毒虽然失去活性，但X因子已被激活，在磷脂、V因子及钙离子的参与下能使凝血酶原转化为凝血酶，从而引起血液凝固。由此可见，蝰蛇毒的作用在于激活X因子，并需要血小板、V因子及钙离子的参加。蝰蛇毒不能直接使草酸盐血浆凝固，因为后者缺乏钙离子及血小板。蝰蛇毒也不能使肝素化血浆凝固，因为肝素有抑制凝血酶原转化为凝血酶的作用。

五步蛇毒能使草酸盐血浆、肝素化血浆、冰箱内存放1个月的血浆（其中V、XII因子已破坏）及硫酸钡吸附血浆（其中II、VII、

Ⅸ及Ⅹ因子均被吸附除去）直接发生凝固，并可使分离出来的纤维蛋白原直接凝固，使纤维蛋白原凝固为纤维蛋白。五步蛇毒使纤维蛋白形成微细血块沉积于血管内，引起机体出现去纤维蛋白血征，这与病理性纤维蛋白溶解所致血液失凝和出血原理不同，纤维蛋白血征应用纤维蛋白原作为补充治疗曾被认为是合理的，但是当蛇毒还存在时过早地输入纤维蛋白原，输血或血浆，就等于供应蛇毒作用的底物，增加了纤维蛋白在血管内的沉积和纤维蛋白的降解产物，后者也是一个促进出血的因素。因此，应用这类药物或输血最好在咬伤第四天以后，并且小剂量开始为宜。

2. DIC 的病理过程

弥散性血管内凝血的病理变化主要见于内脏和皮肤，内脏中又以肾脏的皮质、肾上腺、肝脏、胃肠道和垂体为多见。其共同特点为微血管内纤维蛋白沉积，微血栓形成，组织的缺血性和梗死性坏死。但是由于机体内存在着纤维蛋白溶解素的抗衡力量，可自行发生局部性或全身性纤溶，因此部分病人在病理解剖中微血栓已不复可见。此外，血管内血栓形成也取决于血管内凝血发生的速度，不少病人还来不及显示缺血性坏死就已死于休克。如继发性纤溶发生较慢，内脏器官可见广泛的微血栓形成。

（1）肾脏：当微循环血流障碍，血管内凝血易受凝血活酶的激发，在肾小球微血管内发生纤维蛋白的栓子形成，引起双侧性肾皮质坏死。

（2）肾上腺：肾上腺出血的特点是出血性梗死区域的融合，纤维蛋白栓子沉积是其出血的原因，约3/4的肾上腺出血病人血窦内有血栓可见。这种病变是由凝血障碍所致，不是内毒素对肾上腺的直接作用。人体这种病变与动物实验的结果相同，动物输入激素、凝血酶和6-氨基己酸可引起与华-佛综合征相似的肾上腺出血。这里加用凝血酶的目的是激活这种反应，6-氨基己酸是利用其抑制纤溶的作用。

（3）肝和胃肠道：肝窦和胃、小肠、结肠也可有微循环内微血栓形成，有灶性缺血性坏死，引起消化道出血。

（4）皮肤：皮肤病变见于血循毒类毒蛇咬伤，也可见于脑膜炎球菌感染的华-佛综合征，皮肤可有大片瘀斑，色泽青紫，可转变为紫黑色，是急性血管性炎细胞的渗出和小静脉内血栓形成所致。

（5）垂体：可发生微血管内纤维蛋白沉积、栓子形成，可伴有灶性出血和梗死性坏死。

二、DIC 的临床表现

蛇伤DIC主要表现为出血、微循环障碍、栓塞、溢血和休克。出血是最突出的表现，伤口出血不止，全身皮肤、黏膜出现散在性瘀点、瘀斑，甚至眼结膜出血、咯血、便血、呕血、尿血、脑出血，民间俗称"七窍出血"。出血性休克为致死原因，出血也可大量渗出，同时全身中毒症状有狂躁不安、面色苍白、四肢厥冷、心率加快、血压下降等休克表现。颅内出血是最严重的致命并发症。各种毒蛇咬伤并发DIC的临床表现可不尽相同，轻重不一。

1.出血

由于消耗性凝血障碍、继发性纤溶及抗凝物质反应性增加而引起出血。临床上表现出各种明显的出血症状。目前普遍认为皮肤大片瘀斑、伤口出血不能作为DIC的明显指征，毒血症和缺氧、酸中毒均可引起血管内皮渗透性改变，有时出血是多种原因综合作用的结果。故欲确诊DIC，必须配合DIC的实验室检查。

2.栓塞

由于广泛的微血管血栓形成而造成栓塞，致使受累器官缺血、缺氧、代谢紊乱、功能减退；若形成的微血栓不能及时溶解，就会导致组织坏死。症状表现为栓塞部位充血和出血，由于栓塞部位不同而临床症状也多种多样，分述如下：

（1）四肢发生栓塞，则见肢末端明显发绀，甚至坏死。

（2）皮肤发生栓塞，则形成多处瘀斑。

（3）胃肠道黏膜缺血坏死，可引起消化道出血。

（4）肾上腺皮质可因多发性血栓而发生局灶性坏死，严重时引起出血性梗塞，导致华-佛证候群。

（5）肾脏可发生双肾皮质广泛梗塞，先有少尿、血尿，继而无尿而导致肾功能衰竭。

（6）脑组织栓塞严重者可导致顽固性惊厥而昏迷。

（7）肺栓塞可导致肺出血、大量咯血或肺中血液由鼻孔大量涌出，可导致急性呼吸功能衰竭。

（8）肝栓塞可发生灶性坏死，可有轻度黄疸、腹痛、肝大、腹水、转氨酶上升等。

（9）胰栓塞可导致出血性坏死性胰腺炎。

（10）冠脉内微血栓形成可导致心肌呈灶性缺血、坏死，导致心肌梗死、急性心衰或心源性休克。

（11）DIC还可损伤垂体，引起垂体-肾上腺系统紊乱而加重休克，可后遗甲状腺功能障碍、性发育障碍或肾上腺皮质功能障碍。

DIC可使多数器官均发生栓塞，导致多器官失调综合征，但常见的是一两个脏器的栓塞，其中以皮肤、消化道、肝、肾、肺较常见。

3.溶血

由于血管内凝血所产生的纤维蛋白原和红细胞膜相互作用，使红细胞变形受损，甚至破裂而发生溶血。急性溶血表现为血红蛋白尿、黄疸、腰背痛、发热等。

三、DIC 的诊断

临床上遇有可能发生 DIC 的疾病过程中，若突然出现出血、栓塞、溶血等表现，或休克反复难以纠正，常提示有 DIC 的存在，但必须配合实验室检查确诊。

（一）DIC 实验室检查

在 DIC 发生后有溶血倾向时，周围血象可在血片中见到破碎的红细胞，如芒刺细胞、盔状细胞、三角形细胞和红细胞碎片。这些改变在其他疾病时也可出现，故不具有特异性。

1. DIC 筛选试验

诊断 DIC 的实验方法很多，就其本质来说不外乎反映血管内凝血因子消耗与继发性纤维溶解亢进。筛选试验常用以下三种：

（1）血小板计数：DIC 发生后，一般情况下血小板每立方毫米减少到 10 万以下，有人主张在肝病时要少于 5 万才有诊断价值。

（2）凝血酶原时间：DIC 时凝血酶原时间延长者高达 90%，一般大于 15 秒钟。因在 DIC 时因子 Ⅰ、Ⅱ、Ⅴ、Ⅹ 等减少，故凝血酶原时间必然延长。

（3）纤维蛋白原含量测定：由于纤维蛋白原被大量消耗，故其含量下降，据临床统计，下降者占 71%，一般低于 160mg/L，有人主张要低于 125mg/L 才有确诊价值。在 DIC 过程中，纤维蛋白原极度降低常是预后不良的先兆。

上述三项全部异常可以确诊为 DIC。但如果只有两项异常，则需有确诊试验一项异常才能确诊。

2. DIC 确诊试验

在 DIC 发生时或之后，由于继发性纤溶亢进，故纤维蛋白溶解活性增高，纤维蛋白裂解产物显著增多，下述几种试验可反映体内的这些变化。

（1）全血凝块溶解试验：在纤维蛋白溶解活性增高时，已经回缩的全血凝块可能较快地发生溶解。有人统计20例正常血标本在48小时内不溶解，而在DIC时多在几小时或数十分钟内溶解。此试验简单易行，但较粗糙，因为它的正常并不能完全排除纤维蛋白溶解活性增高。

（2）优球蛋白溶解时间：由于优球蛋白、纤维蛋白原与纤溶酶原、纤溶酶在一定条件下，它们同时都会被沉淀下来，将其溶于pH值7.4的缓冲液中，当加入凝血酶后，其中的纤维蛋白原变为凝固的纤维蛋白，纤溶酶原变为纤溶酶，与原存在于血浆中的纤溶酶共同对纤维蛋白起溶解作用。若纤溶酶活性增强，则凝固的纤维蛋白迅速被溶解，故其溶解的速度即反映纤溶酶的活性水平。在DIC时，由于继发性纤溶亢进，故优球蛋白溶解时间缩短，其实质是反映纤溶酶活性增强导致纤维蛋白溶解时间缩短。

（3）凝血酶时间：由于纤维蛋白裂解产物对血酶-纤维蛋白原反应具有抑制作用，即抗凝作用，故纤溶亢进时所造成的裂解产物增多必然使凝血酶时间明显延长，在DIC一般大于25秒，与正常人对照相差3秒即有意义。此时间延长，对纤维蛋白裂解产物而言并非特异性的，纤维蛋白原减少亦可导致凝血酶时间延长。

（4）副凝试验：在DIC早、中期，大量纤维蛋白单体常与较大的纤维蛋白裂解产物形成可溶性复合物，鱼精蛋白能使此复合物分解，而被分解出的纤维蛋白又可聚合成纤维蛋白束而析出，当加入乙醇时，同样能释出纤维蛋白单体而出现凝胶块，此即为血浆鱼精蛋白副凝试验，又简称3P试验及乙醇胶试验。这两种方法中乙醇胶试验敏感度较差。

当DIC进入晚期，由于凝血因子消耗和纤维蛋白裂解产物的抗凝作用，没有纤维蛋白单体形成时，则以上两试验均为阴性。

此试验又可作为DIC伴继发性纤溶与原发性纤溶的鉴别，因为前者为继发性，血内有纤维蛋白的单体，故为阳性；而后者为原发性，血内仅有可溶性纤维蛋白降解物，故为阴性。

在基层单位可做血小板、凝血酶时间、血块溶解试验及乙醇胶试验，在四项试验中如有三项异常，即可初步诊断为DIC，其中血小板必须减少。在有条件的单位可做凝血酶凝结时间试验、3P试验，如二者均有改变，即可确诊为DIC。如3P试验阴性，则再做优球蛋白溶解时间试验，如明显缩短，则提示DIC已进入晚期。

蛇伤DIC的诊断主要是根据临床表现和实验室检查。蛇伤所致的DIC类型比较复杂，目前尚无确切的诊断标准和分型标准。1987年在全国血液会议后召开制定DIC诊断标准的座谈会，此会就蛇伤DIC的问题提出讨论，与会者认为蛇伤DIC与类DIC的问题值得进一步探讨。

（二）DIC诊断标准

1.存在易致DIC的基础疾病，如感染、恶性肿瘤、大型手术及创伤等。

2.有下列两项以上临床表现：

①多发性出血倾向。

②不易用原发病解释的微循环衰竭或休克。

③多发性微血管栓塞的症状、体征，如皮肤、皮下黏膜栓塞坏死及早期出现的肾、肺、脑等脏器功能不全。

④抗凝治疗有效。

3.实验室检查有下列三项以上异常：

①血小板低于100×10^9/L或呈进行性下降（肝病DIC低于50×10^9/L）。

②纤维蛋白原低于1.5g/L或进行性下降，或高于4g/L（肝病

DIC 低于 1g/L ）。

③3P 试验阳性或 FDP 高于 20mg/L（肝病 DIC 高于 60mg/L ）。

④凝血酶时间缩短或延长 3 秒以上或呈动态性变化，或 APTT 缩短或延长 10 秒以上。

⑤优球蛋白溶解时间缩短，或纤溶酶原降低。

⑥疑难、特殊病例应有下列实验检查一项以上异常：

a.因子Ⅷ：C 降低，vWF：Ag 升高，Ⅷ：C/vWF：Ag 比值降低。

b.AT-Ⅲ含量及活性降低。

c.血浆 β-TG 或 TXB_2 升高。

d.血浆纤维蛋白肽 A（FPA）升高或纤维蛋白原转换率增速。

e.血栓试验阳性。

喻老师认为，诊断 DIC 的实验方法较多，但不论哪种检查，都要结合临床分析，即使检查项目为阴性，只要有诱发因素的存在和临床症状与体征，仍要考虑 DIC 的可能。蛇伤 DIC 发病较早，常在咬伤后即出现局部瘀点、瘀斑、黏膜及全身皮下出血、休克及 DIC 失血的后果。因此，根据蛇伤病史，临床广泛性出血症状及实验室检查，有关 DIC 的指标，蛇伤 DIC 的诊断并不难掌控。

四、DIC 的防治

由于 DIC 是疾病发展过程中的一种严重的病理改变，DIC 可导致或加重休克，而休克又可导致 DIC，因此在蛇伤后及休克过程中应严密观察并采取预防措施。

（一）预防

1.原发病的治疗

针对诱因蛇毒的治疗是预防和终止血管内凝血的根本关键性措施，如使用有效的抗蛇毒药，积极控制感染，清除感染病灶等。

如果原发病得到及时处理，DIC会随之终止，凝血现象迅速恢复。一旦毒蛇咬伤确诊DIC，应立即给予抗蛇毒血清和有效的蛇伤解毒剂治疗。

2.保证微循环

微循环保证足够的毛细血管灌流量，对防治DIC是十分重要的，它是终止微血管内凝血的重要条件。如低分子右旋糖酐的应用，它可增加血容量、疏通微循环、恢复被损伤的血管内皮、降低红细胞及血小板的黏稠性、防止血小板的促凝作用，因而有抗凝血作用。一般静脉点滴10~20mL/kg·d，而发生DIC后则主张第1次10mL/kg快速静注，以后每次5mL/kg，每6小时1次，每日总量约为30mL/kg。其他改善微循环的措施包括血管扩张药的应用、纠正酸中毒等。为防止DIC的发生，禁止长期应用去甲基肾上腺素等血管收缩药。

3.早期应用肾上腺皮质激素

肾上腺皮质激素早期大量积极应用，除可改善微循环功能外，还能保护细胞内溶酶体，增加其稳定性，不使溶酶体膜破裂，以免溶酶体的酶类释出纤维蛋白溶酶活化因子而使纤溶酶活性增强。因此，早期、积极、大量应用有预防DIC的作用。但对于发生DIC后是否应用激素治疗，学术界意见不一。由于皮质激素能增加网状内皮系统的阻滞作用，故在理论上已发生DIC即不用；但某些临床报告指出，对感染性休克在肝素化基础上同时使用激素取得一定疗效。

4.抗血小板凝集药物的早期应用

血小板的黏附和聚集是造成DIC发生的重要环节之一。近年来对于抗血小板凝集的药物研究有了不少进展，现已知双嘧啶哌胺醇有抑制血小板凝集和黏附作用，阿司匹林能增加双嘧啶哌胺醇的效果。双嘧啶哌胺醇与阿司匹林合用易于掌握，又较安全，值得试用。据报道，应用双嘧啶哌胺醇10~12mg/kg·d，分3次服，与阿司匹林10~20mg/kg·d合用能收到较好的防治DIC的作用。国内有报告，双嘧啶哌胺醇与肝素合用，并将各药剂量减少，在治疗DIC时收到较好效果。有人认为，前列腺素E能阻止血小板凝集，并能在损伤血管内膜方面阻止血栓形成，且无明显副作用。此外，保泰松、降糖灵、利血平等药物也有使血小板黏附性下降、抑制血小板凝集、阻止微血栓形成等方面的作用。

5. 中医药治疗

可考虑用止血、活血、化瘀的药物，如用桃仁、红花、当归、海藻（含有肝素样物质）及旱莲草、侧柏叶、红皮藤、田七、茜草、蒲黄、鹿茸草等进行防治，早期鼻饲喂入。其机制有待进一步探讨。

（二）治疗

DIC的治疗重点是解除DIC的病因与诱因，抗DIC早期的高凝状态给予抗凝剂，纠正继发性纤溶应用抗纤溶剂，改善消耗性凝血障碍补充凝血因子，以及溶解血栓栓塞使用纤维蛋白溶解药物，这就是所谓的病因治疗，包括抗凝、抗纤溶、输血或血浆、溶栓等疗法。上述五方面的预防措施同样也是治疗DIC的重要环节。

1. 抗凝治疗——肝素疗法

肝素是治疗DIC的首选抗凝药，它是强有力的抗凝剂，类似抗凝血酶，对于凝血的各个环节都有抑制作用，能抑制凝血活酶的活性，阻止凝血酶原转变为凝血酶；抑制纤维蛋白原转变为纤维蛋白；抑制继发性纤维蛋白溶解，从而起到防治DIC的作用。

目前很多学者通过大量动物实验研究，认为感染性休克导致DIC的机会可达90%以上，只是程度有轻重而已，故均主张在早期血液处于高凝状态时应用肝素。肝素虽能抗凝，但对血管内已凝固的血栓则不起作用。肝素一般在4~6小时于肝脏灭活由肾排出，因而需连续或间隔给药方能维持其有效水平。目前对应用肝素的利弊、效果及用法、用量意见尚未统一，建议对不同的病例应予不同处理。

（1）适应证：凡病人有进行性凝血因素消耗的指征（血小板、凝血酶原时间改变等）并表现出黏膜和器官出血逐渐加重及休克者，特别是顽固性休克，都是积极应用肝素治疗的主要指征。败血症休克出现皮肤瘀斑，是目前较为肯定的适应证。

（2）禁忌证：原有出血性疾病，或肺结核咯血、溃疡病出血、蛇伤后伤口出血不止者，术后不久且创面止血又不完善者。DIC晚期如应用肝素，则必须与抗纤溶药物合用。

（3）使用剂量与方法：每次1mg/kg，溶于10%葡萄糖液或生理盐水50~100mL，1小时左右滴完，每4~6小时1次。在使用肝素前用试管法测定凝血时间，在用肝素后4小时再测定凝血时间，要求凝血时间为15~30分钟，如达不到此要求，应适当加大肝素用量。如凝血时间超过30分钟，则再过4小时再测凝血时间，如凝血时间恢复为15~30分钟，则可按上述方法应用。如用肝素后出血反而加重，则立即将10%葡萄糖酸钙10mL加入10%葡萄糖液20mL中静注。如仍出血明显，可静注鱼精蛋白中和，其用量与最后一次肝素用量相等（1mg中和1mg），或先用其1/2量。若仍出血不止，15分钟后可再给鱼精蛋白1次。

（4）肝素停用指征：原则上应在原发病已控制及DIC停止时才能停用，但一般可用至临床病情好转、出血停止、血压稳定、发绀消失为止。一般肝素疗程为连用3~7天。

（5）肝素的疗效判定：肝素治疗有效者，各项凝血试验恢复正常的时间常有一定程序。凝血酶原时间常在24小时内恢复正常或比原测定值下降5秒以上；纤维蛋白原回升时间为1~3天；优球蛋白溶解时间在12~72小时恢复正常；血小板数的恢复极慢，约数天到数周，加上肝素本身可使血小板发生可逆性减少，因而血小板计数不能作为观察治疗的指标，也不能认为血小板下降是治疗失效。

由于肝素治疗本病是使凝血因子不再过多地被消耗，凝血因子及凝血过程方能逐步恢复正常，不能把肝素视为一种"止血药"，期望立即得到止血效果，特别是当肝素使用后凝血时间会进一步延长。

（6）肝素治疗注意事项

①因肝素在酸性环境中会失活，故在使用前一定要纠正酸中毒，以保证肝素的作用。肾病时其半衰期延长，故有肾脏损害者需减量使用。

②注意补充叶酸，因叶酸缺乏可引起血小板性紫癜。

③注意维生素 K_1 补充，因维生素 K_1 缺乏可影响凝血酶原复合物的形成，一般用肝素后可立即静注10mg。

④在没有凝血检查条件下，用肝素治疗应极慎重。

⑤治疗期间应严密观察副作用，使用肝素的主要危险为并发出血，可有脑、肾上腺等重要器官出血，肾脏及消化道出血常出现较早。

⑥应配置鱼精蛋白备用。

关于抗凝治疗用肝素问题，有学者认为，蛇伤DIC的抗凝治疗必须持慎重态度，对如五步蛇、蝮蛇、竹叶青等毒蛇咬伤引起的DIC是禁用抗凝治疗的，因为其蛇毒中毒本身就是抗凝效应所致。

2.抗纤溶药物应用

目前大多数学者认为，DIC与纤溶亢进不能截然分开，而是同时进行，故多数人主张肝素与6-氨基己酸等抗纤溶药物合用。有人做了大量实验研究发现，当单用肝素时，在短期内不易解除DIC

及出血现象；而单用抗纤溶药，则 DIC 不能控制；当肝素与抗纤溶药合用时，则 DIC 被控制，出血量大大减少。二药合用尚未见有明显副作用。对晚期 DIC 有实验室检查指征则一定要在肝素治疗下加用抗纤溶药物，用 EACAO.1~0.12g/kg，或 PAM-BA8~12mg/kg，或止血芳酸 10mg/kg，均于稀释后静注或静滴。至于在感染性休克发生出血时单用抗纤溶药物，我们认为是危险的，因纤溶本身是一种对血管内凝血的生理性保护反应，其作用在于除去沉积的纤维蛋白，所以患 DIC 时单独使用抗纤溶药物会增加纤维蛋白沉着，有时反而加重 DIC 发展。

3. 输血及血浆

治疗 DIC 时需补充血小板及凝血因子，但必须在肝素治疗基础上进行，否则单纯输入血液成分可加重凝血因子的消耗，使 DIC 继续发展。最好输入血小板悬液，其他因子缺乏时可输入新鲜血浆，一般认为如肝功能正常，肝素治疗有效，凝血因子常可回升，无需补充。被五步蛇及蝰蛇咬伤后，开始 4 天内最好不输血，以后输血应从小量开始。

4. 促纤维蛋白溶解药物的应用

对已形成的血栓，应使用促纤维蛋白溶解药物。例如，在重症休克合并 DIC 时，应考虑给予此类药物，以防止组织缺血性坏死。常用药有烟酸与链激酶。烟酸用量为每次 0.5~2mg/kg 静注，一般先从小量开始，无反应时可加大剂量，每小时重复 1 次。静脉滴入 1 次可用 10mg/kg 以上，按 1mg/mL 稀释浓度滴入。烟酸用量以达到使患者发热、发红为度。链激酶能与血液的纤溶酶原结合，并使之激活为纤溶酶，以使血栓在血管内溶解。此类药物主要对于栓塞症状严重而无明显出血的 DIC 才能单独应用，但最好能在肝素应用的基础上应用，这样才是安全的。

5.中医辨证治疗

施治宜清热解表、凉血化瘀。蛇伤DIC多属气血两燔，迫血妄行，热静则血静，火毒解则血止，常用水牛角地黄汤加减，不能内服者可改用鼻饲或结肠灌肠。

笔者的实践经验是：防治蛇伤DIC以中西医结合治疗为好，安全可靠，疗效确切。

第五节　蛇伤心肺脑复苏

心肺复苏（CPR）是抢救心脏骤停及保护大脑功能的中心技术，虽经40多年发展，其疗效仍不令人满意。回顾心肺复苏的发展历史不难看出，心肺复苏术在抢救生命方面已发挥了重要作用，但心肺复苏术的实施应用与救治成功率方面的比较仍相去甚远。以美国为例，每年约有35万人死于心脏停止跳动，而成功复苏存活出院者仅占5%。在我国心肺复苏成功率也不高，目前在国内报道有关心肺复苏研究论文还仅限于临床经验性总结，大多是回顾性资料，大样本前瞻性对照的复苏研究甚少。动物实验经验也只限于小动物，实验方法也较为简单。如何提高心肺复苏成功率，是我国医务工作者面临的一大难题。

一、蛇伤心肺脑复苏及复苏生理学基础

（一）定义

借助现代的综合医疗措施，使蛇伤中毒心跳呼吸停止的病人得以重新建立循环及呼吸，从而强化物质代谢的整个过程，称为蛇伤心肺脑复苏术。心肺复苏术在20世纪70年代扩展到心肺脑复苏，强调保持完善的脑功能。心肺脑复苏是现代急救医学的重要组成部分。

（二）复苏生理学的有关概念

心肺脑的功能衰竭或心跳呼吸停止，采用现代的抢救措施，建立自主的呼吸和自主循环，维持正常的物质代谢，逐渐恢复功能，就叫复苏。复苏是研究心跳呼吸骤停后，由于缺血缺氧所造成的机体组织细胞和器官衰竭的机制及其治疗学上的可逆性的一门学科。各器官对缺血缺氧都有不同的耐受性，但有一点是相同的，即由此而产生的细胞死亡机制都有明显的一致性。心、脑、肝、肾细胞的死亡，都是缺血缺氧引起细胞肿胀、线粒体崩溃。在常温下各种组织细胞缺氧状况又不一样，最容易缺氧的是脑细胞，完全缺血缺氧4~6分钟便产生不可逆的神经元损伤。然而许多实验提示，脑缺氧4~6分钟并不立即产生神经元的死亡，因此缺血缺氧的脑死亡可能是损伤和复苏后引起的其他机制的结果。一旦这些机制被阐明，可能有方法打破4~6分钟的界限，改善神经病学的结果和实现"真正的"复苏。至于心肌细胞和肾小管细胞，不可逆性缺血性损伤的阈值为30分钟，肝细胞为1~2小时，而肺间质对缺血的耐受性较强。目前对不可逆性的各种细胞损伤的机制了解是不完整的，但近来人们发现Ca^{2+}、前列腺素、游离基团特别是游离脂肪酸，在各器官病理变化中起着主导的作用，在许多细胞毒反应中都有Ca^{2+}参与，它在细胞内各细胞器间的移动中可能起触发作用。下面介绍几个主要问题：

1.缺血缺氧性细胞损伤的病理生理学

缺血愈严重，持续时间愈长，便愈会导致功能和代谢紊乱。有学者做试验，当血流量高于正常值的30%时，尽管供氧受损，通过无氧酵解，神经元仍能维持正常ATP含量，恢复灌注后细胞能迅速复活。若血流量在正常值的15%~30%范围内，糖利用率显著下降。ATP产生要经过三羧酸循环，氧不足则ATP含量就下降，血糖不够、乳酸积聚，增加细胞内的渗透压，细胞便肿胀。这种长期严重缺血不能维持细胞内环境的稳定，甚至恢复灌注后不可逆损伤仍可进展。我们曾抢救过来一个自主呼吸停止了14天的蛇伤患者，此人抢救过来后曾请神经科医生检查，结果一切正常。所以只要保证脑血流量不低于正常值的15%，是有救活希望的。脑血流量低于正常的10%可导致ATP迅速丧失，而所有合成及分解代谢被破坏，可产生严重的细胞酸中毒，结果ATP丧失，能量没有了，致使蛋白质及细胞膜变性分解，随之而来的溶酶体释出便导致了完全的不可逆损害，这与乳酸积聚与神经元及心肌不可逆损伤有关。

近来对Ca^{2+}进行了较多的研究，目的都是想阻止它进入细胞内。美国有位学者想攻克这一难关，提出研究脑复苏的专题，欲用苯巴比妥来保护脑细胞，当脑缺氧时便输入苯巴比妥，希望它能阻止Ca^{2+}进入细胞，结果失败了。可知目前国际上还没有很理想的办法能阻断Ca^{2+}进入细胞内。Ca^{2+}在细胞外的浓度很高，而在细胞内却很低，内、外液的梯度为10000：1。正常维持这个浓度比，靠的是ATP能量；若脑血流量低于正常的10%时，Ca^{2+}大量涌进细胞内，阻止ATP作用，反过来又抑制ATP的产生。所以钙离子在复苏中起着重要的破坏作用。当休克时测血清钙似乎比正常人为低，而病人呕吐又不严重，这是由于Ca^{2+}已大量涌进细胞内。细胞缺氧，ATP不能产生，所以Ca^{2+}内流，由此激活了蛋白酶和磷脂酶，膜结构开始变性，磷脂酶水解引起磷脂不断丧失和游离脂肪酸（FFA）迅速释放入胞浆中。FFA的升高可进一步引起病理反应，膜完整性受破坏，特别是Na^+、Ca^{2+}和H_2O进一步流入，ATP合成减少，线粒体膜崩解。这便是细胞死亡的全部过程。

2.恢复灌注后的病理生理

缺血缺氧不能维持细胞内ATP水平是导致细胞死亡的关键。细胞内钙增加集合了酶的活动，ATP利用增加，并导致线粒体产生ATP减少，这是钙离子进入细胞后的两大害处。线粒体一旦接触Ca^{2+}，Ca^{2+}很快便进入线粒体内，因此线粒体泵钙作用减少，造成代谢产物和耗氧加剧，这是钙从线粒体的角度来进行的。正常情况下氧化能所建立的电化学梯度直接作用于线粒体，立即产生ATP，但缺血和胞浆钙负荷升高时，线粒体不能正常运转Ca^{2+}，大量Ca^{2+}储存在细胞内，需大量的能来调整，于是对ATP的产生和氧化能的利用解偶联状态。这个过程在缺血时中止，此时氧张力低引起电子转运的停止，随着重新氧化过程，Ca^{2+}积聚，而氧化磷酸化解偶联。

钙激活的肌原纤维挛缩和停搏后器官灌注降低，心肌灌注降低会迅速伴有肌原纤维挛缩和舒张期静息张力的增加，所以整个和部分心肌缺血缺氧，就出现心肌平滑肌挛缩，导致心肌收缩力下降，心指数显著降低。此外，心肌胞浆高钙可触发不同收缩，导致室颤。我们知道，心脏是绝对服从窦房结主导作用的，不然心肌收缩就发生障碍。概言之，缺钙导致心肌纤维挛缩，同时心肌本身导致缺血缺氧，心肌胞浆出现高钙现象而发生不同的收缩，立即引起室颤。可知钙离子对灌注的作用很大，缺血缺氧时大量钙内流，欲倒流很难，易出现并发症。

氧在抢救中是必要和必需的，但过量亦会引起氧中毒，引起细胞表面破坏，高氧状态下容易引起ARDS。氧过多会激活血小板释放前列腺素、血栓素A升高。血栓素A是强烈的血管收缩物，导致进一步的血管痉挛和血小板激活。缺血时，Ca^{2+}内流激活磷脂酶A，引起细胞质中花生四烯酸升高。花生四烯酸和血栓素均为强的血小板激活物。血小板激活和肺中释放了血管活性的前列腺素，能使肺血管阻力及毛细血管通透性升高，触发ARDS。血小板激活和血管活性的前列腺素释放也可以引起冠状动脉痉挛，对抢救不利。这些都与钙离子参与有关。

3.游离基的产生与氧

所有需氧细胞在呼吸时均产生游离基，游离基能损伤细胞。正常细胞对游离基的防御机制有三点：①酶类，如超氧化物歧化酶、过氧化氢酶和过氧化物酶，能迅速与游离基起反应，产生非毒性化合物；②游离基内源性净化剂，如维生素E和维生素C、含硫氨基酸及肽；③完整的膜结构把游离基反应与敏感的生物分子隔开。但在缺血的情况下就不同，缺血后重新氧化，游离基产生的损害可增加，细胞更易破裂。因此缺血性缺氧后，游离基产生增加和细胞防御机制的削弱，可引起不可逆性细胞损伤。

4.缺血期和缺血后增加细胞的存活

细胞的崩溃并不是一次全部死亡，而是有先后及程度区分的，即缺氧情况下细胞的死亡程度不同。一般情况下超过4~6分钟的期限便不能救活，有些病人呼吸停止10多分钟还能救活，就是由于这个原因。

心肺脑复苏主要是指维持脑、心、肾这些重要器官不缺血缺氧，可通过复苏术来改善重要生命器官的灌注，用药物保持细胞ATP水平及保护细胞结构的完整性，就可增加缺血期细胞的存活。在心肺脑复苏时，增加灌注超过正常血流30%的阈值，就能维持细胞内足够的ATP，通过加压可提高灌注力。首先供应主要器官，保证脑、心、肾的功能，可应用肾上腺素以抗休克，其他降脑压药、强心剂、碱性药尽可能避免使用。为了保护细胞膜、线粒体，有时用药量增大，如地塞米松可用至100~200mg/d。

如严重丧失ATP的细胞不能启动糖酵解，可通过输注介质解决。从外周输入ATP可否，未能确定。但有几点能保护ATP：①大量类固醇能保护线粒体内ATP合成，减少细胞内钙的含量，避免导致细胞内Ca^{2+}增加引起解偶联。类固醇主要是地塞米松。②使用低温措施以延长缺血的耐受性。低温可以降低膜的液态性质，减缓膜的变性，防止恢复灌注后钙流入。故低温对抢救很重要，一般保持在32~33℃便可，作用快而稳定。③缺血时某些结构上的防护常用地塞米松、氯丙嗪和吲哚美辛等，有阻断Ca^{2+}激活磷脂酶的作用，可减少细胞水肿。

5. 恢复灌注损伤的防护

（1）钙阻滞剂：大多数人认识到Ca^{2+}的流入意味着许多细胞毒性反应的开始，阻断Ca^{2+}在胞浆及线粒体中大量积聚，在治疗上是有帮助的，能保持ATP合成，心功能改善，终末器官灌注改善，由花生四烯酸产生的游离基减少。

（2）游离基净化剂：甘露醇、维生素E、超氧化物歧化酶或甲硫氨酸输入，通过直接减少组织损伤，防止Ca^{2+}内流和前列腺素内环境的进一步恶化，在复苏后可能是有益的。

（3）前列腺素的介入：前列腺素对血管张力的影响是复杂的，某些PG（前列腺素）产生血管收缩。在轻度缺氧或缺血时，PG有控制地释放能保护器官灌注。阻断这些环加氧酶可增加损伤。在严重缺血和恢复灌注后，前列腺素和含游离基的化合物不受控制地骤然释放，可导致细胞最终死亡。在这种情况下，阻断环加氧化酶和脂加氧化酶的级联反应可能具有保护作用。吲哚美辛能通过抑制环加氧化酶活性，某些组织中通过阻断磷脂酶A_2减少前列腺素的合成，在高浓度时抑制脂加氧化酶的级联反应。前列腺素（PGI_2）产生血管扩张作用并减少血小板聚集，在缺血时起到Ca^{2+}内流的内源性阻断剂的作用，是比类固醇更强的溶酶体稳定剂，缺血时输入PGI_2对脑、心、肝、肾可显示出独特的保护作用。

二、基本生命支持

基本生命支持（BLS）即不使用特殊器材和药物的徒手操作，使入院前和入院后抢救水平明显提高，蛇伤急诊的死亡率和残疾率明显下降。

（一）气道通畅

当被神经毒类、混合毒类毒蛇咬伤，特别是银环蛇、金环蛇、海蛇及眼镜王蛇等咬伤中毒，往往很容易出现呼吸麻痹甚至停止。一旦呼吸停止就立即采取措施确保呼吸道通畅，是复苏术最重要的关键步骤。意识丧失者下颌、颈和舌等肌肉无力，舌根和会厌坠向咽后壁而阻塞气道，可产生"阀门效应"，病人吸气时气道内呈负压，舌和会厌起阀门的作用，呼吸道阻塞加重。大部分病人只用保持气道通畅的方法即可使自发呼吸得以保持或恢复；反之，自发呼吸可突然停止和导致人工呼吸无效。

本操作适用于以下情况：①意识障碍；②呼吸停止；③呼吸运动虽存在，但可闻鼾声，提示鼻和口腔甚至咽喉部空气流通不畅；④人工呼吸时气道有阻力，胸廓运动不正常。

舌肌附着于下颌骨，使肌肉紧张的动作（如头后仰、下颌向前上方提高）可使舌根部离开咽后壁，气道恢复通畅。若肌肉无张力，头后仰亦无法打开气道，需同时使下颌骨上提才能开放气道。心搏停止15秒，病人昏迷，肌张力消失，头后仰的同时下颌上提，气道方可打开。如银环蛇咬伤一般呼吸先停止，心跳后停止，故在呼吸停止时下颌肌张力可保持2~3分钟，仅头部后仰即可开放气道。有条件时立即进行气管内插管，插管操作应在先供氧情况下瞬间完成，否则会影响抢救的成功。

如暂无插管及立即使用人工呼吸器的条件，则应坚持有效的人工呼吸。

（二）呼吸

1.判断有无呼吸

开放气道之后，抢救者耳听病人口鼻的呼吸气流声，用面部感觉气流，同时观察病人胸部和上腹部的呼吸活动，此步骤在3~5秒内完成。

2.口对口呼吸法

蛇伤病人呼吸停止一旦发生很难自行改善，所以必须立即保持病人于仰卧位进行人工呼吸，最快的就是采用口对口人工呼吸。正常人机体新陈代谢每一呼一吸只用去3%~3.4%的吸入氧浓度，所以抢救者实施人工呼吸操作呼出的气体仍含有18%的氧，可产生10.7kPa（80mmHg）的肺泡氧张力，已足够维持病人生命所需的氧气浓度。

保持呼吸道通畅，用手指夹紧病人的鼻孔使之紧闭，但病人呼气时应开放。抢救者双唇包绕封住病人的嘴外缘，在密闭状态下向病人口腔用力吹气2次，每次1.5秒，吹气量达800~1200mL；或者是连续吹4次，每次约600mL。吹气后放开鼻孔待病人呼气，若病人未呼出气体，则说明口对口呼吸无效，应重新开放气管，清除口腔异物，继续人工呼吸，以保证有效供氧。同时，必须同步进行人工循环的建立，要求在4~8秒内开始进行。

（三）循环

1.判断有无脉搏

根据大血管（颈动脉或股动脉）的脉搏来判断心脏有无跳动，5~10秒完成此检查。抢救者用食指和中指放在颈前甲状软骨外侧，滑向气管和胸锁乳突肌之间，触摸颈动脉搏动。股动脉搏动有无亦可提示心跳是否存在，但解脱衣裤容易耽误抢救时机。脉搏存在，呼吸停止，应开放气道和继续人工呼吸。如脉搏消失，立即施行胸外心脏按压，再一次与急救系统联系。

2.胸外心脏按压

施行复苏的病人应仰卧，头低足高位，至少取平卧位，以增加脑部血流供应量。病人背部应垫一块硬板，或睡在硬质地面上。

（1）按压动作及部位：施术者站立在病人右侧，双手掌重叠，手掌根部直接按压病人两乳头连线中点（胸骨中下1/3处）。因为在胸部上按压时就如同一个胸泵的作用，使得血液在胸腔正压时向动脉方向输出，而放松时胸腔出现负压，血液从静脉中流回心脏，起到重新建立循环的作用。

特别需要注意技巧，用左手掌跟紧贴病人的胸部，两手重叠，左手五指翘起，双臂伸直，用上身力量用力按压。按压时决不能用冲击手法，因冲击手法易引起肋骨骨折，必须注意。

（2）按压频率、下压深度、时比：成人按压频率100~120次/分，下压深度为5~6cm，按压时间与放松时间各占50%左右。

（3）按压–通气比率：按压–通气比率为30：2；对于婴儿和儿童，双人CPR时可采用15：2的比率。如双人或多人施救，应每2分钟或5个周期CPR（每个周期包括30次按压和2次人工呼吸）更换按压者，并在5秒钟内完成转换。

（4）基本生命支持的中止和继续：心肺复苏的效果可以从病人瞳孔、面色、神志、脉搏和呼吸5个方面来判断。若瞳孔缩小，有对光反应，面色转红，神志渐清，脉搏在停止胸外按压时仍然跳动，并有了自主呼吸，说明复苏有效。5秒检查复苏的效果，若摸到颈动脉，随即检查桡动脉等末梢动脉，如1分钟脉搏在60次以上，心脏按压可停止。在1分钟内不断检查末梢及颈动脉，若大血管又无搏动，再恢复心脏按压。即使脉搏存在，人工呼吸仍需进行。完全自发呼吸恢复良好、顺畅，嘴唇青紫及全身冷汗消失，可停止人工呼吸。如脉搏和呼吸又停止，抢救应继续进行。一旦基本生命支持开始就应坚持进行，只有出现以下几种情况时可停止：①神志完全恢复正常；②呼吸和循环有效恢复；③经医生判断死亡。

医生判断病人死亡并终止复苏的条件是：①脑死亡；②无心

跳和脉搏，已做心肺复苏30分钟以上。

三、进一步生命支持

基本生命支持后的支持通常为高级生命支持，也就是进一步生命支持。

进一步生命支持（AIS）主要在医院或救护车内进行，是基本生命支持的继续和发展，其目的在于维持心肺的功能，并使之恢复。最终目的是挽救生命和保持或恢复中枢神经系统的功能。

（一）确保气道通畅及人工呼吸（由医务人员用器械进行）

气管内插管为最可靠的保持气道通畅的方法，能防止肺内异物的吸入。气管内插管可有效保障人工呼吸，亦可有效地保障人工循环，而且人工呼吸和心脏按压可以不同步进行。气管内插管时如器械齐备，手法熟练，应在30秒内完成，以免停止心肺复苏时间过长。

凡被神经毒类蛇咬伤后很快出现呼吸频率改变，一旦呼吸减至14次/分时，则应立即采取气管内插管。因为神经毒类中毒时病人呼吸尚未完全停止，神志清醒，但咽反射减弱，甚至已消失，因此可以在清醒状态下插管，以利于采用人工通气技术抢救。

气管内插管经常采用口腔插管，宜选用较大管径者，有利于通气充分，口腔护理方便，留置时间可以延长，但要注重护理，在局部适当用些抗生素。最长的一次插管可放置1周。如时间较长应更换气管插管，以免管前缘干燥变窄。

气管切开法适用于中毒量较大，虽经气管内插管抢救，但病情继续恶化，估计短期内难恢复者；或者是病人有较长的吸烟史，气道分泌物特别多，需反复吸引者；或在气管内插管的情况下吸痰，可能会出现较严重的缺氧而导致心率加快，或出现期前收缩、心音变低、收缩压下降者。气管切开需由熟练者施行，此法操作复杂，并发症多。

近年来，气管内插管导管经过改进，导管可长期留置于气管内，所以经口特别是经鼻插管的禁忌已减少。无法行气管内插管的紧急状态，尽量进行环甲间膜穿刺或切开，在必要情况下才进行气管切开，采用银质的"Y"形即有吸痰侧管的金属气管套管，外配气囊。

（二）人工通气技术

包括口对口人工呼吸及机械呼吸。口对口人工呼吸存在不快感、不洁感，具有与毒物和传染病人接触的危险，在病人口上覆盖一层织物可消除上述的顾虑。织物可折成很小的一叠，既便宜，又利于携带。如医生携有口咽吹气管，使用起来则更方便。应选好人工呼吸机，保证充分供氧。

一旦发生呼吸麻痹，必须维持有效的人工呼吸，做到时刻保持呼吸道通畅，维持有效的肺通气量。正确处理患者缺氧和二氧化碳潴留的情况，促进自主呼吸恢复，并预防并发症的发生。常见的并发症有肺不张、肺泡破裂、纵隔气肿、肺部感染、脑水肿、酸中毒、心搏骤停、心律失常、循环功能障碍、褥疮、角膜溃疡等。

动物实验研究表明，银环蛇咬伤呼吸麻痹时，即使呼吸已停止2~3分钟，心脏仍然跳动，故应坚持人工呼吸进行抢救。在临床抢救中，如发现患者有眼睑下垂、吞咽困难、四肢无力，出现呼吸变浅变慢，1分钟呼吸次数少于12次时，应立即进行气管内插管。如果呼吸停止时才插管，其脑组织明显缺氧，可出现神志不清，即使抢救成功，也要在3天后神志才能完全清醒，应加以注意。

通过对银环蛇毒所致呼吸停止的抢救研究发现，只要能正确地使用人工呼吸机并及时发现和纠正人工换气中的并发症，就是单纯使用呼吸机也同样能使自主呼吸恢复，从临床蛇伤的抢救实践中已证实了这一点。在20世纪70年代初，银环蛇咬伤所致呼吸停止的患者几乎是100%死亡，而今治愈率已显著提高到84.6%。

呼吸停止至恢复自主呼吸时间最短为5小时，最长者为864小时，平均恢复自主呼吸时间为228小时。以前当毒蛇咬伤呼吸停止后，一切有效的蛇药及抗蛇毒的治疗措施都不可能再发挥应有的作用，死亡率颇高。血气分析、经皮血氧监测及心电监测等一系列生理指标的连续观察监护，使银环蛇咬伤所致呼吸肌麻痹的治愈率有了明显的提高。

但在使用呼吸机治疗中要密切注意以下情况：

此类呼吸停止是外周性的，偶有极微弱的呼吸出现，为防止呼吸机与患者呼吸矛盾，需选用同步性能较好的呼吸机。机械呼吸理想的结果应能满足以下要求：①维持良好的血氧饱和度；②维持正常的二氧化碳张力；③维持血液酸碱值在正常范围之内；④不引起水、电解质紊乱；⑤不影响心排血量和血压；⑥对呼吸道和肺实质无损害。

接机前必须调整好送气限压，因为压力过高会影响心排血量且有肺泡破裂的危险。一般常调在5.88kPa以内，一般情况下（指呼吸道阻力不高者）常用2.9~3.9kPa的压力。潮气量成人为450~550mL，儿童以15mL/kg体重计算。呼吸频率成人为16~20次/分，儿童可适当增快。呼吸时比常用2：1或5：1。呼吸方式应是被动呼吸与主动呼吸互相自动转换，当无同步信号时，最长不能超过8秒能自动转入控制呼吸。同步吸气时间必须与控制时吸气时间相等，否则可出现呼吸不规则的现象。送入气体温热湿化要充分，要求达到气管接口处温度为32℃ ±0.5℃，过低时湿度不够，且可引起小支气管痉挛，过高则可影响患者体温，温度太高会烫伤呼吸道。氧浓度亦不能太高，一般以30%~50%为宜，并根据病情变化不断调整，既要达到供氧足够，又要防止氧中毒发生。

根据病情变化应选用适当的呼吸机吸气过程气道压力曲线。自出现人工换气机器起，维持合理的换气压力曲线就成为机器设计和调节的重要问题。常用的呼吸机首选的是间歇正压呼吸（IPPB），呼吸机在吸气相产生正压，将气体压入肺脏；呼气时压力降到大气压，气体借胸、肺组织的弹性回缩而排出，呼吸机只在吸气相发挥作用。这种压力曲线是抢救过程中最经常、长时间使用的，但缺点是大约使用15分钟后就会出现肺顺应性降低，因此有的呼吸机装有叹气装置，用以预防肺顺应性下降。

临床上经长期使用IPPB处理后，动脉血氧张力仍然很低，A-PaO$_2$（肺泡动脉血氧张力梯度）仍保持很大，甚至使用纯氧间歇正压氧气时血氧压力降低至7~8kPa。在这种情况下肺分流率已超过35%，患者出现烦躁、心率加快、血压升高等一系列缺氧征象。此时仍继续使用IPPB治疗，必然加重右向左分流和缺氧；如改用合理的IPPB，会产生良好的治疗效果。

PEEP是呼气末正压呼吸的简称，即在IPPB的基础上设法增加呼气的呼吸道压力，使之始终保持在稍高于大气压的水平。具体操作时注意正压只能逐渐增减，否则对循环影响较大。PEEP对生理的影响有：①防止支气管和肺泡萎陷，增加功能残气量；②促进肺泡和间质腔水肿的消退；③提高肺顺应性，使肺泡保持在扩张状态，改善肺泡通气功能，提高动脉血氧饱和度；④降低肺动-静脉分流量，改善缺氧状态；⑤增进肺血氧合作用；⑥减少吸入氧浓度，防止氧中毒。所以在银环蛇咬伤呼吸停止的抢救过程中要掌握各种压力曲线的使用时机。

如供氧不足，患者出现烦躁不安、心率加快、血压升高、肢端发绀、血氧饱和度下降时，应检查呼吸道是否通畅，氧压及浓度是否达到呼吸机工作的要求，接头有无漏气或脱落，气管内是否有痰阻塞等。

若患者烦躁，又无明显缺氧表现，但眼底静脉怒张时，有以下两种可能：①脑水肿及视神经盘水肿。主要由于供氧不足，水、电解质紊乱，低渗液入量过多所致。②机器潮气量过大，影响静脉回流，导致循环系统受影响。有些病例曾因潮气量开关故障，只调低潮气量及送气压力，虽未使用任何降脑压药，原有的脑水肿症状均得以控制。

（三）复苏药物的评价

1.肾上腺素

1992年美国心脏协会（AHA）首次推荐静脉推注肾上腺素，标准剂量为1mg，且两次应用肾上腺素的时间间隔为3~5分钟；如1mg肾上腺素无效，使用更大剂量肾上腺素可能会有效，应逐渐增加剂量（1~3.5mg）。大剂量使用肾上腺素是因为其可增加冠状动脉的血流量、增强血管紧张度，从而促使自主循环恢复。有8个随机临床研究（9000多例心搏骤停患者入选试验）结果表明，初始大剂量组与标准剂量组对比，前者对患者出院存活率和神经系统恢复均无明显改善作用，故是否需要使用大剂量肾上腺素至今尚难定论。其不利因素是可能会增加心肌功能不全的发生，并在复苏后期可能导致高肾上腺素状态。但肾上腺素仍作为复苏的一线选择用药。

2.血管加压素

因为血管加压素可以增加冠脉灌流压、重要器官的血流量、室颤幅度和频率及大脑供氧，可以在标准心脏按压、人工通气、除颤和注射肾上腺素无效时提高自主循环恢复，所以被认作是心脏停搏时与肾上腺素对比可能同样有效的一线选择药物。常在1mg

肾上腺素对自主循环恢复无效时，可考虑应用40IU的血管加压素。

3.抗心律失常药

①利多卡因：一项分析显示，利多卡因虽能降低室颤发生率，但同时能使病死率增加，这可能与心脏收缩力减弱有关。因其中毒剂量与治疗剂量接近，因此不建议心肌梗死患者常规预防性使用利多卡因。

②胺碘酮：对心脏停搏患者，如持续性室颤或室速，在除颤和应用肾上腺素无效后，建议使用胺碘酮，并更适宜于严重心功能不全患者的治疗。如射血分数小于40%或有充血性心衰征象时，胺碘酮应作为首选的抗心律失常药物。

一项Arrest试验选了504例院前心搏骤停患者，两组室颤/室速患者均为3次电转复无效而接受胺碘酮或安慰剂治疗。胺碘酮或安慰剂组入院存活率分别为44%和34%（P=0.03），胺碘酮治疗被认为是提高入院存活率的独立指标。在另一项Alive试验中，胺碘酮或利多卡因组入选病例分别为180例和167例，均为院前室颤/室速且3次电转复无效者。胺碘酮或利多卡因组入院存活率分别为22.8%和12%（p=0.009），这更明确了胺碘酮在抗致命心律失常中的重要位置。在电转复或加压素治疗无效的室颤或室速患者中应用胺碘酮，院前静脉使用胺碘酮治疗室颤或无脉性室速较利多卡因或对照组能改善存活率，并且能够预防心律失常复发。

四、复苏后生命支持和脑复苏

病人呼吸和心搏停止，陷入缺氧状态，仅10秒即可发生意识障碍，进入昏迷，氧气储备耗尽，经20~30秒脑电图可呈平波（即脑电活动消失），60秒瞳孔可散大固定，4分钟糖无氧代谢停止，5分钟脑内三磷酸腺苷（ATP）枯竭，能量代谢到此完全停止。缺氧4~6分钟，脑神经即可发生不可恢复的病理改变。正常人脑能量的

95%是由脑的糖有氧代谢所提供，仅2%~3%来自糖的无氧代谢。脑缺氧（心跳、呼吸停止）后，脑能量代谢被迫从有氧代谢转为无氧代谢。正常时糖的有氧代谢1mol糖可以产生38mol的ATP，无氧代谢时1mol糖仅能产生2molATP，脑组织无法取得大量能源，即使动用有限的储备，也会很快使脑ATP和糖源枯竭。

（一）一般措施

1.高浓度给氧，最好将氧浓度提高到98%以上，使PaO_2维持在大于13.3kPa或血氧饱和度保持在98%，以保证脑组织供氧。

2.尽量恢复并维持正常或略高于正常水平的动脉压（平均动脉压12~13.3kPa），以重新疏通阻塞或停滞的脑毛细血管，维持适度的大脑灌注压和脑血流。

3.保持中度换气，维持PaO_2在3.3~4kPa为佳，使脑血管不致扩张，并维持满意的氧分压及pH值接近正常。

4.应用糖皮质激素，有以下作用：①保持毛细血管通透性和血脑屏障完整性，减轻和防止毛细血管内液外渗和钠、钾、钙离子的转移，从而减轻脑水肿的过程和渗透性利尿剂的反跳作用；②促进乳酸转化为葡萄糖以提供能量，并减轻脑内酸中毒；③稳定溶酶体膜，防止与减少脑细胞的自溶和死亡；④可使末梢血管扩张，改善组织灌注，减轻心脏后负荷，增加心排出量；⑤有加强升压药物作用及加强心脏传导的功能；⑥有抗过敏作用，可缓解支气管痉挛及预防心包反应。

制剂可应用地塞米松，因其钠水潴留作用较轻。首剂为每千克体重1mg，以后每千克体重0.2mg，每小时静脉注射1次。应尽早使用，一般维持3~5天即可减量或停药。

5.脑复苏过程中必须保持微循环畅通，血黏度不太高，特别应保持在最佳血细胞比容0.3~0.33，水、电解质平衡，血糖正常，血浆胶体渗透压大于3.325kPa（白蛋白大于30g/L），血清渗透压

280~320mmol/L，按25~35kcal/（kg·d）提供非蛋白热量，其中蛋白质每天大于40g，可给全血、白蛋白或氨基酸等。

6.控制抽搐或继发性癫痫发作，以降低全身和脑细胞代谢，减少氧耗和防止加重脑水肿，同时亦能降低或阻断向心传导的多种刺激，以防止心搏骤停再次发生。

（二）脑复苏措施

1.脑降温疗法

（1）脑降温的作用机制

①低温可降低脑细胞代谢。体温下降1℃，基础代谢约降低7%，脑血流减少6.7%，颅内压和静脉压降低5.5%，脑容积减小4.1%，有利于改善脑水肿。缺氧减轻后，ATP的消耗率减小，乳酸血症的发展减慢，有利于改善微循环，防止DIC的发生，减轻脑缺氧性损害。

②低温可增加细胞内的镁离子，有利于稳定细胞膜及镁与钙离子竞争，从而减少钙离子进入细胞内，抑制血管平滑肌收缩，故低温可防止神经细胞的不可逆性损害。低温时配合使用镁离子，可使耐受缺氧时间增加3倍，有利于提高脑复苏率。

（2）脑降温方法

①尽早降温：心跳恢复较顺利者，于复跳后立即采取降温措施；若为顽固性室颤，心脏复跳不顺利者，应在抢救复跳过程中同时开始降温，尽量抢在脑水肿形成之前进行。一般缺氧性脑水肿于最初10多分钟开始，2~3小时达高峰，持续24~27小时。当然，这还因缺氧持续时间的长短而不同。

②以头部为主的选择性降温：方法是将头部置于特制的水槽中，再将冰袋或冰块放于头部周围，另外在颈动脉（两侧）表面放置冰袋。在头部降温的同时应辅以全身降温。

③低温深度：一般要求脑温降到28℃，肛温降至32℃，两者

相差2~4℃，大者可至5~8℃。临床与实验证明，此温度对呼吸循环影响较少，而脑代谢可明显降低。但如体温低而引起室颤和血压下降时，则只宜单独头部降温，体温可以适当稍高。

④降温持续时间：各方主张不一，有24~96小时、5~8天、16~21天不等。有学者认为持续时间应依据心脏停搏至复跳时间的长短、停跳后是否立即进行有效心脏按压和人工呼吸，以及复跳护脑治疗后脑功能恢复情况而定。

2.脱水疗法

脱水疗法是治疗脑水肿的重要措施，只要患者循环和肾功能良好，就必须及早进行，切不可等到脑水肿症状出现后才开始使用。

3.高压氧治疗

近年来证明心搏骤停复苏后脑的缺氧性损害用高压氧治疗有效，有条件的可以考虑使用。

（三）脑功能恢复的评估与判断

脑功能恢复的效果取决于抢救是否及时和方法是否正确。心搏骤停时间越短，效果越好，在骤停3~4分钟以内进行抢救，即使停跳时间稍长亦有恢复的可能，所以不应轻易放弃抢救。

脑功能恢复的效果可根据以下几点判断：

（1）基础生命特征（包括心率、血压、呼吸、基本反射）在20分钟内恢复者提示脑功能和循环恢复良好。

（2）自主呼吸恢复愈快，预后愈好。

（3）瞳孔对光反射活跃，角膜、吞咽和咳嗽反射灵敏者，预后好。

（4）出现痛觉者预后好。

为便于更好地理解和记忆，现将整个心肺脑复苏过程归纳于表6-2和表6-3。

表6-2 心肺脑复苏的分期步骤与措施

分期	步骤	措施	
		不使用特殊设备	使用设备的抢救
1.基本生命支持（BLS）-紧急供氧	保持气道的通畅和气管的吸引，清除异物	①头后仰：平卧位（抢救体位）、侧卧位（昏迷体位）②肺部通气③三项呼吸道通畅方法A：头后仰B：下颌上提C：口腔撑开④用手清除口腔和咽喉部异物，背部拍击法等	①咽部、喉部吸引②口鼻咽导气管③食管堵塞型人工导气管插入④气管内插管⑤环甲软骨间膜穿刺或切开术（高频呼吸机人工呼吸）⑥气管切开，纤维气管镜检查和吸引，气管痉挛扩张，胸腔引流
	人工呼吸及氧气	口对口（鼻）人工呼吸	口对口辅助器具人工呼吸（使用空气或氧气），球囊面罩或球囊-插管人工呼吸（使用空气或氧气，手控式氧气动力人工呼吸器、人工呼吸、机械人工呼吸机）
2.进一步生命支持（ALS）-自主循环恢复	循环支持及胸外心脏按压	止血、抗休克处理，检查脉搏，胸外心脏按压	机械胸外心脏按压，开胸心脏按压，抗休克裤
	药物与液体		开放静脉通路
	心电图记录（EKG）		心电图监护
	除颤		电除颤
3.复苏后生命支持（PLS）-脑复苏	评价		伤病因的判断，预后评价，估计可救治性
	智能		脑复苏
	重症监护		多脏器功能支持、全身管理，保持生命体征稳定

表6-3　心肺脑复苏术

第一期　基本生命支持－紧急供氧

如无知觉：

1.保持气道通畅

头后仰－颈部上提（无颈部损伤）

头后仰－下颏上提

双手托颌法（有颈部损伤）

如无呼吸：

2.人工呼吸

向肺内吹气2次，每次吹气超过1秒

口对口、口对鼻人工呼吸

口对面罩、面罩－气囊人工呼吸

继续保持头后仰

触摸颈动脉搏动

如搏动正常，持续人工呼吸（12次/分）

如无脉搏、无呼吸或喘息，瞳孔扩大和濒死状态：

3.循环支持

按压－通气比率为30：2。对于婴儿和儿童，双人CPR时可采用15：2的比率

胸外心脏按压频率为100~120次/分，胸骨下压5~6cm

持续心肺复苏操作，直到自主循环恢复

第二期进一步生命支持－直到自主循环恢复

不允许随便停止心肺复苏术

尽可能施行气管内插管

4.药物与输液

开通静脉输液通路，静脉内给药或输液

肾上腺素0.5~1mg静脉内注射，必要时可加大剂量

按需要使用碳酸氢钠和静脉输液

5.心电图（EKG）

监测有无心室颤动，有无心跳停止，有无心电机械分离或其他严重的心律失常

6.除颤

胸外除颤（直流电100~400Ws）

必要时重新除颤

利多卡因1~2mg/kg静注，必要时静脉滴入

假如仍无心跳：

重复第4项并给予钙剂和升压药，持续心肺复苏，直到脉搏稳定，血压恢复正常

第三期复苏后生命支持或长期生命支持－重点脑复苏
7.评估 判断和治疗致命的病因 判断救命的可能性
8.恢复智能，脑复苏 保持脑灌注压力，供氧，人工呼吸 试用特殊脑复苏措施（如硫喷妥钠）
9.重症监护 自主循环恢复和病人苏醒之后，缓解缺氧后脑病变的措施为：监护项目（中心静脉压、动脉压、留置导尿管、心电图等），保持正常血压，给氧或人工呼吸，输血，肌肉松弛，麻醉药物，输液，电解质，5%葡萄糖，营养和药物，监护颅内压，保持颅内压正常（使用高渗性利尿药），保持正常体温，人工呼吸过度换气[$PaCO_2$23.33~4.67kPa（2.5~35mmHg），PaO_2>13.3kPa（100mmHg），pH值7.3~7.6]，保持血清和胶体渗透压正常

五、毒蛇咬伤致心搏骤停的治疗

蛇咬伤中毒所致的心搏骤停，常见于血循毒类及混合毒类蛇毒中毒，而神经毒类毒蛇咬伤导致心搏骤停，往往是由于严重缺氧所致心搏骤停。毒蛇咬伤引起心搏骤停后，如迅速妥善抢救，有可能使已停止跳动的心脏排出血液，从而建立人工循环及人工呼吸，逐步恢复心跳与呼吸，把生命从临床死亡中抢救过来。这种急救称为心肺复苏。

心搏骤停时，全身血循环也突然停止，故亦称循环骤停，一般是由心脏本身受蛇毒直接毒性作用所致，当然也可能有些心搏骤停是由于毒蛇咬伤时剧痛或精神过度紧张而引起的。因蛇毒是异体蛋白，也可造成剧烈的过敏反应。因此，引起心搏骤停可以是单一的因素，也可以是综合的因素。

心脏停搏4~6分钟以上，中枢神经系统因缺氧过久而造成严重的往往是不可逆的损害，因此必须强调分秒必争地准确、有效抢救。

（一）临床诊断

1. 症状

有毒蛇咬伤中毒的病史，心搏骤停发生前，有的患者突然感到胸痛、心悸、眩晕、窒息等，有的突然喊叫或短暂呻吟，有的甚至来不及诉说即突然昏倒、抽搐，随即死亡。有的患者可反复出现上述症状，并逐渐加重，如未得到及时救治也可突然死亡。

心搏骤停时心电图表现有3种类型：①心室停搏，即心室完全丧失电活动，心电图上出现直线或仅有心房波；②心室颤动（或扑动），即心室肌呈不规则的颤动，心电图出现心室颤动波；③心电机械分离，心电图上虽有完整的QRS波群（常宽而畸形，频率较慢），但不产生有效的心肌机械性收缩，实际上是一种缓慢无效的心室自主心律，此时心脏听诊已听不到心音，周围动脉也摸不到脉搏。出现以上3种情况，心脏都丧失排血功能。

2. 体征

意识突然丧失，或在短暂抽搐之后出现昏迷。抽搐常为全身性，多发生在心搏骤停后的10秒内。

大动脉（颈动脉、股动脉）搏动消失，心音消失，血压测不出，呼吸突然停止。

呼吸与心跳哪种先停，取决于哪类蛇毒中毒。若是血循类或混合类蛇毒中毒则是心跳先骤停，20~30秒呼吸完全停止；若是神经毒类或混合毒类蛇毒中毒且以神经毒为主时，可导致呼吸肌先麻痹，呼吸骤停先发生，过2分钟左右才完全心搏骤停。

瞳孔散大，眼球固定，皮肤黏膜发绀，在心脏停跳后45~60秒时发生。

3. 实验室及其他检查

（1）微循环检查：微循环血流不畅Ⅲ级Ⅲ度，开始累及最小的毛细血管，至心搏骤停时较大的毛细血管都出现血流完全停止。

（2）心电图检查：若心搏骤停发生在心电监护时，则可能发现心电图有以下改变：

①频发室性早搏，每分钟在6次以上。

②室性上期提前出现在靠近T波或在T波上。

③多形性室性早搏。

④两次联发室性早搏或短阵室速。

血循毒类蛇毒中毒致心搏骤停时心电图可见室颤，神经毒类蛇毒中毒呼吸骤停后出现心搏骤停则可见到心电图直线。

（二）治疗

心搏骤停的复苏必须分秒必争，这是成功的关键。

1. 心肺脑复苏

基本生命支持最主要，只有分秒必争地建立人工循环，维持基本的生命活动才有进一步处理的可能。

2. 心血管系统功能监护

（1）心率与心律监护：床旁连续监护，胸前导联即模拟标准和V或Vo导联。监护目的：①发现过缓或过速的心率；②发现有致命可能的心律失常及先兆；③发现可能影响血流动力学的心律失常。

（2）指脉微循环：有助于识别心血管功能的早期障碍，鉴别微循环血流畅通程度及变化，从而判断预后，指导治疗用药。

（3）动脉压：无创伤性测压准确性差。动脉内插管直接测压不仅结果准确，还能连续测压和记录曲线，随时发现动脉压变化，但是创伤性测压均有一定并发症。

（4）中心静脉压：反映右心室充盈压、静脉张力和静脉容量，一般用中心静脉导管内测定，亦可经气囊漂浮导管检查时测定。

（5）气囊漂浮导管：监护右侧心腔内压力和心排出量。该技术简单、安全，结果可靠，监护项目有肺动脉楔压（PCWP）、肺动脉舒张末期压（PAEDP）、心功能曲线、心排出量（CO）、左室每搏做功指数（SWD）、心率、动脉压和周围动脉压力（SVP）。

（6）瞳孔变化、尿量变化等观察：连续记录24小时尿量，正常尿量>0.5mL/kg·h，如明显减少则说明血循环功能差。

3.心搏骤停的抢救

蛇毒中毒致心搏骤停的抢救原则是先救命，即尽快建立人工循环及人工呼吸，后解毒。在具体处理时应特别针对心室颤动及心室停顿（包括心室自节律）的紧急处理。方法如下：

（1）心室颤动的紧急处理：心电图确诊为心室颤动时，应立即进行体外非同步直流电除颤。临床上疑为心室颤动而未确诊者，为了争取时间，也可以给予"盲目"除颤，即使为心脏停顿，对病人亦无不利。体外除颤能量一般用300Ws，无效可加到360Ws，重复除颤，但重复次数越多要逐步将能量减少，否则易损心肌。心室颤动波过细者，可在除颤前先使用肾上腺素1mg静脉或气管内给药，同时用地塞米松2mg静脉注射。654-2可用10mg静脉注射，必要时加用5%碳酸氢钠50mL，可使颤动变粗，但必须坚持人工心脏按压再行除颤，这样易于成功。

若一时难得电除颤器，可试用药物除颤。在心脏按压的基础上，用利多卡因100~200mg加肾上腺素1mg静脉注入，亦可再加用654-2 10mg或阿托品1mg，注射时心脏按压不得间断。除颤成功后可用利多卡因静滴，如不稳定则在坚持除颤的情况下，大量使用专一性的抗蛇毒血清以利中和蛇毒，减少其对心肌的损害。

（2）如果是心搏骤停，表现为室性节律或完全停止跳动，心电图直线，则应采用有效的CPCR抢救技术，坚持到恢复为止。

（3）心搏骤停抢救必须与呼吸停止的抢救同步进行，只有保证良好的通气才易于恢复。

（4）蛇毒中毒致心搏骤停者，钙、钾应慎用。

（5）洋地黄类强心药应慎用。

第七章　毒蛇咬伤后遗症及并发症的治疗

毒蛇咬伤作为一种外伤急重症，不仅会导致患者局部组织出现肿胀、疼痛等症状，甚则还将引发溃疡、坏死及功能障碍等后遗症及并发症，严重危害患者身体健康。形成原因主要有以下几个方面：

1.蛇毒作用

毒蛇主要分为三大类，即血循毒性、神经毒性、混合毒性蛇，其蛇毒中含有丰富的酶，蛇毒中的透明质酸酶可以溶解细胞与纤维间质，破坏皮肤与肌肉的结缔组织完整性，使组织崩解，促使蛇毒从咬伤部位向周围迅速扩散和吸收。蛋白质水解酶和溶纤维蛋白酶可以损伤血管壁内皮细胞，增加管壁通透性，导致血浆外渗，组织水肿，局部肌肉坏死溃烂，甚至部分肌腱和骨组织溶解和液化。蛇毒的出血毒素在引起出血的同时，还可以产生肌坏死和组织坏死。蛇毒中的磷脂 A_2（PLA_2）亦有溶肌和引起组织水肿的作用，蛇毒的溶肌作用也是蛇毒的一种消化功能。

不仅如此，蛇毒的各种组分作用于机体后，可使机体释放出生理活性物质。蛇毒组分使机体释放的生理活性物质常见的有组胺、5-羟色胺、激肽、缓激肽反应物质等，它们除引起降压、毒害心脏、溶血、出血等之外，也可以发生组织水肿及肌肉溶解。另外，一些有神经作用的毒素也有溶肌作用。

很多蛇毒（包括神经毒、血循毒、酶等）可以对骨骼肌产生直接作用，如颤搐、收缩、去极化、降低兴奋性、产生坏死等，临床上除出现溃疡外，尚可表现为肌痛、感觉障碍及其他功能障碍症状。

2.变态反应

蛇毒含有多种药理学和生物学特性不同的毒性和非毒性蛋白质复合物，这种复合物是一类抗原，它可以刺激机体免疫系统使之发生免疫反应，可导致机体释放组胺、反应物质、嗜碱性粒细胞、趋化因子和血小板激活因子等生物活性物质，作用于全身及局部，产生局部肿胀、溃烂、血管阻塞、代谢障碍及全身症状。

3.感染因素

由于蛇毒在局部的破坏作用，机体防御机制受到损害，细菌邪毒可乘虚而入，并在局部大量繁殖，从而加重局部症状和全身症状。常见的并发症有金黄色葡萄球菌和链球菌、大肠杆菌等所致的化脓性感染，气性坏疽杆菌引起的气性坏疽等。

4.失治误治

蛇咬伤后没有及时扩创排毒可出现局部组织溃烂，没有及时应用有效的外治疗法可出现患肢肿胀剧烈，甚至引起坏死。此外，我们在临床上还发现数例五步蛇咬伤患者因为患肢结扎过久而坏疽，有的切开引流而流血不止，有的外用药应用不当而导致溃疡加重；亦有未及时换药，创口封闭过久而大面积溃疡坏死。

以上几个方面是蛇伤后遗症及并发症发生的主要因素，下面将常见几种后遗症及并发症分述如下。

一、干湿性坏疽

患肢干湿性坏疽是血循毒蛇咬伤的严重后遗症之一。它一旦形成，不仅威胁着患者的生命，而且有截肢或截指（趾）的可能，造成终身残疾。患肢干湿性坏疽的发生主要与蛇咬伤人体时放毒量较大有关。如五步蛇毒中精氨酸酯酶和蛋白酶的活力很高，后者具有凝血、出血和纤溶活性，致使咬伤肢体局部组织肿胀剧烈，出血严重，毛细血管和小血管栓塞、坏死，导致循环障碍，产生患肢坏疽。其次，因咬伤多在手足部，手足部解剖特点为纤维隔样结构，血管细小，局部受伤后肿胀严重，神经血管容易被压迫，使患肢循环障碍更加严重。

此外，与患肢结扎太久、太紧、处理不及时也有关系。在临床中我们发现，蛇伤致患肢坏疽者几乎皆有结扎太久、太紧、局部处理不及时的现象。因为患肢结扎既久又紧，导致了患肢血运受阻，血流缓慢，加上处理不及时，蛇毒停留局部时间延长，局部组织损害更加严重，促使患肢坏疽的发生率提高。

1.临床表现

早期症状主要是患肢剧痛难忍，应用普鲁卡因加地塞米松环封或套封，或杜冷丁肌肉注射，仅能达到短暂止痛作用。患者烦躁不安，患肢抬高或放低均感不适。早期体征为患肢温度下降、变冷，触觉麻木，继而迟钝；患肢压痛明显，肿胀剧烈，肢体布满水疱和血疱，尤以黑疱为多，常在短期内迅速增多或扩大。患肢指（趾）端颜色苍白或青紫。

晚期表现主要有两种情况，若为干性坏疽，患肢疼痛消失，全身中毒症状轻微，仅有低热、疲乏、全身不适感；若为湿性坏疽，患肢疼痛轻，全身中毒症状严重，出现严重毒血症或败血症，常常高热不退，神志昏迷，如不及时果断截肢，常死于中毒性休克。晚期体征为患肢冰冷，触觉消失，压痛消失，出现患肢坏疽。若为干性坏疽，坏疽的部分开始发黑、干燥、收缩、变硬，呈皮革样，与正常组织界限明显，有一股特殊臭味；若为湿性坏疽，坏疽部分开始肿胀，呈灰黑色，奇臭，并向近心端扩展，与正常组织界限不清，接近正常组织处压痛明显。

2.病因病机

火热邪毒壅滞局部，腐败肌肉，耗血动血，故可见患肢肿痛溃烂、皮下瘀斑、血疱等；邪毒内陷营血，毒攻脏腑，蒙蔽心包，则烦躁神昏；患肢局部紫暗，肿势反消，属蛇毒入里内陷之象。

3. 辨证治疗

清泄气营、凉血解毒，应用清营汤合五味消毒饮加减，常用药物有半边莲、七叶一枝花、金银花、连翘、黄芩、红花、赤芍、生地黄、牛膝、黄柏、当归、丹参、茯苓。烦渴甚者加知母、天花粉；热甚加蒲公英、虎杖；疼痛甚者加白芍、延胡索；湿重加薏苡仁、泽泻；病久不愈合者加黄芪。水煎服，每日1剂。

根据临床观察，蛇伤致患肢坏疽一旦形成是难以治愈的，早期坏疽转为晚期坏疽要经过5~12小时。因此，早期诊断、及时治疗是非常重要的。蛇伤后应密切观察患肢温度、感觉、疼痛、肿胀以及水疱、血疱等方面变化，出现上述早期坏疽症状和体征，早期坏疽诊断即可成立，立即应用复方丹参注射液（具有明显改善外周微循环障碍作用，表现为血液流速显著加快，毛细血管网开放显著增多，红细胞不同程度解聚，四肢指或趾血流量增加），常用量每日4~10支，以及低分子右旋糖酐，常用量为每日500~1000mL，静脉滴注；同时应用激素以降低血管通透性，抑制局部肿胀，间接地改善局部血液循环，常用量为地塞米松磷酸钠每次5~10mg或氢化考的松100~200mg，每4~6小时1次，静脉推注。

二、捻发音性蜂窝织炎

捻发音性蜂窝织炎是血循毒蛇伤后又一严重并发症，据不完全统计，发病率约为1%，它多由大肠杆菌、厌氧性杆菌和厌氧性链球菌等引起。

1. 临床表现

局部红肿，疼痛剧烈，压痛明显，触之有捻发音，病变区皮下组织肌肉呈进行性坏死，有恶性臭味，周围有浸润性水肿；全身症状明显，往往伴有高热寒战，脉搏快而弱，食欲减退，实验室检查有白细胞计数增高等。

临床上捻发音性蜂窝织炎易与气性坏疽相混淆，二者主要鉴别点是：前者发病较慢，疼痛逐渐开始，一般止痛剂可减轻其疼痛，病程进展较迟缓，全身中毒症状较轻，伤口周围呈一般炎症反应，最为突出者病区皮肤没有坏死，呈现红肿。后者发病突然，疼痛呈"胀裂样"，有极度割裂感和分离感，非一般止痛剂所能制止；病变区皮肤高度肿胀发亮，迅速转为紫铜色、暗红色，最后变为紫黑色，且很快出现坏死；伤口周围无化脓性感染的炎症性反应，无真正脓液，仅见淡棕色混浊的稀薄液体；全身中毒症状严重，可见脸色苍白，烦躁不安，大汗淋漓，呕吐呃逆，少尿贫血等；体温常达40~41℃，白细胞显著升高，后期可出现中毒性休克。二者确切的鉴别要点是伤口脓液涂片检查和细菌培养。

2.治疗

病变区皮肤广泛切开，进行有效对口引流；在病情允许情况下，在短期内清除坏死组织；使用大剂量广谱抗生素，有条件可做脓液细菌培养及药敏试验，然后选用高敏抗生素；应用3%双氧水封闭患肢上端健康组织，防止炎症扩散；伤口每日浸泡1：5000高锰酸钾溶液1~2次，每次15~20分钟，直到伤口痊愈为止。

本病中医辨证为火热邪毒壅滞局部，腐败肌肉，耗血动血，故见患肢肿痛溃烂。治以清热利湿、泻火解毒为法，方用四妙勇安汤合三妙散加减，常用药物有黄柏、苍术、川牛膝、玄参、金银花、当归、甘草、紫花地丁、车前子、茯苓、板蓝根等。

三、气性坏疽

气性坏疽杆菌是厌氧杆菌，由于蛇咬时与蛇毒同时入侵机体，或外用药中含有此类细菌。我们在临床上发现数例蛇伤合并气性坏疽的患者。

1.主要临床表现

除蛇伤局部肿胀症状外，患肢有沉着和局部包扎过紧感，以后出现"胀裂痛"，皮肤高度水肿，紧张发亮，按之凹下，红肿状如丹毒，以后出现水疱，并融合成大疱，皮肉溃烂，皮色紫黑，轻按患处有捻发音，重按患处有浅棕色混浊稀薄液体。后期腐肉大片状脱落，全身症状可伴高热、寒战、头痛、神昏谵语等。

2.治疗

气性坏疽是一种毒血症，一种极严重的特异性感染，应该严格隔离。采取中西医结合治疗，要求迅速准确。

（1）紧急手术：手术原则包括：①广泛多处的纵深切开，直达健康组织。②切除一切坏死组织，彻底清除异物。③使用大量的氧化剂（3%过氧化氢或1%高锰酸钾溶液）冲洗，湿敷伤口。④切开时不用止血带，不缝合切口。若伤肢损毁严重，动脉搏动消失，伴严重毒血症，可行高位环形开放式截肢术，术后可配合高压氧室治疗。

（2）抗毒素：用多价气性坏疽抗毒素，每次3~5万U肌肉或静脉注射，每日2~3次。用前需做皮内过敏试验。

（3）抗生素：早期大剂量使用青霉素（1000万U/d）和四环素（2~4g/d）或选用其他广谱抗生素，以减少化脓性细菌繁殖耗氧所致的缺氧环境。

（4）全身支持疗法：高蛋白、高热量、高维生素饮食，注意水与电解质平衡，给予止痛镇静剂，少量多次输血。

（5）中医治疗：局部治疗早期可敷玉露膏，一有坏腐现象宜早期切开，宜多处纵深切开，切除坏死组织用双氧水冲洗，外掺各半丹或七三丹。中医药治疗拟凉血活血、泻火解毒、清热利湿为法，方用水牛角地黄汤、黄连解毒汤、三妙散合七叶一枝花、半边莲等。

四、急性筋膜间隔综合征

血循毒蛇的血循毒素、磷脂酶 A_2、透明质酸酶和蛋白质水解酶等毒素成分引起血管损伤，血液失凝而导致受伤部位出血蔓延，出现皮肤血疱及组织坏死，尤其是筋膜腔内压增高，间隔内肌肉、神经血供受损，组织缺血缺氧等一系列病理改变。由于受伤局部血循环障碍，肌肉毛细血管的通透性进一步提高，大量血浆和液体渗入组织间隙，水肿加重，致使腔内压进一步升高，形成水肿－缺血－水肿－坏死等恶性循环，迅速形成毒蛇咬伤后急性筋膜间隔综合征（PSACS）。

1.早期诊断

早期诊断是提高PSACS治愈率的关键。然而PSACS早期诊断较困难，因其早期症状常与血循毒和混合毒类蛇咬伤之局部症状一并出现。Shoridan提出一个神经肌肉坏死的警戒点——运动减弱、肌肉收缩疼痛和神经支配区感觉障碍，这三个体征的任何一个在伤后出现，就应认为是PSACS的开始。以下几点有助于对蛇咬伤后PSACS的早期诊断：①凡有被五步蛇咬伤病史，尤其是伤口有绑扎患肢时间过久者。②伤肢进行性肿胀疼痛，水疱，血疱，瘀斑，或皮肤冰冷发硬，特别是间隔区触痛甚剧者。③受累神经分布区感觉异常、过敏或迟钝。④患肢脉搏相应减弱。⑤若真正脉搏消失，则为晚期PSACS。⑥测定筋膜间隙内组织压可提供定量的客观依据。

2.防治措施

防治PSACS的根本措施在于蛇咬伤后及早应用有针对性的抗蛇毒血清以中和血液中的游离毒素。伤口局部的早期正确处理亦可最大限度避免PSACS的产生。一旦确诊为PSACS，及早处理可降低致残死亡率。具体措施如下：

（1）正确使用结扎：被五步蛇或其他血循毒蛇咬伤后立即进行受伤肢体近心端结扎，能阻止蛇毒的扩散、吸收。但使用不当，如结扎太紧、过久可引起PSACS。为避免诱发或加重PSACS，必须注意以下几点：

①结扎物品：以橡皮止血带和质地柔软富有弹性的布带为优，切忌头发或细绳束缚。

②结扎部位：原则上应在肢（指或趾）的近心端，距伤口5~10cm处为宜。

③结扎的松紧度：以阻断静脉和淋巴回流为度。

④持续时间：一般在受伤后局部得到有效的排毒和应用抗蛇毒血清后解除结扎，最好不要超过2小时，否则可导致PSACS。

（2）甘露醇治疗：高渗甘露醇的作用机制并非单纯脱水作用，而是跨细胞膜和血管壁作用，将细胞内和血管外液体移至血管内，可促进血管外液向血管内移动，降低组织压，扩充血容量，改善微循环，对肾脏还有保护作用。因此，对肢体肿胀，张力增大，有可能发生PSACS的病例应用高渗甘露醇具有预防作用。对早期PSACS的病例能逆转病理过程，避免不必要的筋膜切开手术。对于需行筋膜切开术的病例合并应用甘露醇，同样具有一定的治疗价值。

中医药治疗拟泻火解毒、清热利湿为法，方用四妙勇安汤合萆薢渗湿汤加减，并可用青黛100g，赤小豆200g研末用蜂蜜调敷。

五、肢体功能障碍

蛇伤后肢体功能障碍分为永久性和暂时性两种。永久性肢体功能障碍多为截肢的残疾者，治疗的最好办法是装配义肢。暂时性肢体功能障碍指的是经过一段时间的治疗可完全或基本恢复正常功能者，下文予以重点介绍。

暂时性肢体功能障碍患者病损部位都在毒蛇咬伤患侧，由于蛇毒作用致患肢局部淋巴管、毛细血管通透性增加，血清样液体渗入组织，局部张力增加，微循环发生障碍，患肢肿胀不断加剧，导致神经末梢受到压迫；如果加上不适当处理或结扎时间过长，肿胀消退缓慢，往往加重患肢淋巴系统和神经末梢的损伤，影响患肢功能的恢复。常见有以下几种情况：

1.淋巴水肿

蛇伤后期由于蛇毒破坏淋巴管，或因代谢产物阻塞，以致淋巴回流障碍而患肢肿胀很久不能消减，影响功能活动。

（1）临床表现：开始可为凹陷性水肿，抬高患肢可使肿胀消退。随着纤维化的发生而肿胀变硬，使凹陷消失，类似象皮样变。

（2）治疗：可用前列地尔10μg加入生理盐水100mL中静脉滴注，丹参注射液10mL加入10%葡萄糖液500mL中滴注，或静滴低分子右旋糖酐，并可配合内服大黄䗪虫丸等。

中药拟行气活血、利水消肿为法，方选复元活血汤合三妙散加减，常用药物有柴胡、当归、红花、桃仁、川芎、瓜蒌根、丝瓜络、川牛膝、黄柏、苍术等。

还可用熏洗患肢的方法。蛇伤患肢肿胀与消退有一定规律，一般来说，被咬第一天肿胀最为迅速，发展最快，尔后逐渐减慢，肿胀蔓延可至咬伤后第三天，极少数延及第四天。消肿一般从第四天开始，至第九天肿胀基本消失。患肢肿胀如果消失缓慢，可以活血通络解毒的中草药如艾叶、地丁、虎杖、川芎、小茴香、千里光等煎汤熏洗患肢。中草药熏洗液起初温度较高，先熏患肢，待药液温度冷却至40℃左右，将患肢置于药液中浸洗，边洗边按摩，每日2次，5天为1个疗程。伤口感染等则不宜熏洗。上述中药经过煮沸熏洗患部，可增强局部血液循环，促进静脉及淋巴回流。配合中药熏洗产生的温热刺激，能进一步改善局部循环，促进引起肢体肿胀相关因子、炎症渗出物及代谢产物得以很快吸收，降低血管通透性，从而达到缩短肢体肿胀消退时间的效果。

2.感觉障碍

由神经毒蛇咬伤的患者，有的可因蛇毒与神经和肌肉接头处结合过久而肌肉松弛，如眼睑下垂不能恢复，肌张力下降，出现感觉障碍。有的因血循毒使组织破坏严重，患肢肿胀或消退缓慢，导致神经末梢受到压迫及损伤而有感觉障碍，主要表现为患肢麻木沉着或知觉不良等。

治疗可用丹参注射液静滴，具有活血通络的作用；应用能量合剂及多种维生素营养神经等；局部外搽解毒活血通络的中药配制的酊剂，以刺激其神经功能。中医药治疗拟益气活血、祛风通络为法，方选复元活血汤加全蝎、蜈蚣、防风、制首乌、僵蚕、蝉蜕等。

3.组织硬化，关节僵硬、挛缩

不少蛇伤后期可产生组织硬化、关节僵硬、挛缩等后遗症。这些症状的发生，可由于蛇毒变态反应引起淋巴因子释放，刺激纤维母细胞产生胶原而发生硬化、僵硬病变。

（1）临床表现：由于蛇毒及代谢产物使局部血管挛缩、阻塞，局部缺血、缺氧，代谢产物堆积而产生粘连、硬化、挛缩，导致严重的功能障碍。

（2）治疗：全身症状减轻，局部肿胀开始消退的第二天，即可鼓励病人作患肢伸屈活动或协助其被动运动。病情好转后，应循序渐进地加大活动范围。

可用前列地尔、丹参注射液或脉络宁注射液、蝮蛇抗栓酶、能量合剂、654-2针剂等静脉滴注，口服大黄䗪虫丸、血府逐瘀口服液等。

中药治疗以祛瘀活血、通利经脉为法，常用药物如制马钱子、葛根、枳壳、九香虫、土鳖虫、全蝎、蜈蚣、秦艽、五加皮、鸡血藤、莪术、茜草、伸筋草、丝瓜络、大活血、菝葜、水蛭等。

外治可用天仙子水调外敷，或野葡萄根以酒捣碎外敷，野荞麦根研末酒调外敷，八棱麻全草外敷等，以上均有一定疗效。

还可用海桐皮、鸡血藤、透骨草、伸筋草、艾叶、威灵仙、冬青叶、当归、苏木、红花、大黄等药物煎水熏洗患肢。中药经过煮沸通过皮肤渗透作用于关节，可使关节周围的血管扩张，增强血液循环，促进静脉及淋巴回流，促进关节液的分泌，加强关节内瘀血的吸收，可迅速有效地松解关节粘连，解除肌肉痉挛，迅速缓解患者的关节疼痛、肿胀、僵硬等临床症状。配合中药熏洗产生的温热刺激，能进一步改善局部循环，辅以手法，可进一步解除关节粘连，促进局部血液循环和关节功能恢复。

熏洗疗法也称药浴疗法，是利用药物煎水后趁热在皮肤或患处进行熏蒸、淋洗的治疗方法。具体操作方法是：根据熏洗部位安排患者舒适体位，暴露熏洗部位，将煎好的药物趁热倒入盆中，患者先将患处置于盆口上，上覆布单，以不使热气外泄。待药液不烫时，把患处浸于药液中洗浴。每次30分钟，每日2次，在熏洗过程中指导病人家属给患者做正确的功能锻炼。熏洗完毕后清洁局部皮肤，用干毛巾将患处拭干。熏洗过程中要注意熏洗温度适中，蒸汽熏的药温一般为50~70℃，老年人、儿童等反应较差者不宜超过50℃，并掌握好患部与盆桶的距离，以免烫伤患部。淋洗的温度宜35~40℃，但药液也不可过凉，过凉则起不到治疗作用。在伤口部位进行熏洗时，应按无菌技术进行操作。

还可进行理疗，红外线和短波等疗法可促进炎症渗出物的吸收，组织的软化。对粘连、挛缩较严重者，可以施行粘连松解手术治疗。

六、蛇伤坏死、溃疡

蛇伤伤口局部发生炎症反应，甚至组织坏死，是蛇毒中多种毒素作用的结果。局部组织细胞的严重损害与创口感染，局部组织溶解、坏死，易导致大小不等、深浅不一的溃疡，严重者累及骨质，经久不愈。如治疗不当，往往造成肢体畸形和残疾。这些毒素包括多种蛋白酶、透明质酸酶、出血毒素、心脏毒素和磷脂酶 A_2 等。

由于各类毒蛇蛇毒中所含细胞毒素成分与数量不同，导致组织坏死程度不一，治疗方法也有差异。据祁门蛇伤研究所统计，眼镜蛇咬伤不论其注毒量大小，局部坏死组织都会出现不同程度的溃烂坏死，发生率几乎是100%，最重的蔓延整个伤肢深达骨质，发生率为3.92%（2/51）；五步蛇咬伤局部组织溃烂坏死发生率为37.57%（192/511）；竹叶青咬伤局部组织溃烂坏死发生率为11.43%（8/70）~22.31%（197/883）；蝮蛇咬伤局部组织溃烂坏死发生率为31.52%（330/1047）；烙铁头咬伤局部组织溃烂坏死发生率为6.35%（4/63）；蝰蛇咬伤局部组织溃烂坏死发生率为32.48%（38/117）。

1.各类毒蛇咬伤导致局部组织坏死的特点

（1）血循毒类毒蛇：血循毒类毒蛇有烙铁头、竹叶青、蝰蛇和尖吻蝮蛇等，以后者咬伤伤口局部组织坏死最为严重，早期表现为各种组织变性坏死及急性出血性化脓性感染。

①皮肤及皮下组织改变：表皮先脱落形成浅表溃疡，继而真皮层明显增厚、坏死，皮下大量出血、水肿及嗜中性粒细胞；血

管壁肿胀变性，结构不清，有的血管内皮细胞肿胀，腔内有血栓形成。真皮深层的小动脉壁增厚，内皮细胞肿胀，细胞核向管腔内突出，胞浆成伪足样与内膜下相连，伪足间大部分空虚，部分有深红色无定形团块物质沉淀，PTAH染色证明为纤维素。中层平滑肌束分散，肌纤维间水肿致间隙加宽。皮肤中毛囊、皮脂腺及部分汗腺呈凝固性坏死，部分汗腺结构完整，汗腺外围有大量红细胞以及变形坏死的白细胞。

②血管及神经组织改变：血管壁全部呈凝固性坏死，腔内聚集大量结构完整的细胞，血管外围的脂肪组织中充满大量红细胞、白细胞及脓球；小动脉壁肌层肿胀变性，有大量的炎细胞浸润，腔内有附壁血栓，表现为坏死性血管炎及血栓性脉管炎。神经纤维切面呈节段性坏死，电镜示脊髓神经纤维变性，轴浆稀疏，不见神经细丝，呈粗细颗粒，髓鞘相对完好。

③肌肉组织变化：Homma1971年观察37种蛇毒对动物局部组织损伤的变化，并将肌肉坏死分为凝固型、溶解型和混合型三种，其中蝮亚科蛇毒引起肌肉坏死多为混合型。注射尖吻蝮蛇毒1分钟后，肌纤维即出现损伤变化，可见肌纤维断裂，肌纤维出现空泡和肌纤维扭曲；随着注毒时间延长，肌纤维损伤程度加重，损伤的范围亦扩大；同时肌原纤维间隙和肌束间隙亦扩大，血液流入间隙中。受损的肌纤维有的呈现粗细不等，有的断裂成片，肌膜亦有破裂，血液浸润肌纤维内。另一些受损的肌纤维内出现大小不等的空泡；肌原纤维失去正常的排列规则，出现紊乱形态，有的扭曲，有的聚集成粗绳状，亦有的肌原纤维断裂呈小节或颗粒状。注毒24小时后肌坏死区增大，肌纤维多崩解成碎片，肌组织疏松，间隙加宽，大量炎症细胞浸润在肌纤维内和肌纤维间及血管周围。

后期病变主要表现是在坏死组织附近有显著再生现象，如上皮组织再生，肉芽组织形成及横纹肌细胞再生。动脉血管有明显的血管内皮细胞增生（动脉内膜炎）及血栓机化、再通现象。此外，组织中出现大量的淋巴细胞及浆细胞浸润。

竹叶青蛇伤在注毒量较多或结扎不当情况下，也可导致局部组织坏死，但多局限于皮肤，少数累及皮下组织。烙铁头蛇伤发生局部组织坏死的情况大体上与竹叶青蛇伤相似，但发生率较之少得多。蝰蛇咬伤组织坏死程度比尖吻蝮蛇较轻。

（2）混合毒类毒蛇：混合毒类毒蛇有蝮蛇、眼镜蛇及眼镜王蛇等，由于眼镜王蛇咬伤较为罕见，且死亡率非常高，往往局部组织常未明显坏死，病人便已进入休克或死亡，因此局部组织坏死临床多见于蝮蛇及眼镜蛇咬伤，前者以血循毒为主，含神经毒很少，蝮蛇咬伤后约有1/5的病人表现为局部组织伤口出血不多，很快闭合变黑，周围皮肤迅速出现红肿。如治疗不及时和处理不当，变黑部分皮肤逐渐坏死，接着是皮下组织，少数病人累及肌层。周围红肿皮肤多数不坏死，但皮下组织往往很快溶解坏死，呈现隧道式坏死特点。

2.蛇伤局部组织坏死的外科治疗

蛇伤后，由于处理不及时或并发严重感染，或处理不当，或注毒量较大，往往造成局部大面积的组织坏死，最后形成慢性溃疡，经久不愈，甚至导致截肢、截趾（指），造成肢体畸形或残疾。因此，临床上应采取下列综合治疗措施，及时正确地予以诊治。

（1）抗生素的应用：局部组织坏死面积不大，全身感染中毒或继发症状轻者，青霉素和链霉素肌肉注射即可；若组织坏死面积大，全身感染或继发症状较重者，则需应用广谱抗生素静脉滴注或肌肉注射。局部还可以加用抗生素湿敷。有条件的可先做伤口细菌培养药敏试验，尔后再选用高敏抗生素。

（2）切开引流：眼镜蛇咬伤后，病人局部深层组织时有出现溶解坏死现象，当出现有波动感时，应及时予以切开引流，切开前先做诊断性穿刺，探查是否有稀薄的朱砂色样液体。切开后，先用双氧水，接着用生理盐水冲洗，后用雷佛奴尔纱布或攸锁纱布条填入伤口使坏死组织液向外引流，有利于坏死组织的脱出。尖吻蝮蛇、蝰蛇咬伤病人的肢体一般不宜切开，以免出血不止；若需切开引流，须待血液失凝控制后方可进行。

（3）清除坏死组织：蛇伤后，肢体局部组织若发生坏死，则应当给予适当的处理。如坏死限于皮肤组织，可逐步将坏死组织形成的痂皮剪除；若系尖吻蝮蛇、蝰蛇咬伤病人，剪除痂皮时不宜超越健康组织，肉芽创面用生理盐水或赤霉素药液（1∶25000）湿敷。如组织坏死较严重深达肌层或骨质，应在病情稳定或血液失凝控制后，尽快尽早进行对坏死组织的清除，方法如下：

①平卧位。

②按外科常规消毒铺无菌巾。

③一般用局部浸润麻醉，在手部切开可用神经干阻滞麻醉。

④一般情况下，最好能一次性地将已完全丧失生机的坏死组织清除干净，对尚存有部分生机但已变色的组织暂不切除。发黑的骨膜不必切除，临床实践中发现它能自行脱落，健康的骨膜能取代并修复之。

⑤清除坏死组织过程中，应注意切口方向要便于引流且不影响今后的肢体功能，避免损伤深部主要血管、神经和其他重要组织。

⑥术毕，创面均匀地填塞凡士林纱布，如有渗血则不必结扎

止血，只要填塞略紧些即可。凡士林纱布一般只填塞48小时，48小时后应拔除，按外科常规换药。

⑦安放消毒敷料，外加绷带加压包扎。术后要观察有无继续出血现象。此外，应加强支持疗法，增强机体抗病能力。

（4）生肌术：蛇毒有关成分造成组织溃疡，破坏了血管，使坏死组织在恢复过程中供血不足，使肌肉、皮肤再生障碍。因此，蛇伤的溃疡生肌，必须彻底清除蛇毒及坏死组织，即所谓"毒腐不去，新肉不生"。

一般来说，肌细胞再生需要具备3个条件——有足够的血液供应，有良好的神经支配，有完好的神经底板。因此，应注意改善蛇伤溃疡的微循环，一定的能量支持对肌肉的再生也非常重要。对此，需采取以下措施：

①早期伤口局部采用正确处理方法。

②伤口宜湿敷，保持湿润。

③蛇伤后期不宜外敷中草药，不宜采用对组织有腐蚀作用和对皮肤有刺激的药物外敷。大面积溃疡时，不能使用含汞的祛腐药，因其为汞制剂，容易引起吸收中毒。一般采用0.1%胰蛋白酶或0.2%雷佛奴尔溶液湿敷，并在严格无菌操作下清除腐烂组织，每天常规换药。

④三花一草煎：鱼腥草60g，槐花60g，野菊花60g，芙蓉花20g。煎汤趁热熏洗创面，凉后再洗涤，每日1~2次。

⑤冰龙散：龙芽草100g，冰片20g，制作细末。先用三花一草煎冲洗伤口，再外敷冰龙散适量，每日1次，适用于早期溃疡创面。

⑥银灰散：水银、响锡各60g，炉甘石150g，铅粉10g，轻粉30g，冰片15g，麝香1.5g，共研细末瓶贮。适用于溃疡脓腐未净，

创面黑灰者。直接将药末撒于溃疡创面，能提脓祛腐、促进新生。

中医治疗溃疡是根据上述原则实施的，如分别针对不同症状，应用解毒排毒、益气补血、活血化瘀、化滞通络等法。常用药物有党参、黄芪、白术、茯苓、当归、紫草、川芎、红花、厚朴、香附、广木香、砂仁、防风、白芷、金银花、连翘等。

中医外科更重视外用药生肌。配制外用生肌药，古人的原则是：①无皮不生肌，故应用象皮，也可用猪皮代替。②无血不生肌，应用蜂蜡。③应用血肉有情之品，如爪甲、毛发之类。④活血生肌应用乳香、没药、血竭、当归、紫草等。⑤解毒祛腐应用天花粉、连翘、轻粉、甘草等。⑥收敛生肌应用炉甘石、滴乳石等。生肌大致应遵守以上基本原则。

常用的生肌收口药有生肌散和八宝丹，为掺药；以及生肌玉红膏、红油膏和生肌白玉膏等。应用方法是：待蛇伤溃疡脓腐已尽之时应用，可将掺药直接掺创面，外用膏药盖贴；或将膏药均匀涂抹于消毒纱条上，敷贴于溃疡面。

（5）植皮疗法：植皮疗法是处理组织坏死的最后一环。组织坏死全部清除后，经过一段时间换药，肉芽则逐渐长满创面。如果创面不大，估计能自行生肌愈皮者，可不必植皮。对于创面较大，又凹凸不平，尤其蛇咬伤部位在手足部，组织坏死程度往往深浅不一，清除坏死组织后肉芽生长速度也不一，不应待肉芽全部长好才植皮，因先长出的肉芽久不植皮则变老化，老化后的肉芽植皮成活率低。有学者采用对比研究方法，1978年前对毒蛇咬伤引起肢体组织坏死面积大而需植皮者，均待创面所有肉芽长好、长平，肉芽呈红色后方植皮，作对照组；1978年后改用长好一部分、植皮一部分的办法作实验组。研究结果发现对照组创口全愈合平均时间32.3天，比实验组（21.65天）多10.65天，植皮次数多0.84次。临床实践证明，先长好的一部分肉芽虽只占整个创面的一部分，周围创面还有一些脓液或坏死组织，如果用营养液（生理盐水 100mL 中加入 VitB$_{12}$ 1mg、庆大霉素 8 万 U，现用现配制效果好）湿敷将要植皮的先长好的一部分肉芽，具有增强局部抵抗力的作用。

七、血清病

毒蛇咬伤是临床常见的急重疾患，对于毒蛇咬伤患者的治疗目前多采用中西医结合治疗，即西医常规治疗（抗蛇毒血清+抗炎等），配合中药外敷及内服等方式综合治疗。作为治疗毒蛇咬伤的特效解毒药物，抗蛇毒血清在可被使用的情况下是必用药物。抗蛇毒血清是蛇毒免疫马匹后，由马血浆精制而成，对于人体是一种异种动物免疫血清，它的作用是特异性地结合蛇毒，使之失去毒性，清除毒素以起到治疗作用。

毒蛇咬伤患者早期接受精制抗蛇毒血清治疗后，体内毒素得以中和，各种症状趋向好转，但有少部分患者约治疗 1 周时出现血清病症状。血清病是由于注射动物血清后并发的一种过敏性疾病，是一种典型的 Ⅲ 型变态反应。它主要表现为形态不一的皮疹、瘙痒、发热、淋巴结肿大、关节红肿酸痛等，严重者可出现胸闷不适、头昏、喉头水肿、呼吸困难、过敏性休克等，甚至危及生命。

抗蛇毒血清一方面给患者特异性抗体，以中和体内的蛇毒，另一方面又是一种对人体有抗原性的异种血清蛋白，当其进入人体后，可以刺激机体产生相应的抗体，如 IgG、IgM 等，并且进入血液中，与体内余留的异种血清蛋白相遇结合，形成可溶性免疫复合物，并沉积于小血管壁、关节滑膜及其他组织间隙，继而激活补体系统，生成血管活性物质、中性粒细胞趋化因子等，造成局部充血与水肿；中性粒细胞的浸润和溶酶体内蛋白分解酶的释放，导致组织的炎症与损伤，表现出血清病的各种临床症状。抗蝮蛇蛇毒血清注入人体产生抗体形成可溶性免疫复合物的时间约需1周，这与患者接受血清治疗1周左右出现血清病症状相吻合。

1. 病因病机

多因患者禀赋不耐，风热、湿热之邪侵袭腠理肌肤，浸淫血脉，内不得疏泄，外不得透达；或火毒炽盛，燔灼营血，外伤皮肤，内攻脏腑所致。

2. 治疗

（1）中医治疗：根据中医辨证，血清病属药毒，禀赋不耐，药毒内侵，风热湿毒之邪蕴积肌肤所致。毒蛇咬伤属风火二毒侵入，风者善行数变，火者生风动血、耗伤阴津，故治当祛风清热、解毒凉血、消肿止痛。常用药物有白花蛇舌草、半边莲、荆芥、防风、牛蒡子、蝉蜕、苍术、苦参、知母、石膏、当归、生地黄、徐长卿、生甘草等。湿热重者可加萆薢、车前草等；热重者加玄参、天花粉等；痒甚加白鲜皮、刺蒺藜等。

（2）西医治疗

①抗过敏治疗：地塞米松针10~30mg或甲基强的松龙针80~160mg静滴，连用3~5天，后逐渐减量；5%硫代硫酸钠溶液10~20mL、10%葡萄糖酸钙10~20mL加入点滴中静滴，每天1次，连用5天。氯雷他定片或扑尔敏片口服。

②选用广谱抗生素防治继发感染。

③对症治疗：有发热者予复方氨基比林2mL肌注。关节疼痛明显者口服新癀片，或外擦布洛芬软膏、双氯芬酸钠塞肛等。转氨酶升高者可予复方甘草酸苷静滴护肝降酶。注意维持电解质平衡，亦可用能量合剂及补充维生素等。

④若出现过敏性休克应立即行抗休克治疗，采用皮下注射肾上腺素、多巴胺针静滴升压等。

⑤外治法：可给予炉甘石洗剂每日3次涂搽止痒，用前应充分摇匀。

早期、足量应用糖皮质激素地塞米松等静脉滴注，可抑制巨噬细胞对抗原的摄取以及处理，从而减少可溶性免疫复合物的形成。同时应用H_2受体拮抗剂抗组胺药氯雷他定口服可抗变态反应，能有效降低血清病的发生率。

第八章 特色治疗

毒蛇咬伤是我国南方广大地区危害性极高的常见病，尤其是被剧毒蛇咬伤起病急骤，发展凶险。蛇毒是一种毒蛋白，含有多种有毒成分，如神经毒、血循毒、混合毒及各种毒酶等。蛇毒经受伤的局部扩散并吸收而产生严重的全身症状。蛇毒对机体局部的损害，轻则功能障碍，重则溃烂坏疽而致肢体伤残。若处理用药不当，或救治不及时，可直接危及患者的生命，或留有残疾，所以治疗毒蛇咬伤不仅要抢救生命，还要高度重视保护肢体的完整及功能，及时有效地进行抢救、处理对病情转归和预后有着重大的意义。喻文球教授在长期的医疗实践中提出治疗本病的首要宗旨是"内外并治，排毒解毒，断毒消肿"，有其鲜明的治疗特色，现总结如下：

一、717解毒合剂

根据毒蛇咬伤的毒理、病理和症状，中医学把毒蛇咬伤分为风毒型、火毒型、风火毒型。毒蛇咬伤人体后，风、火二毒乘隙入侵，壅滞局部使经络闭阻，毒瘀互结患部致肿胀、疼痛、溃烂；风性善行数变，可闭阻经络，易深中脏腑；火性生风动血、耗津伤阴；风毒偏盛，每多化火，火毒炽盛，极易生风，风火相煽，使邪毒鸱张，邪毒内陷，内传营血可耗血动血，于是有溶血、出血症；火毒炽盛最易伤阴，阴伤而热毒炽盛，热极生风，可出现烦躁、抽搐；邪陷厥阴，毒入心包，可发生邪毒蒙闭心包的闭证，或邪热耗伤心阳的脱证。

故本病辨证治疗以清热解毒、凉血息风为法。717解毒合剂是喻文球教授多年临床工作总结的经验方，由七叶一枝花、半边莲、金银花、野菊花、黄连、黄柏、紫花地丁、蒲公英、防风、蝉蜕、白芷、车前草、生大黄13味药物组成。方中七叶一枝花在《本草纲目》中记载"蛇虫之毒，得此治即休，故又名蚤休"，本品苦辛寒、有毒，功能清热解毒；半边莲气味辛平，无毒，可清热解毒、利尿消肿，《本草纲目》云："治蛇虺伤，捣汁饮，以滓围涂之。"二者是治蛇伤、解蛇毒必用专药。金银花、野菊花、蒲公英、紫花地丁、黄连、黄柏为五味消毒饮和黄连解毒汤加减化裁而来，功能清热泻火、凉血解毒；蝉蜕、防风、白芷能祛风解毒、通络止痉以对抗神经毒；防风中所含的佛手柑内酯、花椒毒素、异欧前胡素乙对兔回肠具有明显的解痉作用；白芷在《本草纲目》中明确指出能治"蛇伤，刀箭金创"。"治蛇不泄，蛇毒内结""二便不通，蛇毒内攻"，故用车前草、生大黄通利二便，排毒外出。

风性善行数变，邪毒闭肺可致胸廓运动障碍、呼吸困难，可加瓜蒌、法半夏，合方中之黄连为小陷胸汤，以开郁宽胸散结。火毒伤肾致尿少、尿闭、蛋白尿、血尿时，加琥珀、白茅根、益母草、赤小豆、丝瓜子、海金沙等以护肾、利尿、排毒。风火毒邪客入营血、耗血动血时加清营汤、水牛角地黄汤、安宫牛黄丸等以清营凉血解毒。

毒蛇咬伤是一种全身性的中毒性疾病，尽管风毒、火毒、风火毒的毒理和病理不同，但其基本病因仍然是蛇毒，因此辨证施治的核心是解毒和排毒。解毒属外科的内消法，是调动机体内部解毒功能来消除毒素。然而我们人体内消解毒功能是有限的，大量的毒素必须排泄出去，以此来帮助减轻内消的负担，避免蛇毒对人体的危害，所以治疗上必须把解毒和利尿通便排毒结合起来。古人总结出了"治蛇不泄，蛇毒内结；二便不通，蛇毒内攻"的名言警句，说明排毒法不仅可辨证使用，大多数情况下可以通用于蛇伤全过程，只不过在应用排毒药之峻猛还是和缓以及排毒药剂量大小等方面有所不同。

综上所述，717解毒合剂制方思想正是抓住了解毒和排毒两点，根据风火邪毒的偏重，临床上或侧重祛风，或侧重泻火，或二者同用，予以灵活论治。

二、青木香解毒汤

蛇毒神经毒中医名为风毒，是因为神经毒可阻断神经–肌肉接头，引起全身横纹肌的弛缓型麻痹，或可终致周围性呼吸衰竭，这与中医中风的风邪中络相似，故将蛇毒神经毒命名为风毒。

《金匮要略·中风历节病脉证并治》论中风说："风邪在于络，肌肤不仁；邪在于经，即重不胜；邪入于脑，即不识人；邪入于脏，舌即难言，口吐涎。"尤怡的《金匮要略心典》中将中经络与中脏腑区别点立为神志的清与不清。李中梓将中脏腑分为闭、脱二证。学习《金匮要略》有关中风分中经、中络、中腑、中脏的理论，结合尤怡和李中梓的论述，给我们研究蛇毒的风毒成分侵入人体的病理及传变提供了理论基础。

风毒入侵，闭阻经络，可导致肌肉失去气血濡养，如闭阻颜面经络，则见眼睑下垂、张口困难等；闭阻头颈太阳经络，则有项强不适；闭阻胸腹经络，则呼吸肌麻痹、胸廓运动障碍，导致外周性呼吸困难乃至呼吸衰竭；闭阻胃肠道经络，则产生肠麻痹、腹胀；痹阻四肢经络，则表现为肢体沉重、活动不利。风毒深传脏腑，蒙蔽神窍，气血逆乱，可见神昏烦躁、唇红口干、不省人事；诸阴经皆连舌本，脏气厥不至舌下，故伸舌困难；肺气闭则见呼吸气促，甚或张口抬肩；肾气闭则二便不司，故尿少便结；若风毒痰火炽盛，耗灼阴精，阴竭阳亡，则出现精去而神脱之汗出肢冷、气微息弱、瞳散面苍、脉微欲绝等危急重候。临床应注意的是在风毒中脏腑产生闭、脱证方面，闭证可以骤然而起，而脱证则需由闭证转化而来，故出现风毒闭证应采取有力措施，防止脱证的出现。

风毒闭阻经络，治疗应以驱风、活血、通络为主，解除风邪对经络的瘀阻，才能兴奋诸运动性肌群。喻文球教授独创青木香解毒汤治疗风毒蛇咬伤，疗效显著。组方：青木香10g，半边莲15g，七叶一枝花15g，防风10g，僵蚕10g，蜈蚣2条，五灵脂10g，川芎10g，法夏6g，瓜蒌10g，川连10g，制马钱子1.2g。24小时之内煎服2剂，取汁1500~2000mL，开始每小时服药100mL，连服6次后改每小时服药50mL，不能口服者可用胃管点滴。

青木香古有开眼药之称，《唐本草》曰："味辛苦，冷，有毒。主积聚。诸毒热肿、蛇毒，水摩为泥封之，日三四，疗疔肿大效。"药理研究认为本品可能是通过使神经毒的毒性降解，或阻止蛇毒对靶细胞的作用，以恢复神经与肌肉的运动功能，故其不仅可扩瞳，也可扩口、扩胸；七叶一枝花、半边莲功能清热解毒，是清解蛇毒的专药，现代药理研究显示其可降低蛇毒的活性，并可调动网状内皮系统的吞噬和解毒功能；防风、僵蚕、蜈蚣可祛风、解毒、通络，因神经毒相当于中医的风毒，故方中以此祛风解痉来对抗风毒；川芎、五灵脂可行气活血祛瘀，此谓"治风先治血，血行风自灭"；法半夏、瓜蒌、川连为小陷胸汤，功效宽胸开结，可兴奋外周呼吸，改善外周呼吸麻痹，从而恢复胸廓运动；制马钱子性寒、有毒，其主要成分为士的宁碱，能兴奋脊神经和骨骼肌，可对抗神经毒对靶细胞的作用。全方针对风毒蛇咬伤的毒理病理选药，对风毒蛇咬伤同时具有解毒和抗毒两个方面的综合作用，故屡获神效。

在我院尚未引进抗银环蛇毒血清时，治疗银环蛇咬伤主要是采取内服中药青木香解毒汤及静脉点滴激素的方法，并针对不同的并发症对症治疗。我们曾做过一个临床观察，随机抽取1984~1985年间我院银环蛇咬伤住院病历15例，其中男性11例，女性4例。年龄最大65岁，最小8岁。咬伤时间均在24小时以上，其中24小时5例，30小时5例，36小时3例，40小时2例。15例患者均有瞳孔缩小，眼睑下垂，张口伸舌困难，颈强，胸廓运动障碍或呼吸麻痹及其他并发症。15例银环蛇咬伤患者经口服青木香解毒汤等综合治疗后，其神经毒症状一般在治疗1小时即有改善，其中改善较快的是瞳孔缩小和张口困难，改善较慢的是眼睑下垂和颈强，胸廓运动障碍一般在5~6小时之后有明显改善。

三、箍毒拔毒灸疗法

明代陈实功《外科正宗》曰："凡疮初起，惟除项之以上，余皆并用火灸……盖艾火拔引郁毒，透通疮窍，使内毒有路而外发，诚为疮科首节第一法也，贵在乎早灸为佳。"《医宗金鉴·外科心法要诀》记载有黄蜡灸法，治痈疽用湿面粉作围四周，中心置黄蜡施灸。以面粉作围一方面可防止蜡熔化四溢，更主要是用于箍围束毒。中医外科中的箍围药外敷亦是箍毒束毒，避免邪毒扩散，从而围而消灭之。中医外科讲疮肿的"护场"系疮周围的红晕性炎性保护圈，此护场亦有防止邪毒扩散的作用。灸法在中医外科应用历史悠久，箍毒拔毒灸就是在上述理论基础上创立的，其作用如下：

1.拔引瘀毒

蛇毒入侵人体，壅滞局部，使经络闭阻，气血凝滞，瘀滞成毒，毒瘀互结患部致肿胀、疼痛。应用艾灸可把瘀毒拔除，避免化成热毒导致外而溃腐肌肤、内而攻陷脏腑。

2.透通疮窍

毒蛇咬伤所致的毒瘀互结瘀滞于皮肉之中、血脉之上，即皮肤腠理之间，导致此处毛窍阻塞，营卫运行瘀滞。通过局部的艾灸疗法，以其热力宣通毛窍（即疮窍），使邪毒从疮窍拔出，从表而解。

3.使内毒有路而外发

内毒有两层意义，其一是指局部皮肉之内之毒，其二是指体内功能失调蕴化之毒。在病变局部施灸，不仅可以把肌肤腠理之毒邪拔出，也可以通过经络的通道把脏腑内蕴的邪毒（内毒）拔出来，所以灸法越早应用越好。

箍毒灸即在肿胀及病变的周围先行环形施灸，此为整体箍毒灸。若肿胀及炎症病变较大，可行分割环形箍毒灸。其灸至皮肤微红，即形成"护场"。

综上所述，箍毒拔毒灸具有拔引郁毒、透通疮窍、使内毒有路而外发的奇特功效，故本法治疗毒蛇咬伤疗效确切。

具体操作方法：先在蛇伤肿胀、青紫、疼痛的患部四周施以环形箍毒灸，目的是使邪毒箍束在咬伤局部；再数次由外而内以此做向心性环形走向的箍毒灸至病变中心；然后用明火艾条由低至高数次拔毒灸引毒外出，以宣通毒滞、畅行营卫、拔毒于外。

本法多用于毒蛇咬伤的早期，施灸时按灸法规则认真操作，避免对皮肤的烧灼伤害。颈项、头面部不宜施灸。

四、隔蒜灸疗法

《肘后备急方·卷七》有云："一切蛇毒，急灸疮三五壮，则众毒不能行。"《外科理例》曰："治毒者必用隔蒜灸。"喻文球教授在长期的临床工作实践中观察总结发现，隔蒜艾灸用于毒蛇咬伤早期治疗可以有效破坏蛇毒，明显改善局部症状，减轻患者的病痛，提高治愈率。

具体做法：将0.3cm厚的独头蒜片（用针刺数孔）平置于咬伤

处或创口，其上置圆锥形艾炷（炷高1.5cm，炷底直径约1cm，炷重0.2g，燃烧约5分钟），点燃灸之，每日灸2次，每次灸3~5壮，连续治疗3天。

毒蛇咬伤早期局部处理非常重要，局部处理得当则局部症状及全身中毒症状轻微，反之则重笃。局部破坏蛇毒及阻止蛇毒吸收，是防止和减少蛇毒对人体产生中毒性损害的关键。艾灸可"散其毒，移重就轻，转深于浅"，具有宣通毒滞、畅行营卫、拔毒于外的作用，可改善毒瘀互结，终止其化热生风、走窜四注的病理变化，即通过灸法调动全身及局部免疫功能，使网状内皮系统等加强解毒抗毒的作用；其温热效应还可使蛇毒毒蛋白受热凝固变性，从而有效地破坏蛇毒，使其失去毒力，故可"令众毒不能行"；现代研究表明艾灸还可引起大脑皮质抑制性物质的扩散，降低神经系统的兴奋性，具有镇静、镇痛的作用；大蒜辛温性散，有消肿化结、拔毒止痛之功。将蒜和艾结合起来施灸，既能避免直接施灸分寸掌握不好容易起疱留疤，又可以二者协同发挥作用，故疗效显著。

本灸法主要适用于蝮蛇咬伤早期（6小时内）（颈项头面部位除外），银环蛇、金环蛇、眼镜蛇咬伤早期（6小时内）也可参考使用。若在施灸过程中局部灸起水疱，则可在常规消毒下用针头吸尽疱内的液体，外涂万花油或湿润烧伤膏。对蝮蛇咬伤时间超过24小时，或伴有心、肝、肾功能损害者不宜使用，本灸法禁用于五步蛇咬伤患者。

五、九味消肿拔毒散箍围疗法

箍围疗法是使用具有截毒、束毒、拔毒作用的箍围药物敷贴，从而起到清热消肿、散瘀定痛、温经化痰等作用的一种外治方法。将药粉和液体调制成糊剂，具有箍集围聚、收束疮毒的作用，从而促使肿疡初起轻的可以消散，即使毒已结聚，也能促使疮形缩小，趋于局限，达到早日成脓和破溃的目的；即使在破溃后余肿未消者，也可用它来消肿，截其余毒。

本疗法古称"帖法""帖熁""围药"，早在唐代孙思邈《备急千金要方》中就对本疗法有翔实的记载："凡用药贴法，皆当疮头处，其药开孔，令泄热气……凡痈，无问大小，亦（已）觉，即取胶（膏）如手掌大，暖水浸令软纳纳然，称大小，当头上开一孔如钱孔大，贴肿上令相当，须臾干急。若未有脓者，即定不长；已作脓者，当自出。若以锋针当孔上刺至脓，大好。至瘥，乃洗去胶。"该书中还列举了许多确有疗效的箍围验方。宋代《太平圣惠方》则专篇论述"治痈肿贴熁诸方"，并将其具体操作方法、换药方法及其寒温贴熁辨治方等作了全面的介绍。清代吴尚先《理瀹骈文》称："其功用，一是拔，一是截。凡病所聚结之处，拔之则病自出，无深入内陷之患；病所经由之处，已截之则邪自断，无妄行传变之虞。"徐大椿在《医学源流论》则强调："外科之法，最重外治；而外治之中，尤重围药。"喻文球教授在临床上根据上述理论创立了九味消肿拔毒散，醋调外敷用于毒蛇咬伤的治疗。

毒蛇主要分为三大类——血循毒性、神经毒性、混合毒性蛇，蛇毒含有丰富的酶，其中蛋白质水解酶可损伤血管壁内皮细胞，增加管壁通透性，导致血浆外渗，组织水肿，局部肌肉坏死，甚至深部组织溃烂；而透明质酸酶则能溶解细胞与纤维间质，破坏结缔组织的完整性，促使蛇毒从咬伤部位向周围迅速扩散和吸收，临床表现可见伤口有刺痛及麻木感，局部压痛明显，患肢稍活动则疼痛加剧，伤口周围有明显肿胀，并向整个伤肢蔓延。少数严重者可蔓延至同侧的胸、腹部。伤口附近皮肤可出现程度不同的瘀斑及水疱、血疱，少数病人亦可有局部组织坏死现象。蛇毒引起局部损伤的这些症状，为风火二毒蕴积局部、气血瘀滞、毒瘀互结所致。风火二毒及瘀毒扩窜入营血，则不仅出现局部的肿胀、溃烂、疼痛、坏疽之证候，甚则出现蛇毒内攻脏腑之全身症状。因此，迅速有效地消肿止痛能防止局部肿痛、溃疡的发生，以此来减轻患者的痛苦，外敷药箍围治疗是迅速改善毒蛇咬伤局部肿痛症状的重要治疗手段。喻文球教授根据蛇毒的风毒、火毒、风火毒的病机特点，选用具有解毒抗毒、清热驱风、化瘀活血、消肿止痛作用的中药组成九味消肿拔毒散，醋调外搽蛇伤患部，收效显著。

九味消肿拔毒散由七叶一枝花30g，雄黄、明矾、五灵脂、天南星、川芎各8g，以及黄柏、白芷、芒硝各10g，共9种药物共研细末而成。七叶一枝花苦辛寒、有毒，功能清热解毒，是治蛇伤、解蛇毒的专药，《本草纲目》说："蛇虫之毒，得此治即休，故又名蚤休。"雄黄辛苦温，有毒，可燥湿祛风、杀虫解毒，《本草纲目》中记载："雄黄，乃治疮杀毒要药也。"明矾酸涩寒，有毒，亦能清热解毒、燥湿杀虫。雄黄、明矾为古方二味拔毒散，具有抗毒、拔毒外出的功用，上述三药均为君药。白芷辛温，能行气散血、祛风除湿，《本草纲目》明确指出本药能治"蛇伤，刀箭金创"；天南星苦辛温，有毒，《本草纲目》论本品"味辛而麻，故能治风散血；气温而燥，故能胜湿除痰；性紧而毒，故能攻积拔肿"；芒硝辛苦咸寒，可清热散瘀、软坚消肿；黄柏苦温，能清热燥湿泻火，用于疮疡肿毒，诸药驱风泻火解毒，共为臣药。川芎功能行气开郁、祛风燥湿、活血止痛，《本草正》曰："川芎，其性善散，气中之血药……破瘀血，解结气，逐疼痛，排脓消肿，逐血通经。"五灵脂功能行血止痛，二者共为佐药，行气活血祛瘀，气血畅行则毒瘀自化。芒硝、明矾还能加强外用药的渗透，可使药物直达病所。全方共奏解毒抗毒、驱风泻火、化湿祛瘀、消肿止痛之效。醋调后敷于咬伤患部，起到箍围药箍束蛇毒的作用，使蛇毒束于局部而不得扩散。

根据患者病情性质与病变阶段，箍围药可选择各种液状赋形剂调配，以增强其药效作用。我们这里采用的是醋调敷，亦可增强箍围药解毒祛瘀软坚的作用。

本疗法的指导思想是抓住了毒蛇咬伤局部症状的病机——毒、瘀、肿、痛，在治疗上重视局部的解毒化瘀、消肿止痛的综合治疗，把消散局部症状与破坏蛇毒、抗毒、拔毒等有机融合起来，故可迅速而有效地改善局部症状，恢复患肢功能，缩短病程，我们已广泛应用于临床。

具体做法：患处洗净擦干，将九味消肿拔毒散和醋调和至干湿适中的药糊，敷贴于肿痛的患肢。敷药时应超过肿胀的范围，不要敷在疮面上。调配箍围药时要注意掌握好药物的干湿程度，以既不至于流淌，又不至于脱落为适宜。敷贴之后患处应保持湿润，使其药力持续作用于患处。敷药过程中观察局部皮肤有无过敏，发现皮肤过敏应立即停止外敷，并用水洗净。局部皮肤有感染渗出者禁用此法。

六、熏洗疗法

熏洗疗法，也称药浴疗法，是利用药物煎水后趁热在皮肤或患处进行熏蒸、淋洗的治疗方法。一般先用药液蒸气熏，待药液温时再淋洗。中药熏洗疗法是一种古老而有效的治疗方法，又称"淋拓""淋渫"等，既可治标又可治本。早在《黄帝内经》中就有记载："其有邪者，渍形以为汗。"本疗法是借助药力和热力，通过皮肤、黏膜作用于机体，具有温热和药理双重效应，直接作用于患处，从而达到预防和治疗疾病的目的。因所用药物不同，具有疏通腠理、行气活血、清热解毒、消肿止痛、祛风除湿、杀虫止痒等作用。本疗法可分为局部熏洗和全身熏洗两种。

毒蛇咬伤是夏秋季节比较常见的一种灾害性疾病，起病急骤，发展凶险。当毒蛇咬伤人体后，风火邪毒壅滞局部则肿痛，同时导致患肢局部淋巴管、毛细血管通透性增加，血清样液体渗入组织，局部张力增加，微循环发生障碍，患肢肿胀不断加剧导致神经末梢受到压迫。如果加上不适当处理或结扎时间过长则肿胀消退缓慢，这也往往加重患肢淋巴系统和神经末梢的损伤，影响患肢功能的恢复。蛇毒及代谢产物还可使局部血管痉挛、阻塞，局部缺血缺氧，代谢产物堆积而产生粘连、硬化、挛缩，导致严重的功能障碍。如果仅靠内服活血通络中药和功能锻炼，在短时间内往往达不到理想的效果，喻文球教授采用中药熏洗疗法配合手法治疗毒蛇咬伤后肢体肿痛不退、关节屈伸不利等症，效果明显。

中药熏洗方如下：海桐皮、鸡血藤、透骨草、伸筋草、艾叶各30g，威灵仙、冬青叶各20g，当归、苏木、红花、大黄各15g。毒蛇咬伤人体后，风火邪毒壅滞局部，不通则肿则痛；经络痹阻则见患肢关节僵硬、屈伸不利等。方中大黄、冬青叶清热解毒、凉血活血；海桐皮、伸筋草祛风除湿通经络；透骨草、威灵仙祛风除湿止痹痛；当归、红花、苏木活血化瘀止痛；鸡血藤、艾叶舒筋活络、温经通络，整个组方具有通经活络、活血化瘀、消肿止痛的作用。

上述中药经过煮沸通过皮肤渗透作用于关节，可使关节周围的血管扩张，增强血液循环，促进静脉及淋巴回流，促进关节液的分泌，加强关节内瘀血的吸收，可迅速有效地松解关节粘连，解除肌肉痉挛，迅速缓解患者的关节疼痛、肿胀、僵硬等临床症状。配合中药熏洗产生的温热刺激，能有效改善局部循环，促进引起肢体肿胀相关因子、炎症渗出物及代谢产物得以很快吸收，降低血管通透性，从而达到缩短肢体肿胀消退时间的效果。辅以手法可进一步解除关节粘连，促进局部血液循环和关节功能恢复。

中药加熏洗二者融为一体，药力由皮至内，由筋至骨，层层入里，故见效迅速，使关节功能显著改善和恢复，同时又缩短了疗程，对临床治疗蛇伤后肢体功能障碍有积极意义。

具体操作方法：根据熏洗部位安排患者舒适体位，暴露熏洗部位，将煎好的药物趁热倒入盆中，患者先将患处置于盆口上，上覆布单以不使热气外泄；待药液不烫时，把患处浸于药液中洗浴。每次30分钟，每日2次。在熏洗过程中指导病人家属给患者做正确的功能锻炼。熏洗完毕后清洁局部皮肤，用干毛巾将患处拭干。熏洗过程中要注意熏洗温度适中，蒸汽熏的药温一般为50℃~70℃，老年人、儿童等反应较差者不宜超过50℃，并掌握好患部与盆桶的距离，以免烫伤患部。淋洗的温度宜35℃~40℃，但药液也不可过凉，过凉起不到治疗作用。在伤口部位进行熏洗时，应按无菌技术进行操作。

七、拔罐疗法

拔罐疗法是一种以罐为工具，利用燃烧、挤压等方法排除罐内空气而造成负压，使罐吸附于体表特定部位（患处、穴位），产生广泛刺激，形成局部充血或瘀血现象，从而达到防病治病、强壮身体效果的一种治疗方法。它又名"火罐气""吸筒疗法"，古称"角法"。

关于拔火罐治疗疾病最早的文字记载，见于公元281~361年间晋代医学家葛洪著的《肘后备急方》，该书记载用挖空的兽角来吸拔脓疮的外治方法。后来，牛角筒逐渐被竹罐、陶罐、玻璃罐所代替，治病范围也从早期的外科痈肿扩大到风湿痛、腰背肌肉劳损、头痛、哮喘、腹痛、外伤瘀血、一般风湿感冒及一切酸痛诸证。唐代王焘著的《外台秘要》也曾介绍使用竹筒火罐来治病，如"取三指大青竹筒，长寸半，一头留节，无节头削令薄似剑，煮此筒子数沸，及热出筒，笼墨点处按之，良久，以刀弹破所角处，又煮筒子重角之，当出黄白赤水，次有脓出，亦有虫出者，数数如此角之，令恶物出尽，乃即除，当目明身轻也。"喻文球教授在临床上善用此法治疗毒蛇咬伤。

毒蛇咬伤人体后，蛇毒中的细胞毒素、毒性蛋白酶类、磷脂酶A等分子不仅损伤血管内皮细胞，而且刺激组织释放出组织胺、5-羟色胺、缓激肽等物质，在这些物质的共同作用下，机体组织的淋巴液、局部代谢产物的渗出液聚集，血管通透性进一步增加，也加速蛇毒在组织之间的扩散和吸收，随之而来的全身症状也逐渐加重。对于肿胀引起局部循环障碍，一方面是药物不能发挥最大的效价，另一方面是导致局部组织变性坏死形成溃疡，甚至肢体残疾。而拔罐疗法恰恰符合"病势所趋，因势利导"的治疗原则，拔罐的目的在于阻止毒素迅速扩散并排出体外，利用拔罐负压抽吸作用吸出伤口内之毒素，可以消肿止痛，重要的是减少毒素吸收，减轻蛇毒对身体的侵害。

具体操作方法：患者采取舒适的体位，取坐位或卧位，患侧肢体处于平放位置。根据伤口的情况，选择大小适宜的拔罐器具，先在抽吸前充分清洗毒蛇咬伤处伤口，避免在切开引流时将伤口外的毒素带进体内；然后根据伤口肿胀程度及伤口处牙痕排列情况，在伤口处再作"一"或"十"字形切开，确保每个牙痕伤口都作切开；再置拔罐治疗仪罐口于伤口上轻轻压紧再进行抽吸，形成负压使伤口处皮肤被吸起，这时候在伤口上就会渗出血液、淋巴液、毒液；然后将流出的液体擦拭后再重新拔罐，反复进行，拔罐前应仔细检查罐口是否光滑，罐体有无裂痕，以免中途罐体破裂、漏气。在切开引流、拔罐治疗前，我们态度要和蔼，耐心向患者讲解切开引流及拔罐疗法的步骤、方法，缓解患者的恐惧情绪。使用拔罐治疗要根据病人致伤时间、肿胀程度和体质而定，可以反复使用。

八、解毒愈疡生肌术

蛇伤性溃疡是毒蛇咬伤的严重并发症，它主要在火毒类蛇咬伤后出现，多见于眼镜蛇及五步蛇咬伤。中医认为，血循毒素和混合毒素均为火毒，火毒内侵，生风动血，灼伤脉络，气血壅聚，热盛肉腐，发为溃疡，正如《灵枢·痈疽》所曰："大热不止，热胜则肉腐，肉腐则为脓。"据研究统计，眼镜蛇咬伤不论其注毒量大小，患部都会出现不同程度的溃烂坏死，发生率几乎是100%，严重的可蔓延整个伤肢深达骨质。西医学认为蛇伤性溃疡形成原因是蛇毒中的血循毒素、卵磷脂酶A、透明质酸酶、蛋白水解酶等进入人体后，对组织产生了严重损害，表现为局部血管内皮细胞肿胀，血管壁发生坏死，血管内血栓形成。由于局部组织高度肿胀，压力增高，微循环障碍，加之伤肢绑扎时间较长或不恰当的加压包扎等原因造成局部循环障碍，组织缺氧缺血而导致溃疡。表现为各种变性组织的坏死及化脓性感染，最终形成溃疡。由于创面经久不愈，终日脓水淋漓，轻者影响患肢功能，重者可导致肢体残疾。被毒蛇咬伤的患者在进行有效的解毒治疗之后，蛇伤性溃疡是临床医生面临的棘手问题。促进溃疡早日愈合、恢复患肢功能是蛇伤治疗的一个重要内容。

解毒愈疡膏是喻文球教授经验方，组方包括象皮粉、全当归、乳香、没药、紫草、血竭、蜂蜡、黄柏、白芷、炉甘石、轻粉、珍珠粉、芝麻油。将全当归、乳香、没药、紫草、黄柏、白芷、炉甘石等浸于芝麻油中三五天后，室温下加热沸腾，改文火熬至其中一味中药白芷呈焦黄色后加入蜂蜡熔化，过滤去渣，在过滤后的药液凝固前将碾碎成粉末状的血竭及象皮粉、珍珠粉等加入搅拌均匀，过3小时左右即成紫红色油膏，将油膏置于阴凉干燥处过夜，去火毒后即得本品。方中黄柏、白芷、轻粉燥湿止痛、解毒祛腐；象皮为血肉有情之品，其中含有丰富的蛋白质、氨基酸、脂肪、胶质及无机盐，具有敛疮、祛腐、生肌之功效，古人有云"无皮不生肌"；全当归中含有的阿魏酸有抑制血小板凝集作用，含有的维生素B_{12}及叶酸类物质有抗恶性贫血的作用，并含有钾、钠、镁、钙、铁、锌等微量元素及10余种氨基酸，取其补血活血的作用；炉甘石主含碳酸锌及少量铁、镁、钙等，具有收湿、止痒、敛疮和中和皮肤酸性分泌物的作用，并能抑制局部葡萄球菌的生长；珍珠粉除湿收敛、祛腐生肌，适用于溃疡久不收口；血竭味甘咸，性平，其所含血竭素、血竭红素、去甲血竭素、去甲血竭红素以及黄烷醇等成分可化瘀止痛、生肌敛疮，血竭素与血竭红素对金黄色葡萄球菌、白色念珠菌、包皮垢分支杆菌均有抑制作用；蜂蜡味甘，性微温，可收涩敛疮、生肌止痛；麻油和蜂蜡两者本身具有润肤生肌的作用，将其融为一体，以此给溃疡面创造湿润的环境。紫草、乳香、没药凉血活血、祛瘀生肌，活血化瘀药物大都具有扩张血管、改善微循环的作用，可以促进组织修复，加速创面的愈合。诸药合用，使本品具有抗菌消炎、清热解毒、镇痛止血、养血活血、敛疮收湿、祛腐生肌之功效。

具体操作如下：患处疮面做常规消毒，切开引流，清除坏死组织，待蛇伤溃疡脓腐已尽后应用解毒愈疮膏平摊于消毒纱块上，根据疮面大小、形状和深度，在纱块上涂成与疮面形状大小一致、厚度约1mm的膏药，然后将其紧密贴在疮面上。每日换药1次，创面渗出较多者可增加换药1次。

喻文球教授主张蛇伤溃疡的生肌治疗必须彻底清除蛇毒及坏死组织，即所谓"毒腐不去，新肉不生"。本品为油性制剂，渗透性强，容易被组织吸收，外敷持续性覆盖疮面后可通过渗透作用不间断地发挥药物效用。本品可使溃疡面始终处于湿润状态，并保持疮面在一个符合生理需要的湿润环境内再生修复；而持续保持疮面湿润，还可保护新生肉芽颗粒，避免或减少疮面愈合过程中的继发性损伤，有利于肉芽组织的生长和疮面再生修复。本品在加速疮面修复愈合的同时，还可加速坏死组织的液化分离，阻止正常组织的进行性坏死。由于加速了坏死组织的脱落，疮面处于生理环境中，肉芽组织与外界形成了一道天然防护墙，使得组织中菌群不易失调，从而控制或减少了由疮面感染而引起败血症的机会。

临床观察发现，使用解毒愈疡膏外敷后疮面渗出较多，但并无异臭味，体温和血象均正常，且肉芽红活，新肉生长良好，这也符合中医"煨脓长肉"理论。疮面敷以解毒愈疡膏后用纱布覆盖，不粘连，疼痛轻，也可消除患者的紧张心理，增加舒适感，使患者易于接受治疗。应用本品治疗蛇伤溃疡，愈合后皮肤松软平整，弹性好，较少发生挛缩畸形。

第九章　毒蛇咬伤常用中草药

喻文球教授擅用中草药治疗毒蛇咬伤。治疗毒蛇咬伤的中草药很多，常分为内服、外敷两种，部分中草药既可以内服，又可以外敷。现将喻文球教授治疗蛇咬伤常用的中草药介绍如下：

1.**半边莲**（图9-1）

【别名】蛇利草、半边菊、金菊草。

【性味功效】味甘，性平；利水，消肿，解毒。

【主治】黄疸，水肿，鼓胀，泄泻，痢疾，蛇伤，疔疮，肿毒，湿疹，癣疾，跌仆扭伤肿痛。

2.**半枝莲**（图9-2）

【别名】紫连草、并头草、半向花。

【性味功效】味辛、苦，性寒；清热解毒，散瘀止血，利尿消肿。

【主治】疔疮肿毒，咽喉肿痛，蛇伤，跌仆伤痛，水肿，黄疸。

3.**一见喜**（图9-3）

【别名】穿心莲、四方草、苦胆草。

【性味功效】味苦，性寒；清热解毒，凉血，消肿。

【主治】感冒发热，咽喉肿痛，口舌生疮，顿咳劳嗽，泄泻痢疾，热淋涩痛，痈肿疮疡，蛇伤。

4.**一枝黄花**（图9-4）

【别名】野黄菊、黄柴胡、金柴胡。

【性味功效】味辛、苦，性凉，有毒；疏风清热，消肿解毒。

【主治】风热感冒，咽喉肿痛，痈肿疔毒，跌打损伤，蛇伤，黄疸，小儿惊风。

5.二宝花（图9-5）

【别名】金银花、银花、双花、二花。

【性味功效】味甘，性寒；清热解毒。

【主治】痈肿疔疮，蛇伤，喉痹，丹毒，热毒血痢，风热感冒，温病发热。

6.一种三苗（图9-6）

【别名】琴叶榕、奶汁树、下乳草、三蛇。

【性味功效】味辛、微涩，性温；行气活血，祛风利湿，清热解毒。

【主治】月经不调，乳汁不通，跌仆损伤，腰腿疼痛，蛇伤；外用治乳腺炎。

7.两面针（图9-7）

【别名】入地金牛、红倒钩簕、两背针、双面针、双面刺。

【性味功效】味苦、辛，性平，有小毒；行气止痛，活血化瘀，祛风通络。

【主治】跌打损伤，风湿痹痛，胃痛，牙痛，蛇伤；外治汤火烫伤。

8.三颗针（图9-8）

【别名】钢针刺、刺黄连。

【性味功效】味微苦，性寒；清热燥湿，泻火解毒。

【主治】湿热痢，腹泻，黄疸，湿疹，疮疡，蛇伤，口疮，目赤，咽痛。

9.三角针（图9-9）

【别名】犁头刺、河白草、猫爪刺、蛇牙草。

【性味功效】味酸，性凉；清热解毒，利尿消肿。

【主治】上呼吸道感染，气管炎，百日咳，急性扁桃体炎，肠炎，痢疾，肾炎水肿；外用治带状疱疹，湿疹，痈疖肿毒，蛇伤。

10.三叉剑（图9-10）

【别名】鹅掌金星草、三角风、双凤尾草、七星箭、三叉风。

【性味功效】味苦，性凉；清热凉血，利尿解毒。

【主治】伤寒热病，烦渴，惊风，扁桃体炎，细菌性痢疾，慢性肝炎，血淋，便血，痈肿疔疮，蛇伤。

11.四大天王（图9-11）

【别名】大叶及己、四大金刚、四块瓦。

【性味功效】味辛，性温，有毒；祛风除湿，活血散瘀，解毒。

【主治】风湿痹痛，肢体麻木，风寒咳嗽，跌仆损伤，疮肿及蛇伤。

12.四方消（图9-12）

【别名】四方青、四棱草、山练草、青鱼胆、四方麻。

【性味功效】味苦，性寒；清热解毒，消肿止痛。

【主治】流行性腮腺炎，咽喉炎，肠炎，痢疾，淋巴结结核；外用治皮肤湿疹，烧烫伤，痈疖疔疮，跌仆损伤，蛇伤。

13.四叶对（图9-13）

【别名】蒻草、土细辛、银线草、四对草。

【性味功效】味辛、苦，性平，有毒；祛风活血，解毒消肿。

【主治】风湿痹痛，跌仆损伤，疮疖癣疥，蛇伤。

14.六棱菊（图9-14）

【别名】百草王、六耳铃、四棱锋、六达草、四方艾、三面风。

【性味功效】味苦、辛，性微温；祛风利湿，活血解毒。

【主治】风湿关节炎，闭经，肾炎水肿；外用治痈疖肿毒，跌打损伤，烧烫伤，蛇伤，皮肤湿疹。

15.五爪龙（图9-15）

【别名】山里七、爬墙风、五爪风、藤五加、青龙藤、五叶壁藤、五盘藤。

【性味功效】味辛，性温；祛风除湿，散瘀通络，解毒消肿。

【主治】风湿痹痛，腰肌劳损，四肢麻木，跌仆瘀肿，骨折，痈肿，蛇伤。

16.六月雪（图9-16）

【别名】白马骨、满天星、天星木、路边荆。

【性味功效】味淡、微辛，性凉；疏风解表，清热利湿，舒筋活络。

【主治】感冒，咳嗽，牙痛，急性扁桃体炎，咽喉炎，急慢性肝炎，肠炎，痢疾，小儿疳积，高血压头痛，偏头痛，风湿性关节痛，蛇伤。

17.六月冻（图9-17）

【别名】满山香、知时木、追风散、凉粉叶、土常山、小青树。

【性味功效】味苦、微辛，性寒；清热解毒。

【主治】疟疾，泄泻，痢疾，醉酒头痛，痈肿，疔疮，丹毒，蛇虫咬伤，创伤出血。

18.七叶一枝花（图9-18）

【别名】重楼、蚤休、草河车、白河车、枝花头、海螺七。

【性味功效】味苦，性寒，有小毒；清热解毒，消肿止痛。

【主治】流行性乙型脑炎，胃痛，阑尾炎，淋巴结结核，扁桃体炎，腮腺炎，乳腺炎，毒蛇、毒虫咬伤，疮疡肿毒。

19.七层楼（图9-19）

【别名】牛尾菜、土春根、马尾伸筋、金刚豆藤、草菝葜。

【性味功效】味甘、苦，性平；祛风活络，祛痰止咳。

【主治】风湿性关节炎，筋骨疼痛，跌仆损伤，蛇伤，腰肌劳损，支气管炎，咳嗽咯血。

20.八角莲（图9-20）

【别名】一把伞、独叶一枝花、独脚莲、八角七。

【性味功效】味甘、苦，性凉，有小毒；清热解毒，活血化瘀。

【主治】蛇伤，跌仆损伤；外用治虫蛇咬伤，痈疮疖肿，淋巴结炎，腮腺炎，乳腺癌。

21.八棱麻（图9-21）

【别名】水麻、水苎麻、大接骨、大糯叶。

【性味功效】味微苦、辛，性温；祛风除湿，通络止痛。

【主治】风湿痹痛，跌仆损伤，蛇伤。

22.九里光（图9-22）

【别名】千里光、金钗草、黄花草、箭草、木莲草、千家药。

【性味功效】味苦、辛，性寒；清热解毒，明目退翳，杀虫止痒。

【主治】目赤肿痛翳障，痈肿疖毒，丹毒，湿疹，干湿癣疮，滴虫性阴道炎，烧烫伤，蛇伤。

23.九牛子（图9-23）

【别名】九子羊、地栗子、野凉薯、金线吊葫芦。

【性味功效】味甘、微苦，性平；清热解毒，化痰止咳。

【主治】百日咳，感冒咳嗽，咽喉肿痛；外用治蛇伤，疮疡肿毒。

24.九头狮子草（图9-24）

【别名】狮子草、小疙瘩、四棱草、血剑草小铁牛。

【性味功效】味辛、苦，性微温；祛风利湿，活血通经，解毒消肿。

【主治】风湿骨痛，黄疸，痛经，经闭，崩漏，瘰疬，梅毒，疮疡，风疹，疥癞，跌仆损伤，狂犬咬伤、蛇伤。

25. 十大功劳（图9-25）

【别名】黄天竹、土黄柏、刺黄柏、刺黄芩、木黄连。

【性味功效】味苦，性寒；滋阴，清热，解毒。

【主治】细菌性痢疾，急性肠胃炎，肺结核，支气管炎，咽喉肿痛；外用治眼结膜炎，痈疖肿毒，烧烫伤，蛇伤。

26. 十里香（图9-26）

【别名】鸡山香、香白芷、土白芷、天木香、隔山香、岩鹰爪。

【性味功效】味辛、微苦，性平；疏风清热，祛痰止咳，消肿止痛。

【主治】感冒，咳嗽，头痛，腹痛，痢疾，风湿痹痛，跌仆伤肿，疮痈，蛇伤。

27. 百节藕（图9-27）

【别名】百节藕、水槟榔、三叶白、鸡台草、塘边藕。

【性味功效】味辛，性温；消风散寒，祛湿止痛，拔毒。

【主治】脚气，腰部疼痛，足跟疼痛，皮肤湿毒，阴疽结毒，蛇伤。

28. 千年棕（图9-28）

【别名】白根、地螺丝、连及草、羊角七、君球子、一兜棕。

【性味功效】味苦、甘、涩，性寒；收敛止血，消肿生肌。

【主治】咳血吐血，外伤出血，疮疡肿毒，蛇伤，皮肤皲裂，肺结核咳血，溃疡病出血。

29. 百两金（图9-29）

【别名】八爪龙、山豆根、开喉箭、铁雨伞、真珠凉伞、珍珠伞。

【性味功效】味苦、辛，性凉；清热利咽，祛痰利湿，活血解毒。

【主治】咽喉肿痛，咳嗽咯痰不畅，湿热黄疸，小便淋痛，风湿痹痛，跌仆损伤，疔疮，无名肿毒，蛇伤。

30. 千金藤（图9-30）

【别名】金线钓乌龟、野桃草、合钹草、金丝荷叶、天膏药。

【性味功效】味苦、辛，性寒；清热解毒，祛风止痛，利水消肿。

【主治】咽喉肿痛，痈肿疮疖，蛇伤，风湿痹痛，胃痛，脚气水肿。

31. **万年青**（图9-31）

【别名】斩蛇剑、冬不凋草、铁扁担、九节连。

【性味功效】味苦、微甘，性寒，有小毒；清热解毒，强心利尿。

【主治】白喉，咽喉肿痛，细菌性痢疾，风湿性心脏病；外用治跌仆损伤，蛇伤，烧烫伤，乳腺炎，痈疖肿毒。

32. **万世竹**（图9-32）

【别名】飞来鹤、隔山消、羊角藤、土白薇、山步虎。

【性味功效】味甘、微苦，性平，有小毒；健胃消积，解毒消肿。

【主治】食积腹痛，胃痛，小儿疳积，痢疾；外用治蛇伤，疔疮。

33. **万年松**（图9-33）

【别名】美丽石松、万年青。

【性味功效】味辛，性温；活络祛瘀，透疹解毒。

【主治】跌仆损伤，无名肿毒，蛇伤，麻疹不透。

34.鼠牙半支（图9-34）

【别名】佛甲草、指甲草、铁指甲、尖叶石指甲。

【性味功效】味甘、淡，性凉；清热解毒，消肿止血。

【主治】用于咽喉炎，肝炎，胰腺癌；外用治烧烫伤，外伤出血，带状疱疹，疮疡肿毒，蛇伤。

35.虎杖（图9-35）

【别名】花斑竹、酸筒杆、斑杖根、黄地榆。

【性味功效】味微苦，性微寒；利湿退黄，清热解毒，散瘀止痛，止咳化痰。

【主治】湿热黄疸，淋浊，带下，风湿痹痛，痈肿疮毒，水火烫伤，蛇伤，经闭，癥瘕，跌仆损伤，肺热咳嗽。

36.虎刺（图9-36）

【别名】刺虎、伏牛花、绣花针。

【性味功效】味苦、甘，性平；祛风利湿，活血消肿。

【主治】痛风，风湿痹痛，痰饮咳嗽，肺痈，水肿，痞块，黄疸，妇女经闭，小儿疳积，荨麻疹，跌打损伤，蛇伤。

37.虎耳草（图9-37）

【别名】石荷叶、金线吊芙蓉、老虎耳、金丝荷叶、耳朵红。

【性味功效】味微苦、辛，性寒，有小毒；祛风清热，凉血解毒。

【主治】风疹，湿疹，中耳炎，丹毒，咳嗽吐血，蛇伤，肺痈，崩漏，痔疾。

38.兔儿伞（图9-38）

【别名】小鬼伞、铁灯台、龙头七。

【性味功效】味苦、辛，性温，有毒；祛风除湿，解毒活血，消肿止痛。

【主治】风湿麻木，关节疼痛，痈疽疮肿，跌仆损伤，蛇伤。

39.**龙葵**（图9-39）

【别名】野辣虎、石海椒、野伞子、灯笼草、野茄秧、飞天龙、天茄菜。

【性味功效】味苦、性寒，有小毒；清热解毒，活血消肿。

【主治】疔疮，痈肿，丹毒，跌仆扭伤，慢性咳嗽痰喘，水肿，癌肿。龙葵根苦、微甘、寒，常用于痢疾，淋浊，带下病，跌仆损伤，蛇伤。

40.**蛇莓**（图9-40）

【别名】蛇泡草、龙吐珠、蛇盘草、九龙草、血疔草。

【性味功效】味甘、苦，性寒；清热解毒，凉血消肿。

【主治】热病，惊痫，咳嗽，吐血，咽喉肿痛，痢疾，痈肿，疔疮，蛇虫咬伤，烧烫伤。

41.**蛇地钱**（图9-41）

【别名】地皮斑、石皮斑、云斑、一团云。

【性味功效】味微甘、辛，性寒；消肿止痛，清热解毒。

【主治】痈疮肿毒，烧烫伤，毒蛇咬伤，骨折损伤。

42.**蛇玉米**（图9-42）

【别名】南星、白南星、山苞米、蛇苞谷、山棒子。

【性味功效】味苦、辛，性温，有毒；燥湿化痰，祛风止痉，散结消肿。

【主治】顽痰咳嗽，风痰眩晕，中风痰壅，口眼歪斜，半身不遂，癫痫，惊风，破伤风；生用外治痈肿，蛇虫咬伤。

43.**蛇舌草**（图9-43）

【别名】羊须草、蛇总管、白花蛇舌草。

【性味功效】味甘、苦，性寒；清热解毒，消痈散结，利尿除湿。

【主治】肠痈，肺痈，疮疖肿痛，毒蛇咬伤。肠痈、肺痈之轻证单用有效。疮疖肿痛单用或与蒲公英、紫花地丁用同。蛇伤（如青竹蛇咬伤）可用本品酒煎服，亦可外敷。

44.马鞭草（图9-44）

【别名】燕尾草、马鞭梢、蜻蜓草。

【性味功效】味苦，性凉；清热解毒，活血散瘀，利水消肿。

【主治】外感发热，湿热黄疸，水肿，痢疾，疟疾，白喉，喉痹，淋病，经闭，癥瘕，痈肿疮毒，蛇伤，牙疳。

45.马齿苋（图9-45）

【别名】马苋、五行草、长命菜、五方草、马齿菜。

【性味功效】味酸，性寒；清热解毒，凉血止血。

【主治】热痢脓血，热淋，带下病，痈肿恶疮，蛇伤，丹毒。

46.羊蹄（图9-46）

【别名】土大黄、牛舌头、野菠菜、羊蹄叶、羊皮叶子。

【性味功效】味苦、酸，性寒，有小毒；凉血止血，通便，解毒杀虫。

【主治】大便秘结，淋浊，黄疸，吐血，肠风，秃疮，蛇伤。

47.羊乳（图9-47）

【别名】奶参、山海螺、白蟒肉、狗头参、乳薯。

【性味功效】味甘、辛，性平；补血通乳，清热解毒，消肿排脓。

【主治】肺痈，乳痈，肠痈，肿毒，瘰疬，喉蛾，乳少，白带，病后体虚、乳汁不足，痈肿疮毒，蛇伤，乳腺炎。

48.鸭跖草（图9-48）

【别名】碧竹子、翠蝴蝶、淡竹叶。

【性味功效】味甘、微苦，性寒；清热解毒，利尿。

【主治】水肿，脚气，小便不利，感冒，丹毒，腮腺炎，黄疸，热痢，疟疾，鼻衄，尿血，血崩，白带，咽喉肿痛，痈疽疔疮，蛇伤。

49.**鹅不食草**（图9-49）

【别名】食胡荽、鹅不食、天胡荽。

【性味功效】味辛，性温；发散风寒，通鼻窍，止咳。

【主治】风寒头痛，咳嗽痰多，鼻塞不通，鼻渊流涕，蛇伤。

50.**鱼腥草**（图9-50）

【别名】狗心草、折耳根、狗点耳。

【性味功效】味辛，性微温；清热解毒，利尿消肿。

【主治】肺炎，热痢，疟疾，水肿，淋病，白带，痈肿，蛇伤，痔疮，脱肛，湿疹，秃疮，疥癣。

51.**鸟不踏**（图9-51）

【别名】鸟不宿。

【性味功效】味苦、辛，性平；祛风利湿，散瘀解毒。

【主治】跌仆损伤，风湿痹痛，湿热黄疸，淋浊，水肿，痢疾，白带，胃脘痛，头痛，咽喉肿痛，乳痈，无名肿毒，蛇伤，瘰疬。

52.**蜂斗菜**（图9-52）

【别名】蛇头草、南瓜三七、野南瓜、野金瓜头、蜂斗叶、网丝皮。

【性味功效】味苦、辛，性凉；清热解毒，散瘀消肿。

【主治】咽喉肿痛，痈肿疔毒，蛇伤，跌打损伤。

53.**毛腹水草**（图9-53）

【别名】仙人搭桥、两头拿、两头生根、钓鱼竿、爬岩红。

【性味功效】味苦，性寒，有小毒；行瘀逐水，解毒消肿。

【主治】蛇伤，无名肿毒。

54.**王瓜**（图9-54）

【别名】无。

【性味功效】味苦，性寒；清热生津，消瘀通乳。

【主治】消渴，黄疸，噎膈反胃，经闭，乳汁不通，痈肿，蛇伤，慢性咽喉炎。

55. 徐长卿（图9-55）

【别名】寮刁竹、逍遥竹、千云竹。

【性味功效】味辛，性温；祛风止痛，解毒消肿，温经通络。

【主治】蛇伤，风湿骨痛，心胃气痛，跌打肿痛，带状疱疹，肝硬化腹水，月经不调，痛经。

56. 丁萝卜（图9-56）

【别名】小山萝卜、苦丁、灰地菜、叉头草。

【性味功效】味苦，性寒；清热解毒，祛风湿，活血。

【主治】疔疮痈肿，咽喉肿痛，乳痈，疥癣，痔疮，蛇伤，风湿痹痛，跌仆损伤。

57. 黄药子（图9-57）

【别名】黄药、黄独、金线吊虾蟆、黄狗头、黄独子。

【性味功效】味苦、辛、咸，性凉，有小毒；化痰散结，凉血止血。

【主治】甲状腺肿大，淋巴结结核，咽喉肿痛，吐血，咯血，百日咳，癌肿；外用治疮疖，蛇伤。

58. 白英（图9-58）

【别名】山甜菜、白草、白幕、排风草、天灯笼、和尚头草。

【性味功效】味苦、辛，性平；清热解毒，祛风利湿。

【主治】风火牙痛，头痛，瘰疬，痈肿，蛇伤，痔漏。

59. 青木香（图9-59）

【别名】土青木香、青藤香。

【性味功效】味辛、苦，性寒；平肝止痛，解毒消肿。

【主治】眩晕头痛，胸腹胀痛，痈肿疔疮，蛇虫咬伤。

60.**青皮树**（图9-60）

【别名】垂丝卫矛。

【性味功效】味苦、涩，性寒；祛风湿，补肝肾，强筋骨，安胎。

【主治】风湿痹痛，腰膝酸软，胎动不安，蛇伤。

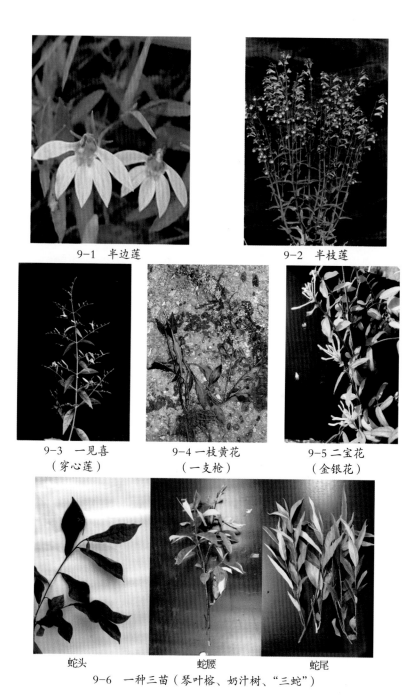

9-1 半边莲

9-2 半枝莲

9-3 一见喜
（穿心莲）

9-4 一枝黄花
（一支枪）

9-5 二宝花
（金银花）

蛇头　　　　　　　蛇腰　　　　　　　蛇尾

9-6 一种三苗（琴叶榕、奶汁树、"三蛇"）

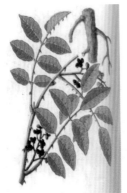

9-7 两面针（野花椒）

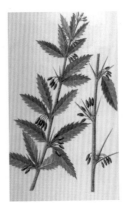

9-8 三颗针

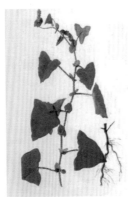

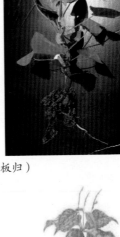

9-9 三角针（杠板归）

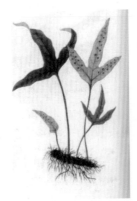

9-10 三叉剑（鹅掌金星、金鸡脚）

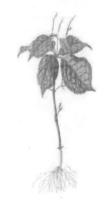

9-11 四大天王（四块瓦）

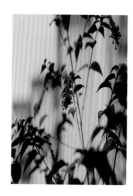
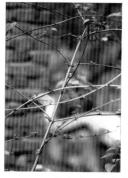
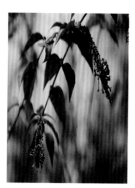

9-12 四方消（四方麻）

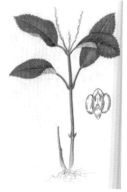

9-13 四叶对（四叶细辛）

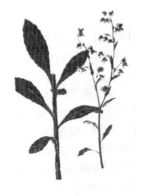

9-14 六棱菊（六神曲）

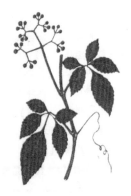
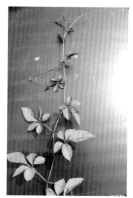

9-15 五爪龙（猪婆藤）

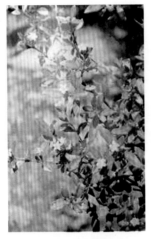

9-16 六月雪（路边荆）

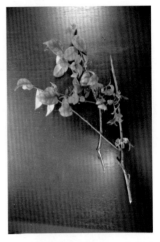

9-17 六月冻（落霜红、毛冬青）

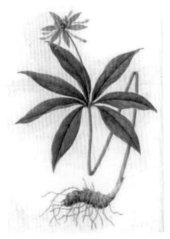

9-18 七叶一枝花（重楼、蚤休）

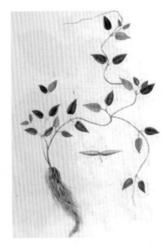

9-19 七层楼（娃儿藤）

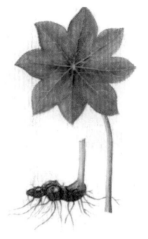

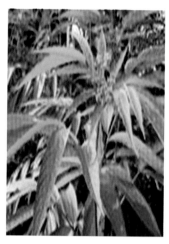

9-20　八角莲（八角金盘）　　　　　9-21　八棱麻（陆英）

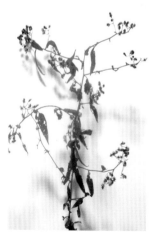

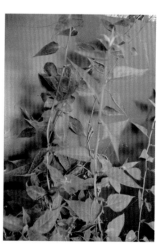

9-22　九里光（千里光）

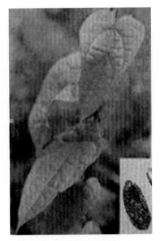

9-23 九牛子
（金果榄、山慈菇、青牛胆）

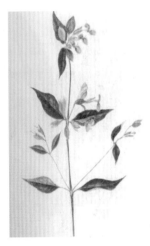

9-24 九头狮子草
（观音草）

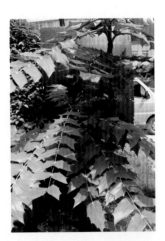

9-25 十大功劳
（功劳叶、狭叶十大功劳）

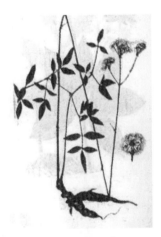

9-26 十里香
（野天竹）

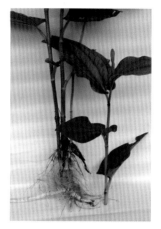

9-27 百节藕（三白草）

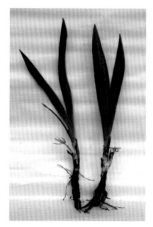

9-28 千年棕(仙茅、独脚丝茅)

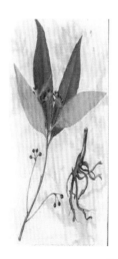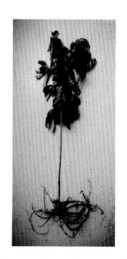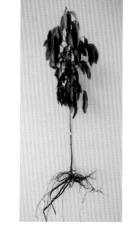

9-29 百两金（开喉剑、土丹皮）

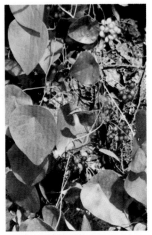

9-30　千金藤（土广木香）

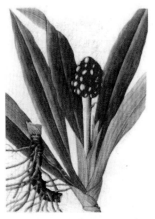

9-31　万年青（铁扁担）

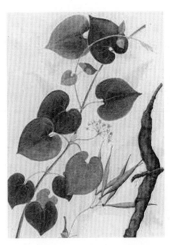

9-32　万世竹（飞来鹤、耳叶牛皮消）

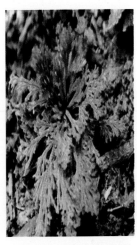

9-33　万年松（卷柏）

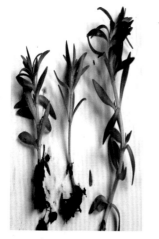

9-34 鼠牙半支（佛甲草、狗牙齿）

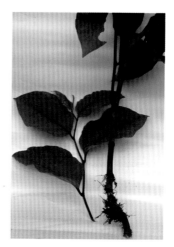

9-35 虎杖（酸筒管）

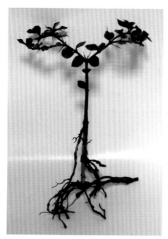

9-36 虎刺（绣花针）

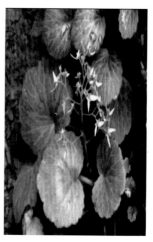

9-37 虎耳草（猴子草）

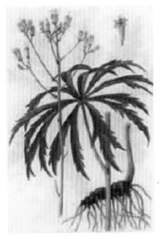

9-38 兔儿伞（独脚莲）

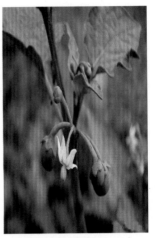

9-39 龙葵（黑茄子）

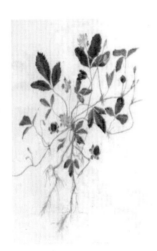

9-40 蛇莓（蛇泡草）

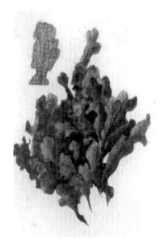

9-41 蛇地钱（地皮斑）

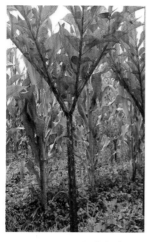

9-42 蛇玉米（魔芋）

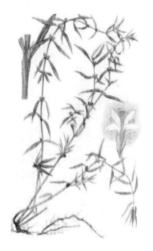

9-43 蛇舌草（白花蛇舌草）

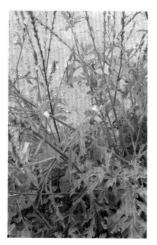

9-44 马鞭草（铁马鞭）

9-45 马齿苋

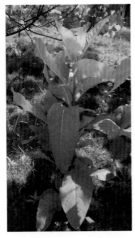

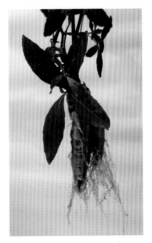

9-46 羊蹄（土大黄）　　　　　9-47 羊乳（奶参、四叶参）

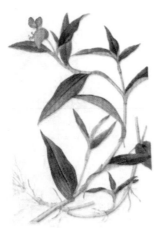

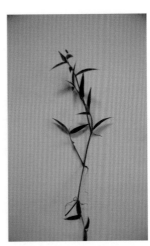

9-48 鸭跖草（竹叶草）

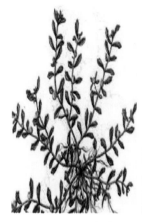

9-49　鹅不食草

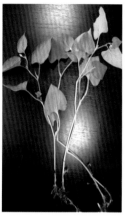

9-50　鱼腥草

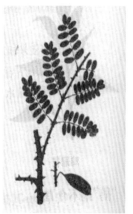

9-51　乌不踏
（百鸟不落、艾爪兜）

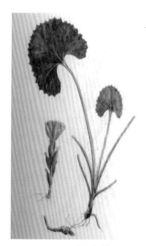

9-52　蜂斗菜

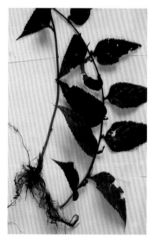

9-53　毛腹水草（仙人搭桥）

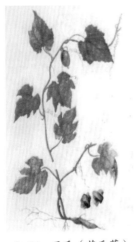

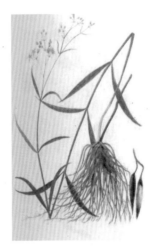

9-54　王瓜（苦瓜莲）　　　　9-55　徐长卿（摇竹消、了刁竹）

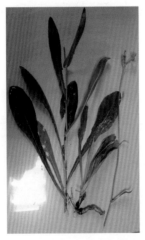

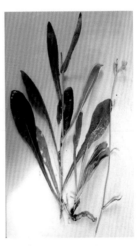

9-56　丁萝卜（野苦嘛）

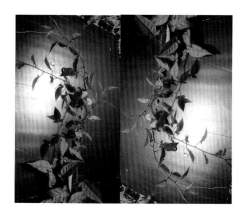

9-58 白英

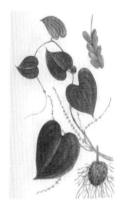

9-57 黄药子
（金线吊癞蛤蟆、黄独）

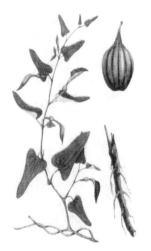

9-59 青木香

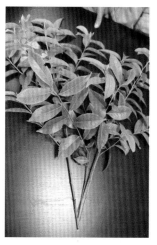

9-60 青皮树（冬青）